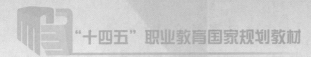

"十四五"职业教育国家规划教材

全国卫生职业教育康复治疗类应用技能型
人才培养"十三五"特色教材

供康复治疗类专业使用

运动疗法技术

主　　编　马　金　王小兵　黄先平

副 主 编　郝　曼　梁志刚　陈红平

参编人员　（按姓氏笔画排序）

马　金　辽宁医药职业学院

马宇飞　辽宁省血栓病中西医结合医疗中心

王　辉　南阳南石医院

王小兵　金华职业技术学院

王贵阳　泉州医学高等专科学校

付丹丹　红河卫生职业学院

闫秀丽　郑州铁路职业技术学院

孙天宝　广东省工伤康复医院

张　巍　辽宁医药职业学院

陈红平　湖北职业技术学院

林　奕　南方医科大学顺德医院

郝　曼　广州中医药大学

袁晓媛　陕西能源职业技术学院

黄先平　鄂州职业大学

梁志刚　邢台医学高等专科学校

华中科技大学出版社
http://press.hust.edu.cn
中国·武汉

内 容 简 介

本书是"十四五"职业教育国家规划教材、全国卫生职业教育康复治疗类应用技能型人才培养"十三五"特色教材。

本书共 6 个项目、20 个任务,内容包括运动疗法技术入门、关节活动度的维持与改善、平衡与协调功能的恢复、体位与移行的训练、心肺功能的增强与改善、神经肌肉的促通。每个项目均由任务引入导出教学知识点,并在书中穿插大量与教学内容有关的数字资源、PPT、拓展阅读、常用康复治疗技术操作规范和视频等丰富的形式更为有效地激发学生的学习热情和兴趣。项目末配有思维导图归纳出项目的主要内容框架,方便师生更清晰地疏理教学知识点。

本书可供康复治疗类专业使用。

图书在版编目(CIP)数据

运动疗法技术/马金,王小兵,黄先平主编. —武汉:华中科技大学出版社,2020.6(2025.1重印)
全国卫生职业教育康复治疗类应用技能型人才培养"十三五"特色教材
ISBN 978-7-5680-4285-7

Ⅰ.①运… Ⅱ.①马… ②王… ③黄… Ⅲ.①运动疗法-高等职业教育-教材 Ⅳ.①R454

中国版本图书馆 CIP 数据核字(2020)第 094754 号

运动疗法技术
Yundong Liaofa Jishu

马　金　王小兵　黄先平　主编

策划编辑:史燕丽
责任编辑:张　琳
封面设计:原色设计
责任校对:史燕丽
责任监印:周治超
出版发行:华中科技大学出版社(中国·武汉)　　　电话:(027)81321913
　　　　　武汉市东湖新技术开发区华工科技园　　　邮编:430223
录　　排:华中科技大学惠友文印中心
印　　刷:武汉市籍缘印刷厂
开　　本:880mm×1230mm　1/16
印　　张:16
字　　数:453 千字
版　　次:2025 年 1 月第 1 版第 6 次印刷
定　　价:69.90 元

全国卫生职业教育康复治疗类
应用技能型人才培养"十三五"规划教材

编委会

网络增值服务使用说明

欢迎使用华中科技大学出版社医学资源网yixue.hustp.com

1.教师使用流程

（1）登录网址：**http://yixue.hustp.com**（注册时请选择教师用户）

注册　　登录　　完善个人信息　　等待审核

（2）审核通过后，您可以在网站使用以下功能：

管理学生

建立课程　　　　　　　　　布置作业

下载教学　　　　　教师　　　　查询学生学习
资源　　　　　　　　　　　　记录等

2.学员使用流程

建议学员在PC端完成注册、登录、完善个人信息的操作。

（1）PC端学员操作步骤

①登录网址：**http://yixue.hustp.com**（注册时请选择普通用户）

注册　　登录　　完善个人信息

②查看课程资源

如有学习码，请在个人中心-学习码验证中先验证，再进行操作。

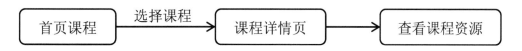

首页课程　──选择课程──▶　课程详情页　──▶　查看课程资源

（2）手机端扫码操作步骤

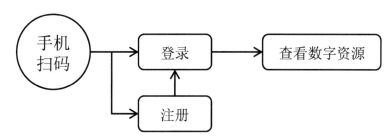

手机扫码　──▶　登录　──▶　查看数字资源
　　　　　　　　　▲
　　　　　　　注册

总 序

随着我国经济的持续发展和教育体系、结构的重大调整,职业教育办学思想、培养目标随之发生了重大变化,人们对职业教育的认识也发生了本质性的转变。我国已将发展职业教育作为重要的国家战略之一,高等职业教育成为高等教育的重要组成部分。作为高等职业教育重要组成部分的高等卫生职业教育也取得了长足的发展,为国家输送了大批高素质技能型、应用型医疗卫生人才。

康复医学现已与保健医学、预防医学、临床医学并列成为现代医学的四大分支之一。现代康复医学在我国已有30多年的发展历史,是一个年轻但涉及众多专业的医学学科,在我国虽然起步较晚,但发展很快,势头良好,在维护人民群众身体健康、提高生存质量等方面起到了不可替代的作用。

2017年国务院办公厅发布的《关于深化医教协同进一步推进医学教育改革与发展的意见》中明确指出"以基层为重点,以岗位胜任能力为核心,围绕各类人才职业发展需求,分层分类制订医学教育指南,遴选开发优质教材"。高等卫生职业教育发展的新形势使得目前使用的教材与新形势下的教学要求不相适应的矛盾日益突出,加强高职高专医学教材建设成为各院校的迫切要求,新一轮教材建设迫在眉睫。

为了更好地顺应我国高等卫生职业教育教学与医疗卫生事业的新形势和新要求,贯彻落实《国家中长期教育改革和发展规划纲要(2010—2020年)》中"以服务为宗旨,以就业为导向"的思想精神,以及国家《职业教育与继续教育2017年工作要点》的要求,充分发挥教材建设在提高人才培养质量中的基础性作用,同时,也为了配合教育部"十三五"规划教材建设,进一步提高教材质量,在认真、细致调研的基础上,在全国卫生职业教育教学指导委员会专家和部分高职高专示范院校领导的指导下,我们组织了全国近40所高职高专医药院校的近200位老师编写了这套以医教协同为特点的全国卫生职业教育康复治疗类应用技能型人才培养"十三五"规划教材,并得到了参编院校的大力支持。

本套教材充分体现新一轮教学计划的特色,强调以就业为导向、以能力为本位、以岗位需求为标准的原则,按照技能型、服务型高素质劳动者的培养目标,坚持"五性"(思想性、科学性、先进性、启发性、适用性)和"三基"(基本理论、基本知识、基本技能)要求,着重突出以下编写特点:

（1）紧扣最新专业目录、教学计划和教学大纲，科学、规范，具有鲜明的高等卫生职业教育特色。

（2）密切结合最新高等职业教育康复治疗技术专业教育基本标准，紧密围绕执业资格标准和工作岗位需要，与康复治疗士/师资格考试相衔接。

（3）突出体现"医教协同"的人才培养模式，以及课程建设与教学改革的最新成果。

（4）基础课教材以"必需、够用"为原则，专业课程重点强调"针对性"和"适用性"。

（5）内容体系整体优化，注重相关教材内容的联系和衔接，避免遗漏和不必要的重复。

（6）探索案例式教学方法，倡导主动学习，科学设置章节（学习情境），努力提高教材的趣味性、可读性和简约性。

（7）采用"互联网＋"思维的教材编写理念，增加大量数字资源，构建信息量丰富、学习手段灵活、学习方式多元的立体化教材，实现纸媒教材与富媒体资源的融合。

这套规划教材得到了各参编院校的大力支持和高度关注，它将为新时期高等卫生职业教育的发展做出贡献。我们衷心希望这套教材能在相关课程的教学中发挥积极作用，并得到读者的青睐。我们也相信这套教材在使用过程中，通过教学实践的检验和实际问题的解决，能不断得到改进、完善和提高。

全国卫生职业教育康复治疗类应用技能型人才培养
"十三五"特色教材编写委员会

　　《运动疗法技术》是校企"双元"开发的集教、学、做于一体的新形态教材。本书将纸质教材与数字资源相融合,由浅入深地介绍人体生物力学、神经生理学等理论知识,引导学习者对典型运动功能障碍进行治疗和训练,促进和改善人体运动功能水平。本书适合康复治疗技术、智慧养老服务与管理等相关专业学生及康复从业者使用。

　　本教材依据教育部颁发的教学标准,遵循"必需、够用、实用"的原则,围绕岗位职业能力的形成,参照康复治疗士职业资格及技能大赛能力要求,厚植家国情怀、职业精神及素养,以项目为导向,以典型运动功能障碍的解决为载体,设计 6 个模块化项目,20 项任务。项目以任务为驱动,引导学生在完成任务的过程中树立为"健康中国"而服务的信念,掌握相应的知识、技能,培育新时代的工匠精神,肩负起康复主动践行者的责任与担当。

　　本书按照提出问题、解决问题、归纳问题的步骤设计教材的结构,每个项目下设有学习目标、任务引入、任务实施、能力检测、真题精选、项目小结与框架。学习目标包括能力目标和知识目标,让学生首先了解所要接受训练的技能、所学习的知识,增强学生学习的目的性和主动性。任务引入以病例的形式引导学生进入学习的情境,了解本项目的内涵,引入学习任务。任务实施包括场地及仪器设备、知识准备、训练方法等。能力检测是与任务相对应的练习题,真题精选是康复治疗士/师资格考试中与任务有关的模拟题或真题,能力检测与真题精选的答案以数字资源的形式,通过扫描二维码即可获得。项目小结与框架部分能让学生回顾本项目的操作过程,并对本项目的主要内容进行小结,通过思维导图的形式使学生的理解更加直观。

　　本书语言简洁、图文并茂,实训操作明细化,以求做到教师乐教、学生乐学。

　　本书在编写过程中,得到各位编者及其所在单位的大力支持,在此表示诚挚的谢意。由于编者水平有限,书中难免有不足之处,敬请读者批评指正,以便改正和提高。

马金

目 录

MULU

项目一　运动疗法技术入门

学习目标

一、能力目标

（1）能使用合适的运动形式对不同患者进行运动训练。

（2）能为患者选择合适的运动器械并具有帮助和指导患者进行运动训练的能力。

二、知识目标

（1）掌握运动疗法技术的概念、目的、内容，运动疗法技术常用的运动方法、适应证及禁忌证。

（2）熟悉运动疗法技术的原则及注意事项，各种运动治疗器械的作用。

（3）了解运动疗法技术的发展史、运动疗法技术的内容。

运动疗法技术
入门PPT

任务引入

　　患儿，女，2岁，因不能独站来院就诊。患儿系第1胎第1产，孕32周生产，其母有重症肝炎病史。患儿出生体重约1900 g，出生时Apgar评分为3分，经紧急处理5 min后评分为8分。无癫痫或抽风史。患儿运动发育落后，11个月可翻身，12个月可坐，15个月可爬，现仍不能独站及行走，患儿之前没有接受过康复治疗，门诊以脑性瘫痪收入院。

　　入院诊断：脑性瘫痪，痉挛型双瘫。

　　康复评定结果：①运动发育落后；②肌张力增高；③姿势运动模式异常；④反射异常；⑤精细运动发育落后。

　　引导语：患儿主要表现为运动功能障碍，可采用运动疗法技术纠正患儿的功能障碍。何为运动疗法技术？常用的运动方法是什么？有哪些适应证和禁忌证？需要哪些器械设备？通过以下任务的学习，可以解答上述问题。

　　任务一　运动疗法技术的基本知识

　　任务二　运动疗法技术的应用

　　任务三　运动疗法技术的常用器材和设备

Note

1

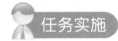任务实施

任务一　运动疗法技术的基本知识

一、运动疗法技术的概念

运动疗法(movement therapy)或称治疗性运动(therapeutic exercise),是指徒手及应用器械和仪器进行运动训练,以治疗伤、病、残患者,恢复或改善功能障碍的方法,是依据生物力学、人体运动学、神经生理学和神经发育学的基本原理,对各种运动功能障碍患者进行针对性治疗和训练的方法。运动疗法技术多为主动性的康复治疗,即在治疗师指导和监督下,由患者主动进行运动治疗的活动,如各种运动训练、行走功能训练、轮椅使用训练等。运动疗法技术是一种重要的康复治疗手段,它和作业治疗技术、言语治疗技术、物理治疗技术一起被称为现代康复四大技术。运动疗法技术随着康复医学基础理论研究的深入和神经生理学的引入,已经获得了极大的丰富和发展,形成了针对各种运动功能障碍性疾病(如偏瘫、脑瘫、截瘫等)独具特色的治疗体系。

二、运动疗法技术的发展简史

现代康复医学是一门新兴的医学学科,有人称之为"第四医学"。这门学科作为一个系统的专业,主要在西方形成。运动疗法技术是康复医学的重要组成部分。

几千年前的古埃及就有体育训练可以配合医术治疗疾病的记载。公元前4世纪,古希腊医学家Hippocrates在著作中谈到利用矿泉、日光、海水及体育活动可以防病健身,延缓衰老,保持健康。17世纪英国国王亨利四世的御医Duchesen指出运动可治疗许多因运动缺乏而导致的虚弱和疾病,运动能增强体质,强化对刺激的反应性,增强神经系统、关节功能。Nicolas Andry指出,运动治疗有助于预防小儿畸形,并能起到矫正畸形的作用。John Hunter提出,肌肉的运动对疾病和外伤的治疗有重要价值,与被动运动相比,按患者自己意志进行的主动运动更有意义。

近代,运动疗法技术发展更快。1813年瑞典在斯德哥尔摩设立了中央体操研究所研究运动疗法技术。Ling教授将体操训练尽量规范化,提出了"等长运动""离心性运动""向心性运动"等名词术语。在这一时期美国的Zander开设了Medico(Mechanical研究所)机构,设置了许多运动装置,推动了运动疗法技术中利用器械训练的工作。波士顿大学Sargent college将运动疗法技术作为课程纳入教育中。在19世纪后期这段时间里还有许多专家也将运动疗法技术应用到了治疗偏瘫、截瘫、骨关节疾病等方面。

进入20世纪,运动疗法技术获得了较快的发展,1904年Klapp开始应用运动疗法技术矫治小儿脊柱侧弯。1907年运动疗法引入小儿麻痹后遗症瘫痪肢体的训练中,波士顿的外科学教授Lovett和他的助手Wright提出徒手肌力检查法(manual muscle test,MMT),然后经许多专家不断改进在1946年基本确定。美国的Lowman于1924年研制了水中训练肢体麻痹患儿的水池,1928年芝加哥的Henry Pope让Carl Hubbard制作了能让患者整个躯体进入池中进行水中治疗的水槽,即"Hubbard浴槽"。

第一次世界大战的爆发后,交战国的军医院开始重视针对伤病员进行恢复伤残肢体功能的运动训练。1917年,美国在陆军中设立了为战伤者服务的早期的物理治疗组织。1920年,Mc

Note

Millan 在大学医学部开设了物理疗法课程并任主任,成为美国最早的物理疗法教师。

第二次世界大战时期,芝加哥陆军医院 Thomas Delorme 提出了增强股四头肌肌力的渐增抵抗运动肌力增强训练法(progressive resistive exercise,PRE),治疗膝关节术后股四头肌无力获满意效果。Muller 和 Mardale 在 Delorme 理论基础上提出了与 Delorme 等张运动训练不同的等长运动增强肌力的训练方法。

20 世纪 40 年代人们发现对于偏瘫、脑瘫等中枢性神经功能障碍的患者应用现实的运动疗法技术理论及技术是不适用的,从而促进了神经生理学的研究与运动疗法技术的结合。Temple Fay 开始应用神经反射机制治疗患者。随后 Fiorentino、Doman 将这一技术用于治疗脑瘫患儿。1946 年美国的 Herman Kabat 提出了通过手法训练引起运动单位最大限度的兴奋,改善运动功能的本体感觉神经肌肉促进技术(proprioceptive neuromuscular facilitation,PNF),即 PNF 技术。也是在这一时期,英国的 Bobath 夫妇将抑制患者的原始反射、促进正常反应的方法应用于偏瘫和脑瘫的治疗。1951 年,Brunnstrom 通过对大量偏瘫患者的临床观察,提出了偏瘫患者病程变化的六阶段看法,并提出了相应的运动疗法技术手段。1940—1954 年 Rood 提出了感觉输入对运动反应的重要作用,强调对神经固有感受器和外感受器进行刺激可引发运动功能改善。1954 年以后德国的 Vojta 提出对小儿中枢神经性运动功能障碍施行反射性运动模式训练,通过不断反复的刺激,促使反射运动变成主动运动,从而促进患儿的运动功能发育。1980 年,澳大利亚的 Carr 和 Shepherd 提出运动再学习疗法(motor relearning program,MRP)强调对偏瘫患者的肢体加强训练,使之重新恢复运动功能,这一疗法取得了良好的效果。由 20 世纪 40 年代开始至 60 年代,甚至延续至今,以神经生理学及神经发育学为特色的运动疗法技术,获得了极大的发展。

运动疗法技术在我国有着悠久的历史,我国古代武术中的功夫被认为是运动疗法技术的先驱。战国时期《黄帝内经·素问》中详细记载了利用导引(呼吸体操)、按跷(按摩)等治疗疾病的方法。湖南马王堆出土文物引导图证实了秦汉之际,我国即已应用导引方法治病健体。东汉三国时期的华佗在继承古代导引方法的基础上,模仿虎、鹿、熊、猿、鸟等五种动物,编制了五禽戏,这成为我国最早的运动体操,对促进患者身体的康复和保健,起到了重要的作用。隋唐时期,巢元方的《诸病源候论》、孙思邈的《备急千金要方》等均对气功、按摩、导引等进行了相关叙述。宋朝至明朝时期,对按摩、导引、体育疗法等的记述更多,如宋代整理的《正统道藏》对上述技术资料记载很多。到了清代,康熙年间的《古今图书集成·医部全录》中对许多疾病都列出了康复疗法,如对瘫痪患者,可使用针灸等,经过治疗之后"远年近日瘫痪之证,无不应验"。

20 世纪 80 年代,现代康复医学引入我国,国家派出了许多专家及学者赴国外考察、留学,把先进的康复医学理论及技术带回国内,促进了中国康复医学事业的发展,其中运动疗法技术就是康复医学中极具活力的专业之一。近几十年间,运动疗法技术在我国飞速发展。

三、运动疗法技术的目的

运动疗法技术主要是通过运动的方法,治疗患者的功能障碍,提高个人的活动能力,增强社会参与的适应性,改善患者的生活质量。其主要目的可包括以下方面。

(1)扩大关节活动度。

(2)增强肌力和肌耐力。

(3)抑制肌肉的异常张力。

(4)改善神经肌肉功能。

(5)改善异常的运动模式。

(6)提高患者身体移动和站立行走功能。

(7)提高平衡和协调性功能的能力。

（8）提高患者日常生活活动的能力。

（9）纠正躯体畸形或健身。

（10）改善心、肺等内脏器官的功能乃至全身机能状态。

（11）防治各种临床并发症。

四、运动疗法技术的内容

（一）传统运动疗法

1. 关节活动度训练　关节活动度训练就是维持关节正常活动范围或促进运动受限关节功能恢复的运动训练，根据运动的方式可分为被动运动、主动-助力运动、主动运动、抗阻运动和牵伸运动。

2. 肌力和耐力训练　肌力是指肌肉收缩时所能释放的最大力量。耐力是指有关肌肉持续进行某项特定任务的能力。增强肌力和耐力训练可统称为力量训练。如以增强肌力为目的时，应增加运动的负荷量，加快运动的速度，缩短训练的时间；如以增强耐力为目的时，应减少运动的负荷量，增加重复次数，延长训练的时间。

3. 牵伸训练　牵伸训练主要牵伸短缩的软组织以降低肌张力，增加关节活动范围。它通常又分被动牵伸和主动牵伸两类。

4. 牵引　牵引是利用力学原理，通过手法、器械或电动装置产生的外力，作用于脊柱或四肢关节，使关节间隙加大，关节周围的软组织得到适当的牵伸，从而达到治疗的目的。

5. 转移训练　体位转移是指人体从一种姿势转移到另一种姿势的过程，包括卧→坐→站→行走等。转移训练是指为提高患者体位转移能力而进行的训练，包括床上转移、卧坐转移、坐站转移、轮椅与床（椅）之间的转移、行走等。

6. 平衡能力训练　平衡是指人体所处的一种稳定状态，以及不论处在何种位置、受到外力或运动时，能自动地调整并维持的能力。平衡训练是为提高患者维持身体平衡能力所采取的各种训练方法。通过平衡训练以激发姿势反射，加强前庭器官的稳定性，改善平衡能力。

7. 协调能力训练　协调能力训练是为了改善对主动运动的控制能力，恢复动作的协调性和精确性，提高动作质量。利用残存部分的感觉系统，以及利用听觉、视觉和触觉来管理随意运动，其本质在于集中注意力，进行反复正确的练习。协调能力训练适用于共济失调或缺乏运动控制能力的患者。

8. 增强心肺功能训练

（1）心脏功能训练的基本方法：有氧耐力训练、抗阻力量训练、医疗体操等。

（2）增强和改善肺功能训练：提高呼吸功能，促进排痰和痰液引流，保证呼吸道通畅，加强气体交换效率，主要包括腹式呼吸训练、呼吸肌训练、体位引流等。

（二）神经生理学疗法

1. Bobath 技术　英国 Bobath 夫妇共同创立的主要用于治疗脑瘫和偏瘫的一种训练方法。其基本观点是强调按照正常的运动发育顺序（抬头→翻身→爬→坐→跪→站→行走）进行训练；强调按照人体运动控制发育顺序（头、躯干的控制→躯干相连的近端关节控制→远端关节控制）进行训练；对弛缓采用促进的原则，对痉挛采用抑制的原则；痉挛的患者可通过关键点的控制、反射抑制模式及良好肢位的摆放来抑制痉挛，待痉挛缓解后，通过利用反射、体位平衡诱发平衡反应，再让患者进行主动的、小范围的、不引起痉挛和异常运动模式的关节活动，然后进行各种运动控制训练，逐步过渡到日常生活动作。

2. Brunnstrom 技术　由瑞典物理治疗师 Signe Brunnstrom 于 20 世纪 50 年代提出，1961年开始应用并推广。Brunnstrom 认为脊髓和脑干水平的原始反射和异常的运动模式是偏瘫患者恢复正常的随意运动前必须经历的阶段，是偏瘫患者运动功能恢复的必然过程。因此，在恢复的早期应加以利用，让患者看到自己瘫痪的肢体仍可运动，刺激患者康复和主动参与的欲望，之后达到共同运动向分离运动的发展，最终出现随意的分离运动。

3. PNF 技术　由美国的 Herman Kabat 创立、Margaret Knott 进一步发展的手法技术。PNF 是利用牵张、关节压缩和牵引、施加阻力等本体刺激,应用螺旋、对角线运动模式来促进运动功能恢复的一种治疗方法。

4. Rood 技术　又称多种感觉刺激治疗法或皮肤感觉输入促通技术,由美国的 Margaret Rood 提出。基本观点是按照个体的发育顺序,通过不同的反复的感觉刺激促进或抑制运动性反应,诱发较高级的运动模式的出现。

5. Vojita 技术　由德国学者 Vojita 博士经过多年研究创立的治疗方法,让患者取一定的出发姿势,对身体特定部位(诱发带)给予压迫刺激,诱发出反射性腹爬与反射性翻身两个移动运动的完成与协调发展。

6. 引导式教育　由 Andras Peto 教授于 20 世纪 40 年代在匈牙利创建的,是一种综合及交流性的教育方法,旨在促进多种疾病儿童的性格发展,透过一些仔细策划的活动及节律性意向、习作程序及每日活动课程的辅助,刺激运动障碍儿童有系统地建立运动功能、言语、智能、社交及情绪等各方面的发展,并紧密联系,让他们能主动学习日常生活所需要的功能,以克服身体运动功能障碍。

(三)运动再学习技术

运动再学习技术是由澳大利亚物理治疗师 Carr 和 Shepherd 提出的一种运动疗法,主要适用于脑卒中患者,也适用于其他运动障碍的患者。运动再学习技术把中枢神经系统损伤后运动功能的恢复训练看作是一种再学习或再训练的过程,主要以神经生理学、生物力学、运动科学、行为科学等为理论依据,以作业或功能活动为导向,强调在患者主观参与和认知重要性的前提下,按照科学的运动学习方法对患者进行再教育、再训练。

(四)其他

1. 水中运动　利用水的浮力进行关节活动度训练、平衡及步行训练,或利用水的阻力进行力量和耐力训练的方法。

2. 医疗体操　根据患者的病情,通过专门编排的体操运动及功能练习,达到预防、治疗及康复的目的。医疗体操适用于运动器官损伤、术后康复、瘫痪患者的功能恢复、冠心病、高血压等内脏器官疾病。

3. 麦肯基疗法　又称 McKenzie 技术,是由新西兰物理治疗师 Robin McKenzie 创立的一种专门治疗颈肩腰腿痛的技术。McKenzie 认为坐姿不良和反复低头弯腰是造成颈肩腰腿痛的重要因素,McKenzie 设计了一套完整的评估表,通过详细的体检和运动试验,确定适合患者的姿势、运动或手法并施以治疗,患者的疼痛、麻木、发胀等症状会在数天之内缓解甚至消失,而不需要任何药物或是手术。

4. 放松训练　通过肌肉放松和精神放松,缓解肌肉痉挛,缓解疼痛,调节自主神经功能,从而治疗因精神和躯体过度应激所致的各种病症。

(黄先平)

任务二　运动疗法技术的应用

一、运动疗法技术中常用的运动方法

(一)根据运动方式分类的方法

1. 被动运动　由治疗师徒手或借助器械对患者进行的治疗活动,患者不做主动运动。

（1）适用情况：肢体肌肉瘫痪或肌肉极弱的情况下（肌力0级或1级）。

（2）作用：预防软组织挛缩和粘连形成，恢复软组织弹性；保持肌肉休息状态时的长度及牵拉缩短的肌肉；刺激肢体屈伸反射；施加本体感刺激；为主动运动发生做准备。

2. 主动-助力运动　在治疗师帮助或借助器械情况下，由患者通过自己主动的肌肉收缩来完成的运动训练。

（1）适用情况：患者肢体肌肉已能开始收缩，但力量尚不足以抵抗肢体的自重或对抗地心引力的情况（肌力2级）。

（2）作用：增强肌力和改善肢体功能，是从被动运动向主动运动过渡的一种形式。

3. 主动运动　在既不施加外来辅助，也不给予任何阻力的情况下，由患者自己主动完成的动作。

（1）适用情况：患者肌肉力量较弱，能够移动肢体抵抗地心引力进行运动，但尚不能对抗任何额外阻力的情况（肌力3级）。

（2）作用：增强肌力、改善肢体功能，并且通过运动达到改善心肺功能和全身状况的目的。

4. 抗阻运动　在治疗师用手或利用器械对人体施加阻力的情况下，由患者主动进行抗阻力的运动。

（1）适用情况：患者肌肉力量不但能够移动肢体抵抗地心引力运动，而且还能够对抗其他阻力的情况（肌力4、5级）。

（2）作用：增强肌肉的肌力。

5. 牵伸运动　用被动或主动的方法，对身体局部进行强力牵拉的活动。被动牵伸时，牵引力由治疗师或器械提供；主动牵伸时，牵引力由拮抗肌群的收缩来提供。

（1）适用情况：软组织病变所致的关节挛缩，以及治疗组织压迫性疾病，缓解疼痛。

（2）作用：恢复或缓解因软组织弹性丧失而引起的肢体活动范围受限；减轻对某些局部组织的压迫。

（二）根据肌肉收缩形式分类的方法

1. 等张运动　又称为动力性运动，肌肉收缩时张力基本保持不变，肌纤维长度变化，产生关节运动。等张运动又可分为向心性等张运动和离心性等张运动。

2. 等长运动　又称为静力性运动，肌肉收缩时肌纤维长度保持不变，肌张力增高，不产生关节运动。

3. 等速运动　利用专门设备，使整个关节运动依据预先设定的速度运动，运动过程中肌肉用力仅使肌张力增高，力矩输出增加。

二、运动疗法技术的适应证及禁忌证

（一）适应证

1. 神经系统疾病　主要包括脑卒中、小儿脑瘫、脊髓损伤、颅脑外伤、脑肿瘤、帕金森病、脊髓灰质炎、多发性硬化症、周围神经疾病、急性感染性多发性神经根炎等。

2. 肌肉骨骼系统疾病　主要包括骨折、颈椎病、腰椎间盘突出、全髋及膝人工关节置换、关节炎、肩周炎、截肢、运动损伤后功能障碍、肌营养不良等。

3. 内外科疾病　冠心病、原发性高血压、心力衰竭、慢性阻塞性肺疾病、支气管哮喘、糖尿病、骨质疏松、肥胖症、类风湿性关节炎、强直性脊柱炎等。

（二）禁忌证

（1）全身情况不佳、脏器功能失代偿期者，如有心力衰竭表现、安静时脉搏超过100次/分、血压不正常、患者临床症状明显等。

（2）有明确的急性炎症存在者，如体温超过 38 ℃，血中白细胞计数明显升高等。

（3）患者病情不稳定，处于疾病的急性期或亚急性期。

（4）运动治疗过程中有可能发生严重并发症者，如动脉瘤破裂、静脉血栓脱落。

（5）运动器官损伤未进行妥善处理者。

（6）有大出血倾向或癌症有明显转移倾向者。

（7）身体衰弱，难以承受训练者。

（8）休克、神志不清或明显不合作者。

（9）剧烈疼痛，运动后加重者。

三、运动疗法技术的原则及注意事项

（一）原则

1. 目的明确　根据患者的功能障碍，确定明确的目标，包括近期目标和远期目标。

2. 因人而异　根据患者的功能障碍，制订个性化治疗方案。

3. 循序渐进　实施治疗时运动强度应由小到大、运动时间由短到长、动作内容由简到繁，使患者逐步适应，并在不断适应的过程中得到提高。突然加大运动量都有造成机能损害的可能。

4. 持之以恒　有些运动疗法治疗要坚持数周、数月甚至数年，才能使治疗效果逐步显现出来。

5. 主动参与　只有主动参与才能达到最大限度的恢复，产生最佳疗效。

6. 局部与整体结合　在编制整个治疗动作时，防止运动过分集中在某一部位，以免产生疲劳。因此，运动训练既要重点突出，又要与全身运动相结合。

7. 密切观察　观察患者是否有不良反应，是否已达到治疗要求，对不能达到治疗要求的要查明原因。患者要定期复查，以观察有无改善，功能改善不明显者也应查找原因，调整治疗措施，提高疗效。

（二）运动疗法中的注意事项

1. 注意安全　无论是何种运动疗法技术，安全是前提。一定要注意观察患者的反应。

2. 避免过劳　训练运动量适中，不应过量，训练次日应无疲劳感。

3. 内容丰富　治疗形式多样，要有新鲜感，能调动患者主动训练的积极性，提高训练效果。

4. 医患沟通　训练前和训练中多与患者交流，以取得患者良好合作，对患者应多用关心鼓励的语言，给予具体的帮助，切勿滥用指责、批评。

5. 定期总结　工作中做好各种记录，定期总结，以便治疗方案的调整。

（黄先平）

任务三　运动疗法技术的常用器材和设备

在开展运动疗法技术工作时，常常需要应用某些器械和设备，进行训练工作，下面将常用的器械和设备进行简单介绍。

一、上肢运动治疗器械

1. 肩关节旋转训练器　用于肩关节运动的训练，进行肩关节旋转运动，扩大关节活动度，增强肩部肌力（图 1-3-1）。

2．肩抬举训练器 通过将棍棒置放于不同高度，训练上肢抬举功能。可在棍棒两端悬挂沙袋，以增加抗阻力量(图1-3-2)。

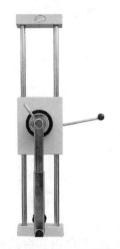

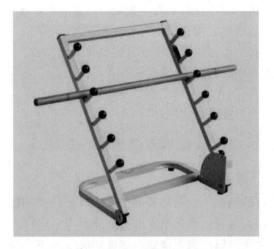

图1-3-1　肩关节旋转训练器 　　　　　　　　　图1-3-2　肩抬举训练器

3．肩梯 通过手指沿着阶梯不断上移，逐渐提高肩关节的活动范围，减轻疼痛。肩梯适用于各类原因引起的肩关节活动障碍(图1-3-3)。

4．上肢关节CPM机 可进行持续性被动关节活动。保持关节活动度，促进局部血液循环，改善关节软骨的营养和代谢，缓解关节损伤或手术后的疼痛等。上肢关节CPM机适用于上肢关节活动障碍患者。与一般被动运动相比，其特点是作用时间长，同时运动缓慢、稳定、可控，因而更为安全舒适。与主动运动相比，上肢关节CPM机不引起肌肉疲劳，可长时间持续进行，同时关节受力小，可在关节损伤或炎症早期应用且不引起损害(图1-3-4)。

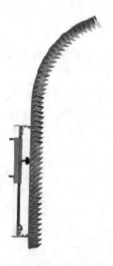

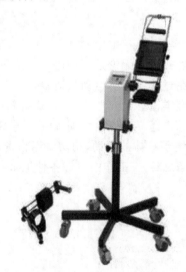

图1-3-3　肩梯 　　　　　　　　　　　　　图1-3-4　上肢关节CPM机

5．前臂内外旋转练习器 这是一种训练前臂运动功能的设备，用于前臂内外旋转训练，以预防和改善前臂旋转功能受阻，增强肌力耐力，改善关节活动度(图1-3-5)。

6．腕关节屈伸训练器 改善前臂旋转功能，可进行腕部关节活动范围训练及肌力训练(图1-3-6)。

7．前臂与腕关节运动器 改善前臂旋转功能，可进行腕部关节活动范围训练及肌力训练(图1-3-7)。

8．腕关节旋转器 改善腕关节各个方向的活动范围(图1-3-8)。

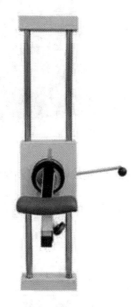

图 1-3-5 前臂内外旋转练习器

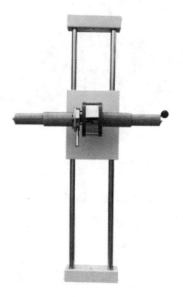

图 1-3-6 腕关节屈伸训练器

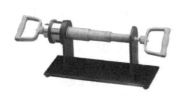

图 1-3-7 前臂与腕关节运动器

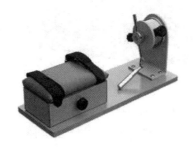

图 1-3-8 腕关节旋转器

9. 上肢协调功能练习器 用于训练上肢稳定性、协调性功能,提高上肢的日常活动能力(图 1-3-9)。

10. 滑轮吊环训练器 用于肩关节活动范围训练、关节牵引、肌力训练(图 1-3-10)。

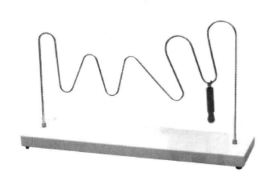

图 1-3-9 上肢协调功能练习器

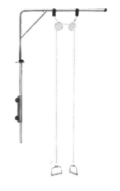

图 1-3-10 滑轮吊环训练器

11. 手指功能训练器 用于提高手指的作业活动能力(图 1-3-11)。

12. 橡筋手指练习器 用于提高手指的主动屈伸活动能力(图 1-3-12)。

13. 体操棒与抛接球 通过带棒做操和抛接球活动,改善上肢活动范围,提高肢体协调控制能力及平衡能力(图 1-3-13)。

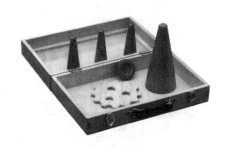

图 1-3-11 手指功能训练器

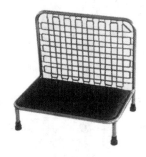

图 1-3-12 橡筋手指练习器

14. 重锤式手指肌力训练桌 用于手指活动、手指肌力和关节活动度的训练。如指伸肌、指屈肌、小指与拇指内收和外展肌的肌力增强训练(图 1-3-14)。

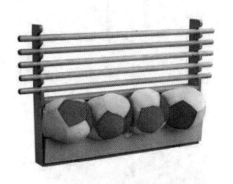

图 1-3-13 体操棒与抛接球

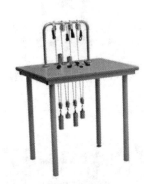

图 1-3-14 重锤式手指肌力训练桌

15. 系列沙袋、哑铃 用于增强肌力、耐力的训练。①用于增强肢体肌肉力量训练;②利用沙袋和哑铃的重量进行抗阻主动运动训练肌力(图 1-3-15)。

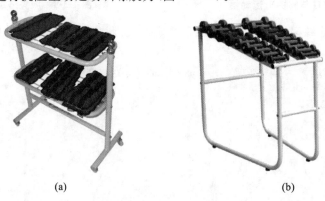

(a)   (b)

图 1-3-15 系列沙袋、哑铃

二、下肢运动治疗器械

1. 股四头肌训练椅和股四头肌训练板 用于大腿股四头肌的训练。①坐位,进行常规的股四头肌训练;②俯卧位,进行大腿后侧肌群训练;③调整力臂及角度,进行上肢肌力训练(图 1-3-16)。

2. 重锤式髋关节训练器 用于髋关节外展、内收肌力训练(图 1-3-17)。

3. 髋关节旋转训练器 通过足的画圆运动,改善髋关节的旋转功能,用于髋关节的活动受限者(图 1-3-18)。

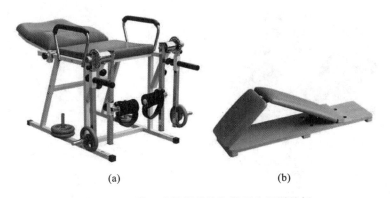

(a)　　　　　　　　　　　　　　　　(b)

图 1-3-16　股四头肌训练椅和股四头肌训练板

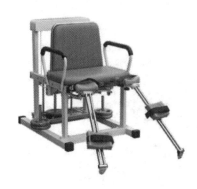

图 1-3-17　重锤式髋关节训练器

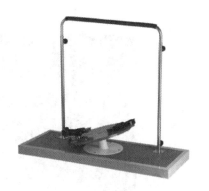

图 1-3-18　髋关节旋转训练器

4. 踝关节旋转训练器　用于踝关节屈伸功能障碍者进行主动和被动训练(图 1-3-19)。

5. 踝关节训练器和踝关节矫正板　用于矫正下肢姿势,防止出现畸形的康复训练设备。①强制踝关节保持某一角度的功能位,矫正和防止足下垂、足内翻等畸形。②站立训练,治疗体位性低血压,防止骨质疏松,增强下肢肌力(图 1-3-20)。

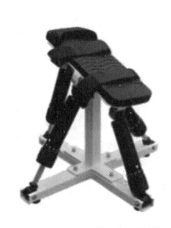

图 1-3-19　踝关节旋转训练器

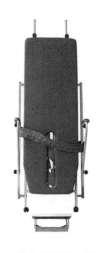

图 1-3-20　踝关节训练器和踝关节矫正板

6. 立式踏步器和液压式踏步器　改善下肢关节活动范围、肌力及协调功能活动训练设备(图 1-3-21)。

7. 站立架和电动升降架　用于瘫痪、偏瘫、脑瘫等站立功能障碍者进行站立训练(图 1-3-22)。

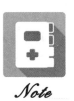

Note

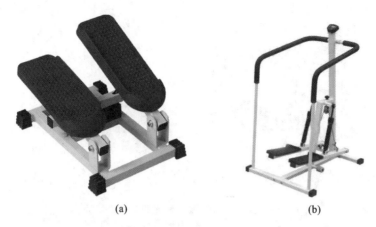

(a)　　　　　　　　　　　　(b)

图 1-3-21　立式踏步器和液压式踏步器

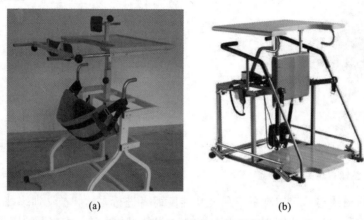

(a)　　　　　　　　　　　　(b)

图 1-3-22　站立架和电动升降架

三、全身运动器械

1. 功率自行车　用于改善下肢关节活动范围、肌力及协调功能活动训练,也可用于改善心肺功能训练(图 1-3-23)。

2. 划船运动器　用于腰背肌、上肢屈肌群、下肢伸肌群的肌力及耐力训练(图 1-3-24)。

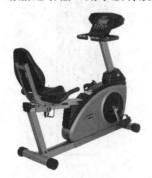

图 1-3-23　功率自行车

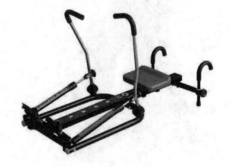

图 1-3-24　划船运动器

3. 弧形腹肌训练器　借助弧形面进行腹肌肌力训练(图 1-3-25)。

4. 肋木　用于矫正异常姿势,进行上下肢关节活动范围和肌力训练、坐站立训练、平衡训练及躯干的牵伸训练。肋木可以单独使用,也可以与肩梯等组合使用(图 1-3-26)。

5. 肌力训练弹力带　用于全身各主要肌肉力量训练(图 1-3-27)。

6. 墙壁拉力器　墙壁拉力器是一种固定在墙壁上具有重力负荷的装置,通过拉动重锤,可

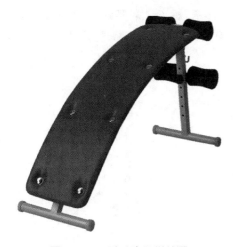

图 1-3-25　弧形腹肌训练器

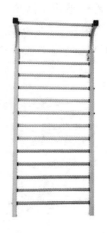

图 1-3-26　肋木

以进行四肢抗阻运动,训练肌肉力量,也可以进行关节活动度训练(图 1-3-28)。

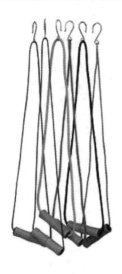

图 1-3-27　肌力训练弹力带

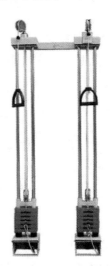

图 1-3-28　墙壁拉力器

7. 胸背部矫正运动器　用于防止和矫正脊柱弯曲、驼背(图 1-3-29)。

8. 胸背部矫正运动器配拉力器　用于防止和矫正脊柱弯曲、驼背,配合复式墙壁拉力器可以训练上肢、胸部肌肉的力量和耐力(图 1-3-30)。

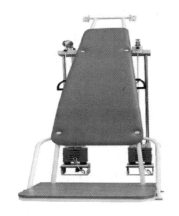

图 1-3-29　胸背部矫正运动器

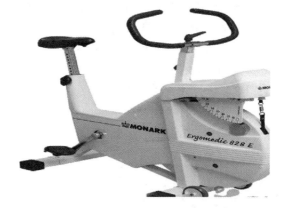

图 1-3-30　胸背部矫正运动器配拉力器

9. 巴氏球　用充气或实心的大直径圆球体进行训练,用法较多,对脑瘫儿童的功能训练非

13

常有用。巴氏球用于脑瘫儿童的躯干平衡等训练,能缓解痉挛,矫正异常姿势(图1-3-31)。

10. 姿势镜　姿势镜是供患者观察步态、姿势异常程度,进行异常姿势矫正训练的镜子,用于在各种训练过程中患者自身矫正异常姿势(图1-3-32)。

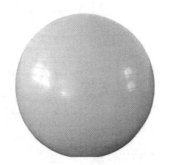

图 1-3-31　巴氏球

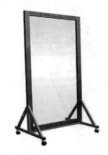

图 1-3-32　姿势镜

11. 手支撑器　用于截瘫患者垫上移动训练,双手支撑后有利于臀部抬起做垫上移动(图1-3-33)。

12. 篮球训练架　用于患者功能恢复,此训练能提高身体运动素质,增强体质,创造良好的心理状态(图1-3-34)。

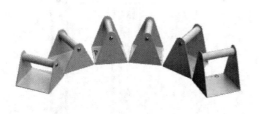

图 1-3-33　手支撑器

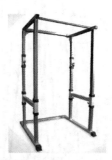

图 1-3-34　篮球训练架

13. 放松按摩器、泡沫轴　放松按摩器通过振动按摩放松全身肌肉,缓解肌肉紧张和疲劳。泡沫轴可消除肌肉紧张,加强核心肌肉的力量、灵活性,锻炼身体的平衡性,是现代运动练习中不可缺少的器材。泡沫轴不仅能延伸肌肉和肌腱,还能拆散软组织粘连和疤痕组织,可以用来进行自我按摩和肌筋膜释放,打破触发点,缓解紧张筋膜,同时增加血液的流动和软组织循环(图1-3-35)。

14. 滚筒　用于患者上肢功能基本动作、躯干旋转能力、平衡功能的训练,分为大、中、小三种规格。脑瘫儿童可骑在上面练习平衡及反射功能;成人可训练躯干的伸、屈功能及肩胛骨前伸,肩关节屈伸,肘关节屈伸,前臂内、外旋,腕关节背屈等。具有抑制痉挛、扩大关节活动度、增加主动运动的功效(图1-3-36)。

15. 平衡板、平衡软踏　用于成人或儿童进行平衡训练。平衡板可以由患者一人独立使用,也可以由患者和治疗师共同使用,以便接受治疗师的指导。平衡板常与平行杠配合使用,起辅助支撑和防护作用,训练平衡功能。平衡软踏不仅可以用于患者的平衡训练,也可用于患者或正常人核心肌力训练(图1-3-37)。

四、牵引器械

1. 颈椎牵引装置　用于缓解颈椎间盘或骨赘对神经根的压力,减轻疼痛、麻木等症状(图1-3-38)。

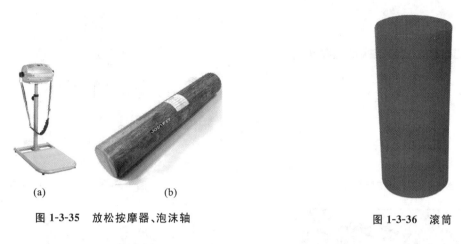

(a)　　　　　　(b)

图 1-3-35　放松按摩器、泡沫轴

图 1-3-36　滚筒

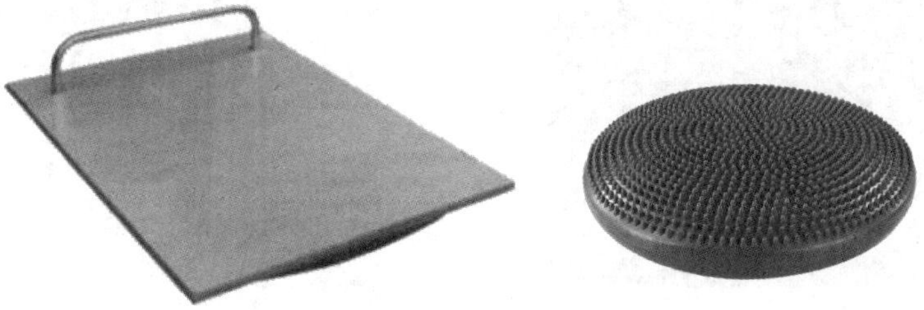

(a)　　　　　　　　　　(b)

图 1-3-37　平衡板、平衡软踏

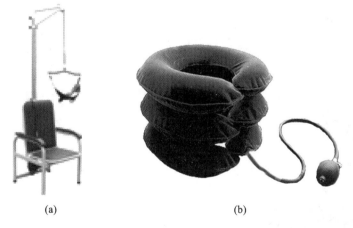

(a)　　　　　　　　　　(b)

图 1-3-38　颈椎牵引装置

2. 腰椎牵引装置　用于缓解腰椎间盘或骨赘对神经根的压力,减轻疼痛、麻木等症状(图 1-3-39)。

3. 肢体关节牵引器　用于四肢关节的牵引治疗(图 1-3-40)。

4. 手指关节牵引器　用于掌指、指间等关节的牵引治疗(图 1-3-41)。

5. 功能牵引网架　用于肌力训练、关节活动度训练、牵引治疗、放松调整训练(图 1-3-42)。

五、辅助步行器械

1. 减重步态训练器　通过吊带控制,根据需要减轻患者训练中身体的重量,保证行走安全。减重步态训练器用于骨关节、神经系统疾病引起下肢无力、疼痛、痉挛的患者,帮助他们尽早进行步态功能训练(图 1-3-43)。

Note

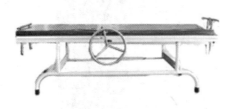

图 1-3-39　腰椎牵引装置

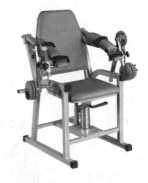

图 1-3-40　肢体关节牵引器

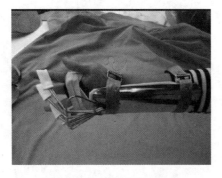

图 1-3-41　手指关节牵引器

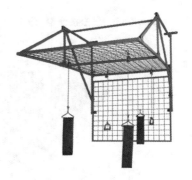

图 1-3-42　功能牵引网架

2. 步行辅助训练器　简称助行器,具有增加下肢支撑面积、提高辅助步行的效果,是神经、骨关节系统疾病患者的室内外辅助代步用具(图 1-3-44)。

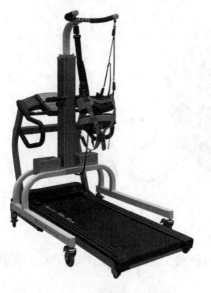

图 1-3-43　减重步态训练器

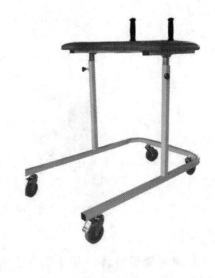

图 1-3-44　步行辅助训练器

3. 拐杖　包括腋杖、肘杖和手杖,是辅助代步用具,用于恢复患者的日常行走功能(图 1-3-45)。

4. 训练用阶梯和抽屉式阶梯　用于患者步行功能的训练。利用阶梯扶手或拐杖进行上、下阶梯的步行训练;上、下阶梯可以锻炼和增强躯干和下肢肌力,活动下肢关节。阶梯扶手的高度可根据患者需要进行调节(图 1-3-46)。

5. 步行训练用斜板　是实用的简易步行训练装置。用于患者上、下楼功能恢复练习(图 1-3-47)。

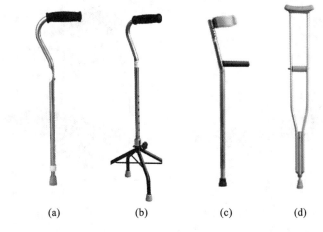

(a)　　　　　(b)　　　　　(c)　　　　　(d)

图 1-3-45　拐杖

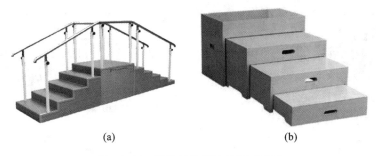

(a)　　　　　　　　　　　(b)

图 1-3-46　训练用阶梯和抽屉式阶梯

6. 活动平板　借助下肢力量带动平板进行步行训练,适用于各类患者进行耐力训练、步态训练、下肢关节活动范围练习,也用于正常人室内健身运动(图 1-3-48)。

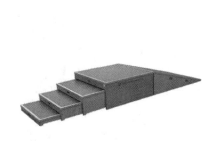

图 1-3-47　步行训练用斜板

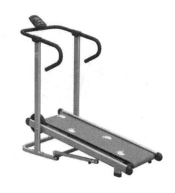

图 1-3-48　活动平板

7. 医用慢速跑台和电动跑台　患者可自行在医用慢速跑台上用手握住把手自行步行练习。也可在电动控制下进行步态和步行练习。通过调节步行速度、坡度,提高步行活动强度。医用慢速跑台和电动跑台适用于各类患者的耐力训练、步态训练及下肢关节活动范围练习。可配合减重步态训练器进行练习(图 1-3-49)。

8. 轮椅　轮椅是双下肢无法行动或上、下肢功能减退患者的移动用具(图 1-3-50)。

9. 平行杠　平行杠是以上肢支撑体重,进行站立、前行、肌力、平衡、关节活动度训练的康复训练设备。①帮助能够坐位平衡的患者从轮椅上站立起来,进行立位平衡及步行训练;②做身体上举运动和步行运动,进行相关肌力训练;③下肢骨折、偏瘫患者摆动患侧下肢,进行髋关节活动

17

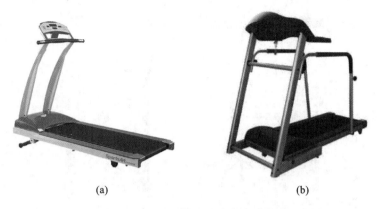

(a)　　　　　　　　　　　　(b)

图 1-3-49　医用慢速跑台和电动跑台

度的训练；④与平衡板等相关器械配合使用，进行辅助训练（图 1-3-51）。

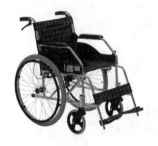

图 1-3-50　轮椅

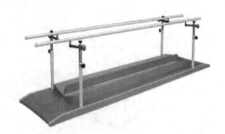

图 1-3-51　平行杠

六、训练床、垫

1. PT 训练床　患者坐、卧其上，进行各种康复训练，也可用于对患者进行一对一的徒手治疗（图 1-3-52）。

2. PT 凳　这是治疗师对患者进行手法治疗时的可移动式坐具（图 1-3-53）。

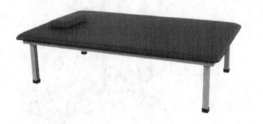

图 1-3-52　PT 训练床

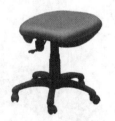

图 1-3-53　PT 凳

3. 直立床　用于偏瘫、截瘫及其他重症患者恢复训练时站立训练（图 1-3-54）。

4. 固定训练床　用于固定上、下肢及躯干，进行关节活动度的被动训练及增强肌力的训练。治疗师可以帮助患者做综合训练和治疗（图 1-3-55）。

5. 运动垫　用于患者仰卧位移动、俯卧位移动、翻身、坐起等综合基本动作训练，作用与 PT 训练床类似（图 1-3-56）。

6. 楔形垫　用于基本功能综合训练，成人、儿童都可以使用，特别适用于头不能自控、坐不稳、自动调节体位能力低下的患儿。①脑瘫儿童颈部伸展控制的训练；②截瘫患者从仰卧位到坐位腹部肌肉的训练；③基本功能综合训练；④将两个楔形垫对接，脑瘫患儿侧卧在上面，可以减轻痉挛，从而促进动作的伸展，防止畸形（图 1-3-57）。

Note

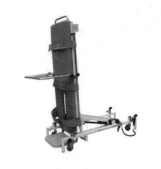

图 1-3-54　直立床

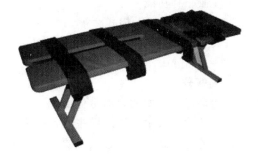

图 1-3-55　固定训练床

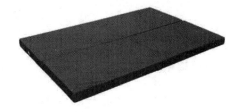

图 1-3-56　运动垫

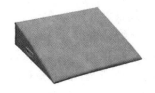

图 1-3-57　楔形垫

（黄先平）

能力检测

一、选择题

1. 提出徒手肌力检查的是（　　　）。

A. John Hunter　　　　B. Ling 教授　　　　C. Lovett　　　　D. Delorme

2. 以下患者适用于主动-助力运动训练的是（　　　）。

A. 肌力 1 级　　　　B. 肌力 2 级　　　　C. 肌力 3 级　　　　D. 肌力 4 级

3. 下列不属于主动运动的训练是（　　　）。

A. 给昏迷患者做肢体活动　　　　　　B. 截瘫患者的床上翻身训练

C. 脑瘫患儿的行走训练　　　　　　　D. 偏瘫患者的洗漱训练

4. 以下患者可以参加运动训练的是（　　　）。

A. 体温 38.5 ℃患者　　　　　　　　B. 稳定型心绞痛患者

C. 心力衰竭患者　　　　　　　　　　D. 血小板计数 $20×10^9/L$ 患者

5. 下列描述错误的是（　　　）。

A. 主动运动是指肌肉主动收缩所产生的运动

B. 被动运动是指肌肉抗重力收缩所产生的运动

C. 主动-助力运动需要借助外力才能完成

D. 抗阻运动是指患者主动进行抗阻力的运动

6. 抗阻运动的类型不包括（　　　）。

A. 等速抗阻运动　　　B. 被动性抗阻运动　　C. 等长抗阻运动　　D. 等张抗阻运动

7. 目前偏瘫患者运动治疗最主要的治疗技术是（　　　）。

A. Bobath 技术　　　　　　　　　　B. Rood 技术

C. Brunnstrom 技术　　　　　　　　D. Kabat-Knott-Voss 技术

8. 运动疗法治疗的目的不包括（　　　）。

Note

19

A. 增强心肺功能　　　　　　　　　　　　B. 提高平衡和协调能力

C. 改善异常的运动模式　　　　　　　　　D. 逆转病变器官的病理过程

9. 关于运动疗法治疗的原则,说法不正确的是(　　　)。

A. 因人而异　　　　B. 方案固定　　　　C. 目的明确　　　　D. 主动参与

二、简答题

1. 运动疗法技术的目的是什么?

2. 运动治疗技术的适应证主要包括哪些?

3. 运动疗法技术的禁忌证主要包括哪些?

真题精选

1. 等长收缩时(　　　)。

A. 肌纤维、肌腱均稍缩短　　　　　　　　B. 肌纤维、肌腱均稍延长

C. 肌纤维稍缩短,肌腱稍延长　　　　　　D. 肌纤维稍延长,肌腱稍缩短

E. 肌纤维、肌腱长度均不变

2. 强调应用本体刺激以促进运动的方法是(　　　)。

A. Bobath 技术　　　　　　　B. PNF 技术　　　　　　　C. Brunnstrom 技术

D. Rood 技术　　　　　　　　E. 运动再学习技术

3. 应用多种皮肤刺激以引起运动反应的方法是(　　　)。

A. Bobath 技术　　　　　　　B. PNF 技术　　　　　　　C. Brunnstrom 技术

D. Rood 技术　　　　　　　　E. 运动再学习技术

4. 抑制病理运动模式的方法是(　　　)。

A. Bobath 技术　　　　　　　B. PNF 技术　　　　　　　C. Brunnstrom 技术

D. Rood 技术　　　　　　　　E. 运动再学习技术

项目小结与框架

运动疗法技术是现代康复的核心技术之一,主要是通过运动的方法,治疗患者的功能障碍,提高个人的活动能力,增强社会参与的适应性,改善患者的生活质量。运动疗法技术强调患者的主动参与,施行时一定要掌握好适应证和禁忌证,选择正确的运动训练形式及辅助器械。

本项目的主要内容框架如下。

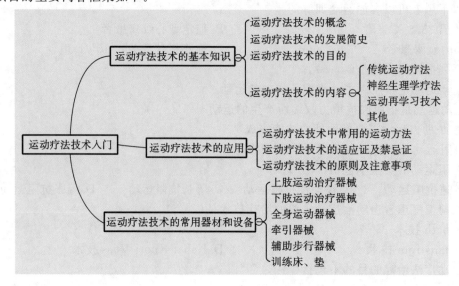

项目二　关节活动度的维持与改善

学习目标

一、能力目标

(1)能够根据评定结果,独立为患者进行关节活动度训练、肌力训练、牵伸训练、关节松动训练、牵引训练。

(2)能对患者进行有关保持和发展身体运动功能的宣传教育。

二、知识目标

(1)掌握关节活动度的定义,影响关节活动度的因素,训练原则,操作步骤。了解关节解剖结构。

(2)掌握肌力、耐力的概念,影响肌力的主要因素,肌力训练的方法分类,肌力训练的基本原则,肌力训练的适应证及禁忌证。熟悉等长训练、等张训练、向心性收缩、离心性收缩的概念,肌力下降的常见原因。

(3)掌握牵伸的分类、适应证、禁忌证及注意事项。熟悉牵伸的程序。

(4)掌握关节松动技术及治疗平面的定义,关节松动的基本手法、手法分级标准及应用选择,操作程序,治疗作用,适应证与禁忌证。熟悉关节的生理运动与关节的附属运动。了解关节松动技术与我国传统医学手法的区别。

(5)掌握牵引的适应证及禁忌证。熟悉牵引的分类、作用。

任务引入

案例:郭×,男,38岁,教师。主诉枕部、颈背部酸痛1年,伴右肩痛、活动受限2个月。

患者因长期伏案工作(10小时/天),1年前出现枕部、整个颈背部、双侧肩胛骨脊柱缘酸痛,2个月前无明显诱因出现右肩痛、活动受限,夜间疼痛较重。患者发病至今未曾进行系统治疗,仅在疼痛时贴风湿止痛膏,现伴有记忆力减退、双眼干涩、眼皮发紧等症状来院就诊。

查体:枕部、肩胛骨脊柱缘有压痛,第2~7颈椎棘突连线僵硬。颈功能活动:前屈15°、后伸20°、左侧屈10°、右侧屈10°、左侧旋45°、右侧旋45°。压顶试验(+)、椎间孔挤压试验(+)、神经根挤压试验(+)、颈牵引试验(+)。右肩关节无畸形,局部肤色、肤温无改变,肩关节周围广泛性压痛,以喙突及肱二头肌长头腱、结节间沟处压痛明显,搭肩试验(+),右肩关节前屈40°、后伸30°、外展50°。

CT显示:颈椎生理曲度变直,椎体序列可,部分椎体边缘骨质增生,$C_{4\sim5}$、$C_{5\sim6}$、

Note

$C_{6\sim7}$椎间隙狭窄，$C_{2\sim3}$、$C_{3\sim4}$、$C_{4\sim5}$、$C_{5\sim6}$椎间盘突出，硬膜囊未见明显受压。

肩关节造影显示：右肩关节囊收缩，关节腔容量减小，肱二头肌肌腱粘连。

临床诊断：1.颈椎病；2.肩周炎。

康复评定结果：颈部前屈、后伸、侧屈及旋转活动受限；肩部前屈、后伸、外展活动受限。

引导语：颈椎牵引是治疗颈椎病常用的手段，可采用牵引技术对该患者进行治疗。针对患者颈部、肩部活动受限情况，应分析引起关节活动受限的因素，如果因肌肉痉挛、肌张力高引起，可采用关节活动度训练、牵伸、牵引训练的方法，降低肌张力，解除疼痛，扩大关节活动范围；如果因肌力弱引起，可采用肌力训练的方法提高肌力，扩大关节活动范围；如果因关节囊挛缩引起，可采用关节松动训练的方法，扩大关节活动范围。本项目的训练任务如下。

任务一　关节活动度训练

任务二　肌力训练

任务三　牵伸训练

任务四　关节松动训练

任务五　牵引训练

任务实施

任务一　关节活动度训练

关节活动度训练是康复训练的常用方法之一，是一种恢复或增大关节活动度的训练方法，常配合其他物理疗法一起应用，如理疗、牵引等。关节活动度训练的形式主要有三种：被动运动、主动-助力运动和主动运动，训练前应评定患者的关节活动范围，以了解关节活动是否受限及受限的程度。

一、场地及仪器设备

1. 场地　物理治疗室或病房的床边。

2. 仪器设备　PT床、悬吊、沙袋、哑铃、关节恢复器（CPM）等。

二、知识准备

（一）关节活动度的定义

关节活动度（range of motion，ROM）又称关节活动范围，是指关节活动从起始位到终末位所跨过的弧度。关节活动度训练是指利用各种方法来维持和恢复因组织粘连或者肌肉痉挛等多种因素导致的关节功能障碍的运动疗法技术。

（二）关节的解剖结构

通常关节的基本结构（图 2-1-1）包括关节面、关节囊和关节腔三个主要部分，此外还有关节盘、滑膜皱襞、关节内韧带等辅助结构。

（三）影响关节活动范围的因素

正常情况下,关节活动度的正常值根据个体、性别、年龄、职业、人种、运动史等而有所不同,除此之外还会受到拮抗肌肌张力、韧带张力等影响。病理情况下,关节周围组织的粘连、疼痛、肌肉痉挛等也会影响关节活动度的大小。

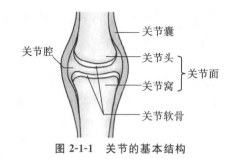

图 2-1-1　关节的基本结构

1. 生理因素

（1）关节韧带张力:宽厚坚韧的韧带会强有力地限制关节的活动幅度,如膝关节伸展时会受到前交叉韧带、侧副韧带的限制等。

（2）关节周围组织弹性:关节囊薄而松弛的关节,其活动度就大,如肩关节;反之,其活动度就小,如胸锁关节。

（3）软组织相接触:如髋关节、膝关节屈曲时大腿前侧与胸腹部接触而影响髋关节、膝关节的过度屈曲。

（4）骨组织限制:当骨与骨相接触时,会限制关节的过度活动,如伸直肘关节时,会因尺骨鹰嘴与肱骨滑车的接触,而限制肘关节过度伸展。

（5）拮抗肌肌张力:如髋关节的外展或内收动作会受到内收肌或外展肌张力的限制,使之不能过度外展或内收。

（6）其他因素:年龄、性别、个体差异等也会影响关节活动度。

2. 病理因素

（1）肌力降低:肌肉无力时,如中枢神经系统病变,周围神经系统损伤,肌肉、肌腱断裂,通常都是主动运动度减小而被动运动度正常。

（2）肌肉痉挛:中枢神经系统病变引起的肌肉痉挛,常为主动运动减少,被动运动大于主动运动,如脑损伤引起的肌肉痉挛。关节或韧带损伤引起的肌肉痉挛,主动运动、被动运动均减少。

（3）关节周围软组织挛缩、粘连:关节周围的肌肉、韧带、关节囊等软组织挛缩、粘连时,主动运动和被动运动均减少,如烧伤、肌腱移植术后及长期制动等。

（4）关节周围软组织疼痛:关节损伤后,由于疼痛或为了防止进一步的损伤而常常限制关节局部的活动。这将影响关节的主动运动,偶尔也会影响被动运动。

（5）关节疾病:如类风湿性关节炎、关节僵硬、异位骨化、骨性关节炎等,也将影响关节的活动范围。此外,关节外伤后,关节腔内纤维软骨撕裂,使关节内产生异物,造成关节活动受限。

（6）关节长期制动:关节周围的结缔组织是由网硬蛋白和胶原纤维组成的,这是一种疏松的网状组织,关节损伤后制动将使胶原纤维和网硬蛋白沉积,形成致密的网状结构。受伤后的关节固定两个星期后就会导致结缔组织纤维融合,使关节运动功能受限。因此,应在不使损伤、疼痛加重的情况下,尽早进行关节的被动运动。

（四）关节活动度训练的原则

1. 尽早活动　伤病后,在不加重病情、疼痛的情况下,关节活动越早越好。对于痉挛、严重粘连或病情严重不能做主动运动的关节可先做被动运动,以后随着病情的减轻再逐渐过渡到主动-助力运动和主动运动。

2. 全范围活动　训练时以能耐受疼痛为限,尽可能全方位、全范围活动。

3. 力度适中　痉挛组织的弹性较小而脆性较大,故不可用力过大而造成新的损伤,要循序渐进,无论是主动运动还是被动运动,开始动作速度要慢,用力要小,然后逐渐增加运动量。

4. 结合牵伸　对于跨越两个关节的肌群,应在完成逐个关节的活动后,对该肌群进行牵张。

对于那些活动受限的关节,要多做被动牵伸运动,如牵拉跟腱维持踝关节的背屈活动,对屈曲的肘关节做伸展活动等。

5.预先热疗 对于严重的挛缩关节,活动前最好先进行热疗,使组织加热到40～43℃,以改善结缔组织的黏弹性,增加运动效果。

6.因人而异 治疗师应根据患者年龄、性别、体质和病情等不同而区别对待,制订不同的运动训练方案,对于不同的关节,也应当根据其解剖生理特征进行相应的训练。

7.注意观察 在训练中和完成后注意观察患者总体状况,注意生命体征、活动部分的皮温和颜色改变,以及关节活动度和疼痛等变化。

(五)关节活动度训练的适应证与禁忌证

1.适应证

(1)用于能引起关节挛缩僵硬的伤病,如骨折固定后、关节脱位复位后、关节炎患者。

(2)肢体瘫痪:如脊髓损伤后的四肢瘫、截瘫等。

(3)患者不能主动运动身体的部位,如昏迷、麻痹、完全卧床休息、存在炎症反应、主动关节活动导致疼痛。

2.禁忌证

(1)肌肉、肌腱、韧带有撕裂。

(2)骨折未愈合。

(3)肌肉、肌腱、韧带、关节囊或皮肤手术后初期。

(4)心血管疾病患者不稳定期,如心肌缺血、心肌梗死。

(5)深静脉血栓。

(6)关节旁的异位骨化。

(7)运动破坏愈合过程,运动造成该部位新的损伤,运动导致疼痛、炎症等症状加重。

(六)关节活动度训练的操作步骤

1.被动关节活动度训练

(1)患者取舒适、放松体位,肢体充分放松。

(2)按病情确定运动顺序,由近端到远端的顺序有利于瘫痪肌的恢复;由远端到近端的顺序有利于促进肢体血液和淋巴回流。

(3)固定肢体近端,托住肢体远端,避免替代运动。

(4)动作缓慢、柔和、平稳、有节律,避免冲击性运动和暴力。

(5)从单关节开始,逐渐过渡到多关节;不仅有单方向,而且应有多方向的被动运动。

(6)每一动作重复10～30下,2～3次/天。

2.主动-助力关节活动度训练

(1)治疗师解释动作要领,使患者了解训练的作用和意义,密切合作。

(2)训练时,由治疗师或患者健侧肢体徒手或通过棍棒、绳索和滑轮等装置帮助患侧肢体主动运动,兼有主动运动和被动运动的特点,助力随病情好转逐渐减少。

(3)训练中应以患者主动用力为主,并做最大努力;任何时间均只给予完成动作的最小助力,以免助力替代主动用力。

(4)关节的各方向依次进行运动。

(5)每一动作重复10～30下,2～3次/天。

3.主动关节活动度训练

(1)训练前向患者解释治疗的目的和动作要领,以获得患者的配合。

(2)根据病情选择体位,如卧位、坐位、跪位、立位或悬挂位等。

（3）在康复医师或治疗师指导下由患者自行完成所需的关节活动。

（4）根据患者情况选择单关节或多关节、单方向或多方向的运动，关节各方向依次进行运动。

（5）每一动作重复10～30下，2～3次/天。

三、训练方法

（一）肩关节活动度训练

1. 主动运动

（1）肩关节屈曲、伸展：患者取坐位或立位。肩关节无外展、内收、旋转，前臂中立位，手掌面向躯干。屈曲是在矢状面向前上方运动。伸展是在矢状面向后方运动。正常活动范围：屈曲0°～180°，伸展0°～60°。

（2）肩关节外展、内收：患者取坐位、立位或仰卧位。外展是肩关节无屈曲、伸展，前臂旋后，掌心向前，在额状面上向外方运动。内收是肩关节屈曲20°～45°，前臂旋前，掌心向后，在额状面上向内侧运动。正常活动范围：外展0°～180°，内收0°～45°。

（3）肩关节内旋、外旋：患者取坐位或仰卧位。肩关节外展90°，肘关节屈曲90°，前臂旋前。外旋是前臂在矢状面，向头的方向运动。内旋是前臂在矢状面，向足方向运动。正常活动范围：外旋0°～90°，内旋0°～70°。

（4）肩关节水平外展、水平内收：患者取坐位，肩关节屈曲90°。水平外展是外展90°的肱骨向脊柱运动。水平内收是外展90°的肱骨向躯干运动。正常活动范围：水平外展0°～40°，水平内收0°～135°。

2. 主动-助力运动

（1）肩关节屈曲和伸展：患者在健侧上肢的帮助下提举所训练上肢过头，至最大限度前上举，然后还原。或借助治疗师徒手帮助，辅助其完成此项活动。

（2）肩关节水平外展和内收：以所训练肩关节外展90°为起始位，由健侧上肢带动所训练上肢向身体中线运动，至最大限度内收，然后还原至外展位。

（3）肩关节内、外旋：以所训练肩关节外展90°、肘关节屈曲90°的姿势为起始位，通过健侧上肢帮助前臂活动完成。

3. 被动运动

（1）肩关节屈曲：患者取仰卧位。治疗师一手托住患侧肘关节，使其呈伸展位，另一手握住腕部，在可动范围内将该上肢沿矢状面向上抬至最高处，然后还原（图2-1-2）。

（2）肩关节伸展：患者取俯卧位，治疗师一手固定于患侧上肢的肩关节，另一手托住肘部，在可动范围内将该上肢向后运动至最大限度，然后还原（图2-1-3）。或在健侧卧位下完成上述动作。

（3）肩关节外展和内收：患者取仰卧位。治疗师一手托住患侧肘关节，另一手握住腕部，在可动范围内将该上肢沿额状面向外侧运动至最大限度，然后还原（图2-1-4、图2-1-5）。

（4）肩关节内旋和外旋：患者取仰卧位。患侧上肢肩外展90°，肘关节屈曲90°（与水平面垂直），前臂自然位。治疗师一手固定肘关节，另一手握住腕部，朝足的方向做内旋动作，朝头的方向做外旋动作（图2-1-6、图2-1-7）。

注意：肩关节的内、外旋也可在上肢置于胸部侧方完成，但此时达不到充分的内旋。

（5）肩关节水平位外展和内收：患者取仰卧位。为达到充分的水平外展，患肩须位于治疗床床沿，起始位置可为屈曲90°。治疗师一手托住肘关节，另一手握住腕部，在可动范围内将该上肢充分外展，然后还原，并进一步向内侧运动且通过身体中线（图2-1-8、图2-1-9）。

肩关节被动活动度训练

Note

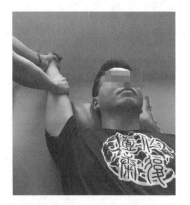

图 2-1-2　肩关节屈曲

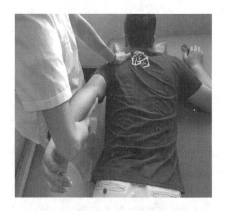

图 2-1-3　肩关节伸展

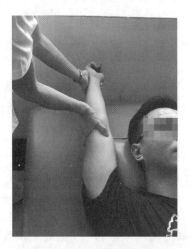

图 2-1-4　肩关节外展

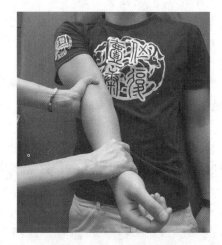

图 2-1-5　肩关节内收

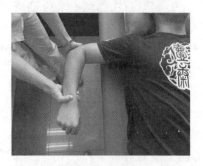

图 2-1-6　肩关节内旋

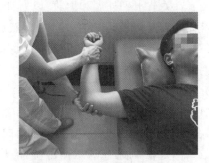

图 2-1-7　肩关节外旋

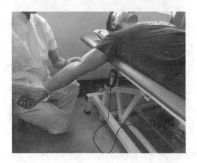

图 2-1-8　肩关节水平位外展

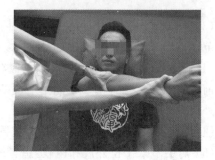

图 2-1-9　肩关节水平位内收

（6）肩胛骨上提、下降、前伸、后缩和上旋、下旋：患者取健侧卧位。治疗师面向患者，治疗师一手置于患侧上肢的肩峰，另一手置于肩胛下角，两手同时用力完成肩胛骨的上提、下降、前伸、后缩和上旋、下旋。

（二）肘关节活动度训练

1. 主动运动

（1）肘关节屈曲、伸展：患者取坐位或仰卧位，上臂紧靠躯干，肘关节伸展，前臂旋后。屈曲是前臂从前方做向肱骨接近的运动。伸展是从屈曲位返回的运动。正常活动范围：屈曲0°～150°，伸展0°。

（2）前臂旋前、旋后：患者取坐位，上臂紧靠躯干，肘关节屈曲90°，前臂中立位。旋前是拇指向内侧，手掌向下转动。旋后是拇指向外侧，手掌向上转动。正常活动范围：旋前0°～90°，旋后0°～90°。

2. 主动-助力运动

（1）肘关节屈曲和伸展：在健侧上肢的帮助下，将患侧肘关节屈曲至手靠近肩关节处，然后还原至伸展位。

（2）前臂的旋前、旋后：患侧前臂在健侧手帮助下，完成桡骨绕尺骨旋转的活动。

3. 被动运动

（1）肘关节屈曲和伸展：患者取仰卧位。治疗师一手托住患侧肘关节，另一手握住腕部，在可动范围内使肘关节屈曲和伸展到最大限度（图2-1-10、图2-1-11）。

肘关节
被动活动
度训练

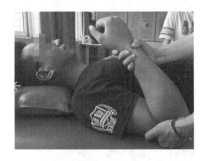

图 2-1-10　肘关节屈曲

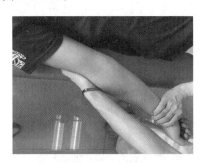

图 2-1-11　肘关节伸展

（2）前臂的旋前和旋后：患者取仰卧位。治疗师一手托住患侧肘关节，另一手握住腕部，前臂处于中立位，在可动范围内使患者桡骨远端绕尺骨完成旋前和旋后（图2-1-12、图2-1-13）。

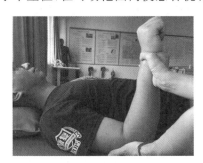

图 2-1-12　前臂旋前

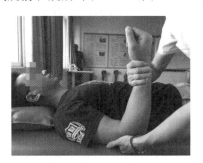

图 2-1-13　前臂旋后

（三）腕关节活动度训练

1. 主动运动

（1）腕关节掌屈、背伸：患者取坐位，肩关节适度外展，肘关节屈曲90°，前臂中立位。掌屈是手掌靠近前臂屈侧的运动。背伸是手掌靠近前臂伸侧的运动。正常活动范围：掌屈0°～80°，背

Note

伸 $0°\sim70°$。

（2）腕关节桡偏、尺偏：患者取坐位，肘关节屈曲 $90°$，前臂中立位。桡偏是手掌向靠近桡骨方向运动。尺偏是手掌向靠近尺骨方向运动。正常活动范围：桡偏 $0°\sim20°$，尺偏 $0°\sim30°$。

2. 主动-助力运动　腕关节屈曲、伸展和尺偏、桡偏：患者用健侧手的拇指于各方向帮助活动所训练的腕关节。注意不要对所训练的手指施加任何压力。

3. 被动运动

（1）腕关节掌屈、背伸：患者取仰卧位，患侧肘关节屈曲，前臂处于中立位。治疗师一手握住前臂远端，另一手穿拇握法，在可动范围内使患者腕关节完成屈伸运动（图 2-1-14、图 2-1-15）。

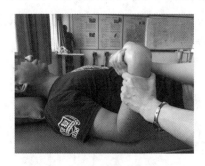
图 2-1-14　腕关节掌屈

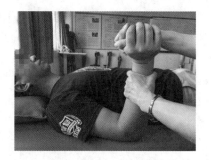
图 2-1-15　腕关节背伸

（2）腕关节桡偏、尺偏：患者取仰卧位，患侧肘关节屈曲，前臂处于中立位。治疗师一手握住前臂远端，另一手穿拇握法，在可动范围内使患者腕关节完成桡偏和尺偏运动（图 2-1-16、图 2-1-17）。

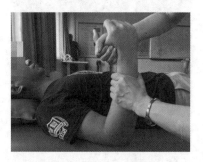
图 2-1-16　腕关节桡偏

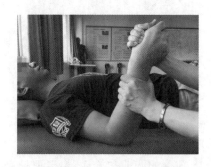
图 2-1-17　腕关节尺偏

（四）手关节活动度训练

1. 主动运动

（1）拇指掌指关节屈曲、伸展：患者取坐位，前臂、手放于桌面，前臂旋后，腕关节中立位。屈曲是拇指近节指骨向靠近手掌方向运动。伸展是拇指近节指骨向手背方向运动。正常活动范围：屈曲 $0°\sim50°$，伸展 $0°\sim50°$。

（2）拇指掌指关节外展、内收：患者腕关节中立位，手指伸展。外展是在手掌面上，拇指向离开食指的方向运动。内收是拇指向食指方向返回的运动。正常活动范围：外展 $0°\sim50°$，内收 $0°\sim-30°$。

（3）拇指对掌：患者取坐位，前臂、手放于桌面，前臂旋后，腕关节中立位。拇指远节指骨向靠近小指掌面掌指方向运动。

（4）拇指对指：患者取坐位，前臂、手放于桌面，前臂旋后，腕关节中立位。拇指远节指骨向靠近其余四指远节指骨方向运动。

（5）拇指指骨间关节屈曲：患者取坐位，前臂、手放于桌面，前臂旋后，腕关节中立位。拇指

Note

远节指骨向靠近手掌方向运动。正常活动范围:屈曲 $0°\sim90°$。

(6)手指掌指关节屈曲:患者取坐位,前臂、手放于桌面,前臂、腕关节中立位。指骨向靠近手掌方向运动。正常活动范围:$0°\sim90°$。

(7)手指近端指骨间关节屈曲:患者取坐位,前臂、手放于桌面,前臂、腕关节中立位。中节指骨向靠近近节指骨方向运动。正常活动范围:$0°\sim100°$。

(8)手指远端指骨间关节屈曲:患者取坐位,前臂、手放于桌面,前臂、腕关节中立位。远节指骨向靠近中节指骨方向运动。正常活动范围:$0°\sim90°$。

(9)手指的外展、内收:腕关节中立位,手指伸展位。外展是食指、环指、小指在掌面做向远离中指方向的运动。内收是食指、环指、小指做向靠近中指方向的运动。

2.主动-助力运动

(1)手指屈曲和伸展:患者用健侧手的拇指帮助伸展所训练的手指,并用健侧手的其他手指于所训练手指的背侧轻轻推压帮助完成屈曲。

(2)拇指的屈曲和伸展:患者用健侧手的食指等 4 个手指杯状抓握所训练拇指的大鱼际肌的桡侧,健侧手的拇指绕握所训练拇指的掌面,帮助完成所训练拇指的伸展;用健侧手的食指等 4 个手指杯状抓握所训练手的背侧面,然后将第一掌骨向小指推压,帮助完成所训练拇指屈曲。

3.被动运动 拇指和其余手指的屈曲、伸展、外展、内收、对指,患者取仰卧位。治疗师用一手的食指和拇指固定患者所训练手的近端骨,用另一手的食指和拇指活动远端骨,以此活动患者的每一个指关节,完成各指关节的屈曲、伸展、外展、内收、对指活动(图 2-1-18~图 2-1-28)。

手关节被动活动度训练

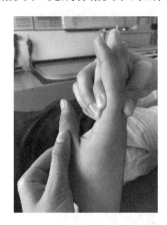

图 2-1-18 拇指掌指关节屈曲

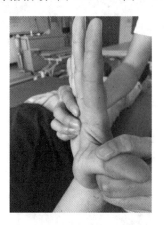

图 2-1-19 拇指掌指关节伸展

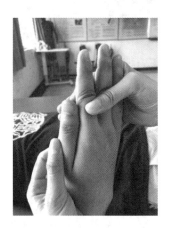

图 2-1-20 拇指掌指关节内收

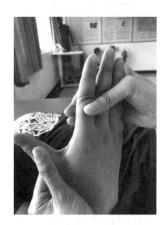

图 2-1-21 拇指掌指关节外展

Note

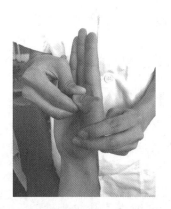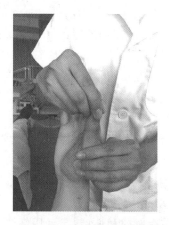

图 2-1-22　拇指指间关节屈曲　　　　　图 2-1-23　拇指指间关节伸展

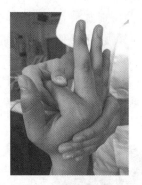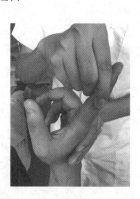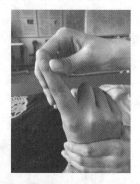

图 2-1-24　食指掌指关节屈曲　　图 2-1-25　食指掌指关节伸展　　图 2-1-26　食指掌指关节外展

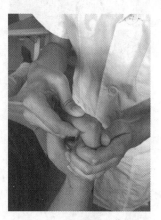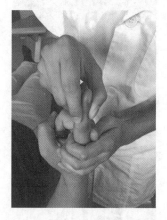

图 2-1-27　食指指间关节屈曲　　　　　图 2-1-28　食指指间关节伸展

注意:若固定合适,可数个关节同步活动,例如:可用一手固定第 2～5 指的掌骨,另一手活动第 2～5 指的所有指关节。

（五）髋关节活动度训练

1. 主动运动

（1）髋关节屈曲:患者取仰卧位,骨盆紧贴床面。下肢在矢状面上,做向靠近头部方向的运动。正常活动范围:膝屈曲位髋屈曲 0°～125°,膝伸展位髋屈曲 0°～90°。

（2）髋关节伸展:患者取俯卧位,骨盆紧贴床面,固定骨盆,双足在床沿外。下肢在矢状面上,做向后方的运动。正常活动范围:0°～30°。

（3）髋关节外展:患者取仰卧位,避免大腿旋转。下肢在额状面上做向外的运动。正常活动范围:外展 0°～45°。

(4)髋关节内收:患者取仰卧位,避免大腿旋转,对侧下肢外展。下肢在额状面上做向内的运动。正常活动范围:0°～35°。

(5)髋关节内旋、外旋:患者取坐位,髋关节屈曲 90°,膝关节屈曲 90°。内旋是使足向远离另一侧下肢的方向运动。外旋是使足向靠近另一侧下肢的方向运动。正常活动范围:内旋 0°～45°,外旋 0°～45°。

2. 主动-助力运动

(1)髋关节屈曲:患者取仰卧位,滑动健侧足,使之置于所训练下肢的膝后,由健侧足抬起所训练膝关节完成运动的启动,然后用健侧手抓握该侧膝关节,帮助完成膝向胸部方向的运动。

(2)髋关节伸展:患者取仰卧位,滑动健侧足,使之置于所训练下肢的膝后,由健侧足抬起所训练膝关节帮助完成膝向足部方向的运动。

(3)髋关节外展和内收:患者取仰卧位,滑动健侧足,使之置于所训练下肢踝后,然后左右侧向活动所训练下肢,帮助完成髋关节外展、内收。

(4)髋关节内旋、外旋:患者取坐位,两小腿垂于床沿外,健侧手抓握所训练下肢小腿,使足向远离或靠近另一侧下肢的方向运动。

3. 被动运动

(1)髋关节屈曲:患者取仰卧位。治疗师一手置于患侧膝关节下方,予以支持,另一手置于患者足跟部,患侧髋、膝关节同时达到充分的屈曲,然后还原,完成伸展活动(图 2-1-29)。

注意:当膝关节充分屈曲后,支持膝关节手的手指应转向大腿前侧;为达到全髋关节屈曲,膝关节必须屈曲以降低腘绳肌张力。

(2)髋关节伸展:患者取俯卧位或侧卧位。治疗师一手固定患侧骨盆,另一手置于膝下,患侧膝关节在伸直的状态下完成最大限度的髋关节后伸活动(图 2-1-30)。

口髋关节被动活动度训练

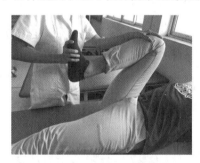

图 2-1-29　髋关节屈曲

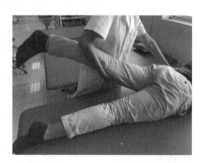

图 2-1-30　髋关节伸展

(3)髋关节外展和内收:患者取仰卧位,患侧下肢中立位。治疗师一手置于膝关节下方,予以支持,另一手置于踝下,用力向外完成髋关节外展动作;然后还原,并向内完成过身体中线的髋关节内收(图 2-1-31、图 2-1-32)。

(4)髋关节外旋和内旋:患者取仰卧位,患侧下肢屈膝 90°。治疗师一手托住膝关节近端,另一手握住踝关节近端,向内、外摆动小腿,足尖向外侧为髋关节外旋,足尖向内侧为髋关节内旋(图 2-1-33、图 2-1-34)。

(六)膝关节活动度训练

1. 主动运动　膝关节屈曲、伸展:患者取俯卧位,髋、膝关节伸展。屈曲是小腿做向靠近臀部方向的运动。伸展是从基本肢位向屈曲相反的方向运动。正常活动范围:屈曲 0°～135°,伸展 0°～-5°。

Note

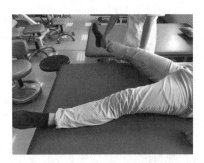

图 2-1-31　髋关节外展

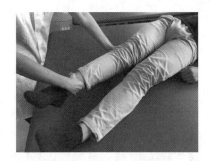

图 2-1-32　髋关节内收

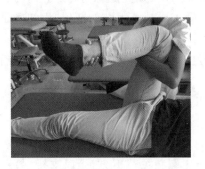

图 2-1-33　髋关节外旋

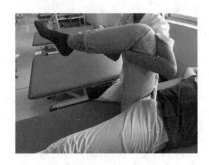

图 2-1-34　髋关节内旋

2. 主动-助力运动

（1）膝关节屈曲：患者取仰卧位，健侧下肢屈髋屈膝，将健侧足跟置于患侧下肢小腿前予以支持，完成膝向头侧方向的运动。

（2）膝关节伸展：患者取仰卧位，健侧下肢屈髋屈膝，将健侧足面置于患侧下肢小腿后予以支持，完成膝向足侧方向的运动。

3. 被动运动　膝关节的屈曲和伸展：治疗师一手置于患侧膝关节下方，予以支持，另一手置于患者足跟部，在髋关节屈曲状态下完成膝关节的屈曲、伸展（图 2-1-35、图 2-1-36）。

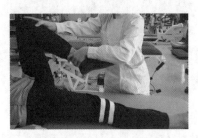

图 2-1-35　膝关节屈曲

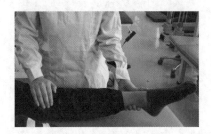

图 2-1-36　膝关节伸展

（七）踝关节活动度训练

1. 主动运动

（1）踝关节背屈、跖屈：患者取坐位，踝关节无内、外翻。背屈是足尖从中立位向靠近小腿的方向运动。跖屈是与背屈方向相反的运动。正常活动范围：背屈 0°～20°，跖屈 0°～50°。

（2）距跟关节的内翻和外翻：患者取坐位，膝关节屈曲，踝关节中立位。外翻是足的外缘向上方的运动。内翻是足的外缘向下方的运动。正常活动范围：外翻 0°～20°，内翻 0°～35°。

2. 主动-助力运动　踝关节背屈、跖屈和距跟关节的内翻、外翻，患者取坐位，所训练下肢远端放在健侧膝上，用健侧手除拇指外的四指抓握所训练下肢足面，健侧手的拇指绕握所训练下肢足背，帮助完成所训练关节活动。

3. 被动运动

(1) 踝关节背屈:治疗师将前臂紧贴于患者足底,利用身体重心转移,做踝关节背屈动作(图 2-1-37)。

注意:若膝关节屈曲,可获得踝关节全关节活动范围的背屈;若膝关节伸展,可获得通过膝、踝双关节的腓肠肌的拉长。

(2) 踝关节跖屈:患者取仰卧位。治疗师一手固定患侧踝部上方,另一手杯状抓握足跟,位于踝部的手沿足向下推压,位于足跟的手向上提拉,完成跖屈动作(图 2-1-38)。

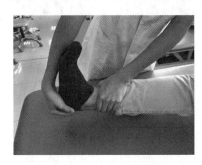

图 2-1-37　踝关节背屈

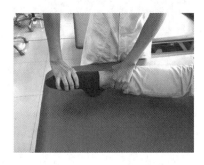

图 2-1-38　踝关节跖屈

(3) 距跟关节的内翻和外翻:患者取仰卧位。治疗师一手固定患侧踝部上方,另一手握住足背内侧做足内翻;握住足背外侧做足外翻。

(八) 足部关节活动度训练

1. 主动运动

(1) 跖趾关节屈曲、伸展:患者踝关节中立位。屈曲是跖趾关节向靠近足掌方向运动。伸展是跖趾关节向靠近足面方向运动。正常活动范围:屈曲 0°～35°,伸展 0°～60°。

(2) 趾间关节屈曲、伸展:患者踝关节中立位。屈曲是足趾远节指骨向靠近足掌方向运动。伸展是足趾远节指骨向靠近足面方向运动。正常活动范围:屈曲 0°～60°,伸展 0°。

2. 主动-助力运动　跖趾关节和趾间关节的屈曲和伸展:患者取坐位,将所训练下肢置于健侧下肢之上,用健侧手除拇指外其他手指抓握所训练关节的近端骨足面,健侧手的拇指绕握所训练关节的背面,帮助完成所训练关节活动。

3. 被动运动　跖趾关节和趾间关节的屈曲和伸展:患者取仰卧位。治疗师一手固定患者所训练关节的近端骨,另一手活动远端骨。

(九) 颈关节活动度训练

1. 主动运动

(1) 颈椎屈曲、伸展:患者取坐位,胸腰椎正直。屈曲是头部向前方的运动。伸展是头部向后方的运动。正常活动范围:屈曲 0°～45°,伸展 0°～45°。

(2) 颈椎侧屈:患者取坐位,胸腰椎正直,固定肩胛骨。侧屈是头部向左、右倾斜的运动。正常活动范围:0°～45°。

(3) 颈椎旋转:患者取坐位,胸腰椎正直,固定肩胛骨。旋转是头部向左、右旋转的运动。正常活动范围:0°～60°。

2. 主动-助力运动　颈椎屈曲、伸展、侧屈和旋转:患者取坐位,双手置于后枕部,帮助完成所训练关节活动。

3. 被动运动

（1）颈椎屈曲、伸展：患者取仰卧位。治疗师站立于治疗床的头端，双手置于患者后枕部，以稳定抓握患者头部。双手用力将患者头向上抬起做可动范围内的颈屈曲活动，双手用力将患者头向后下倾做可动范围内的颈伸展活动（图 2-1-39、图 2-1-40）。

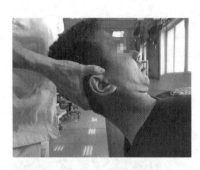

图 2-1-39　颈椎屈曲

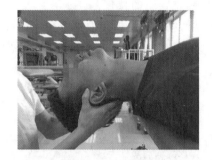

图 2-1-40　颈椎伸展

（2）颈椎侧屈：患者取仰卧位。治疗师站立于治疗床的头端，双手置于患者后枕部，以稳定抓握患者头部。保持颈椎中立位，然后使颈椎侧屈，并尽可能使侧屈的耳朵触及同侧的肩部（图 2-1-41）。

（3）颈椎旋转：患者取仰卧位。治疗师站立于治疗床的头端，双手置于患者后枕部，以稳定抓握患者头部，使患者的头从一侧向另一侧旋转（图 2-1-42）。

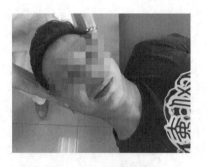

图 2-1-41　颈椎侧屈

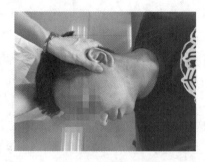

图 2-1-42　颈椎旋转

（十）腰部关节活动度训练

1. 主动运动

（1）腰椎屈曲、伸展：患者取坐位，固定骨盆。屈曲是骨盆不动，身体向前运动。伸展是身体向后运动。正常活动范围：屈曲 0°～80°，伸展 0°～30°。

（2）腰椎侧屈：患者取立位，固定骨盆。侧屈是身体向左、右倾斜运动。正常活动范围：0°～35°。

（3）腰椎旋转：患者取坐位，固定骨盆。旋转是躯干向左、右扭转。正常活动范围：0°～45°。

2. 主动-助力运动　腰椎屈曲、伸展、侧屈和旋转：患者取站位，治疗师站于患者体侧，在患者主动关节活动末端时，帮助完成所训练关节活动（图 2-1-43～图 2-1-45）。

3. 被动运动

（1）腰椎屈曲：患者取仰卧位。治疗师一手置于患侧腘窝处，另一手置于双足足跟。首先，使患者双髋、双膝最大限度屈曲，并使双膝尽可能触及患者胸部；然后用置于腘窝处的手下压，同时用置于双足足跟处的手推压，使腰椎获得最大限度屈曲。

（2）腰椎伸展：患者取俯卧位。治疗师双手置于患侧大腿前部，双手用力，使患者大腿上抬，以达到腰椎最大限度伸展。

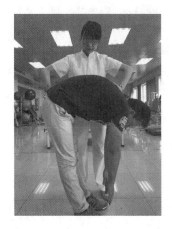
图 2-1-43　腰椎主动-助力屈曲

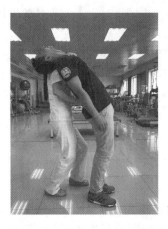
图 2-1-44　腰椎主动-助力伸展

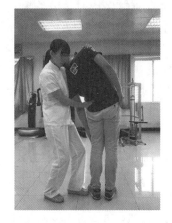
图 2-1-45　腰椎主动-助力侧屈

（3）腰椎旋转：患者取仰卧位，双髋、双膝屈曲，双足踏于床面。治疗师站立于床旁，一手扶握患者肩部以固定患者胸椎，另一手扶握髋关节外侧，向对侧推压，使骨盆离开床面（图 2-1-46）。

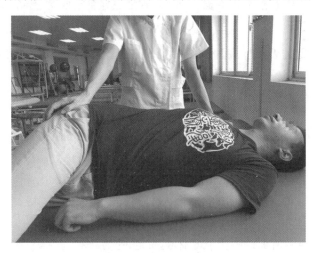
图 2-1-46　腰椎被动旋转

（4）腰椎侧屈：患者取侧卧位。治疗师站立于床旁，一手固定上侧骨盆部位，另一手扶握下方肩关节，用力向上方抬起患者上半身，以达到腰椎最大限度侧屈。

四、借助器械训练方法

（一）体操棒训练

1. 患者姿势　根据患者的功能水平选择姿势，若需要最大限度保护，则选择仰卧位；若患者具备较好的控制能力，则可选择坐位或站立位。

2. 操作方法　首先，指导患者正确地完成每一项操作，以确保不应用替代运动；然后，患者双手抓握体操棒，并以健侧上肢运动引导所训练上肢。具体操作如下。

（1）肩关节屈曲：患者双手抓握体操棒，间距与肩同宽。尽量保持肘关节伸展，在可动范围内用健侧上肢帮助将体操棒向前、向上举起。注意运动尽量保持平滑，不允许肩胛骨抬起或躯干产生运动。

（2）肩关节后伸：患者取站立位或俯卧位，将体操棒置于臀部后，双手抓握，间距与肩同宽，在健侧上肢帮助下向后推拉体操棒。注意避免躯干旋转。

（3）肩关节水平外展、内收：患者双手抓握体操棒，间距与肩同宽。将体操棒上举至肩关节

Note

屈曲90°,保持肘关节伸展,在可动范围内用健侧上肢于水平位左右推拉体操棒完成操作方法。注意避免躯干旋转。

(4)肩关节内、外旋:患者双肩外展90°,双肘屈曲90°,双手抓握体操棒,在健侧上肢帮助下完成。外旋时,体操棒向患者头部运动;内旋时,体操棒向患者腰部运动。

(5)肘关节屈曲和伸展:患者前臂旋前或旋后,双手抓握体操棒,间距与肩同宽,在健侧上肢帮助下,完成肘关节的屈曲、伸展运动。

(二)指梯训练

1. 患者姿势 站立位或坐位。

2. 操作方法

(1)肩关节屈曲:患者取站立位,面向指梯,间距为一臂距离,将食指或中指置于指梯的阶梯上,通过手指向上攀爬的操作方法进行肩关节屈曲运动。

(2)肩关节外展:患者侧方站立,所训练肩关节朝向指梯,间距为一臂距离,将食指或中指置于指梯的阶梯上,通过手指向上攀爬的操作方法进行肩关节外展运动。

3. 注意事项 教会患者正确且恰当的运动,不允许有躯干侧弯、踮足或耸肩等替代运动。

(三)滑轮训练

1. 滑轮的安装 通过天花板或过头的横梁固定2个滑轮,滑轮的间距为肩宽;牵拉的绳索通过2个滑轮,绳索末端各系一个把手。

2. 患者体位 坐位、站立位或仰卧位,双肩与滑轮连线处于同一列线。

3. 操作方法

(1)肩关节屈曲和外展:患者双手各握一把手,健侧手牵拉绳索,向前或向外侧提拉所训练上肢。若可能,肘关节应保持伸展,患者不应耸肩或躯干倾斜,运动应尽可能平滑。

(2)肩关节内、外旋:患者肩外展90°、肘关节屈曲90°;若患者取坐位,则可用椅背对所训练上肢予以支持,若患者取仰卧位,则可用治疗床对所训练上肢予以支持;然后患者用滑轮提拉前臂,产生肩关节旋转运动。

(3)肘关节屈曲:患者所训练的上肢于体侧固定,患者提拉前臂,完成屈曲肘关节的运动。

(四)滑板训练

1. 滑板的安装 将滑板置于所训练下肢下,或固定于该侧下肢足下。

2. 患者姿势 主要采用仰卧位,并保持足尖向上。

3. 操作方法

(1)髋关节屈曲和伸展:足在滑板上上下滑动,膝关节同时屈曲、伸展。注意髋关节不能处于旋转、外展或内收位。需要时,可改变患者姿势进行。如患者取侧卧位,所训练下肢在上,滑板置于双下肢之间,必要时可用枕头予以支持。但应注意,若髋关节手术后采用侧卧位姿势时,所训练的髋关节不能处于内收位。

(2)髋关节外展和内收:借助滑板使所训练下肢发生向身体中线内外的活动。注意保持髋关节的中立位,避免旋转。

(五)悬吊训练

该技术将所需训练的身体部位悬吊于吊兜之中,吊兜通过绳索固定于所训练身体部位上方的合适点。这样,可使所需训练的身体部位去除摩擦阻力运动。

1. 悬吊装置的安装

(1)垂直固定:绳索的固定点处于运动节段的重心之上,然后运动节段如钟摆样弧线运动。这种悬吊固定的方法基本用于支持,且运动范围相对较小。

（2）轴向固定:绳索的固定点处于运动关节的运动轴心之上,运动节段在与水平面平行的平面上运动。这种悬吊固定方法可使关节产生最大运动。

2. 操作方法　患者借助悬吊装置,可进行相应的关节活动。

五、注意事项

（1）应在无痛或患者能忍受轻微疼痛范围内进行训练,避免暴力,以免损伤组织。

（2）患者关节不稳或骨折未愈合等时,应给予充分的支持和保护。

（3）关节运动时动作宜平稳缓慢,尽可能达到最大幅度,且在达到最大活动范围后维持数秒。

（4）多个关节活动范围训练时,可按照由远端到近端的顺序,逐个或数个关节一起进行训练。

（5）训练强度由低到高,训练时间逐渐延长,频率逐渐增多,根据患者疲劳度调节运动量。

（6）辅助运动时应选择适宜的助力,以鼓励患者主动用力为主,随治疗进展逐渐减少助力。

（7）训练时,治疗师给予有力的语言鼓励,以增强训练效果。

（8）感觉功能障碍者进行关节活动范围训练时,应在有经验的治疗师的指导下进行。

（郝曼、林奕）

拓展阅读
器械被动关节
活动训练
——持续被动
活动训练仪
(CPM)

关节活动范围
训练操作规范

能力检测
答案

能 力 检 测

一、选择题

1. 以下哪项不属于关节的附属结构?（　　　）

A. 关节盘　　　　B. 关节面　　　　C. 关节唇　　　　D. 关节韧带　　　　E. 滑膜囊

2. 以下哪项不是影响关节运动的病理因素?（　　　）

A. 肌力降低　　　　　　　　B. 肌肉痉挛　　　　　　　　C. 关节周围软组织挛缩

D. 骨组织限制　　　　　　　E. 关节长期制动

3. 肩关节外展的正常关节活动度为（　　　）。

A. 0°～80°　　　B. 0°～180°　　　C. 0°～60°　　　D. 0°～90°　　　E. 0°～150°

二、简答题

1. 关节活动度训练的类型有哪些?

2. 简述关节活动度训练的禁忌证。

真 题 精 选

1. 主动-助力关节活动度训练的目的是（　　　）。

A. 牵张挛缩或粘连的肌腱和韧带　　　　　B. 维持或恢复关节活动范围

C. 逐步增强肌力,建立协调动作模式　　　　D. 增强瘫痪肢体本体感觉

E. 刺激屈伸反射,放松痉挛肌肉

2. 关节挛缩的康复治疗最佳组合是（　　　）。

A. 温热疗法、被动运动

B. 温热疗法、主动运动

C. 温热疗法、主动运动、等长运动

D. 温热疗法、主动运动、被动运动、等长运动

真题精选
答案

Note

E. 温热疗法、主动运动、被动运动、水疗

3. 导致膝关节屈曲受限的原因中下列哪项描述是错误的?(　　)

A. 术后切口瘢痕粘连　　　　　　　　　　B. 关节周围软组织挛缩

C. 关节强直　　　　　　　　　　　　　　D. 肌肉失用性萎缩

E. 膝关节长期制动

4. 关节活动度的英文简称是(　　)。

A. HDL　　　　B. ADL　　　　C. POL　　　　D. ROM　　　　E. GOG

5. 关节活动训练主要产生的效应是(　　)。

A. 弹性展长　　　　　　　B. 塑性展长　　　　　　　C. 弹性展长和塑性展长

D. 持续性展长　　　　　　E. 耐力增加

6. 持续性关节被动活动的禁忌证为(　　)。

A. 关节内血肿　　　　　　B. 关节内固定术　　　　　　C. 人工关节置换术

D. 关节韧带重建术　　　　E. 滑膜切除术

7. 肢体肌力 2 级的患者,为保持关节活动度,可采用的形式为(　　)。

A. 被动关节活动度训练　　　　　　　　B. 主动-助力关节活动度训练

C. 主动关节活动度训练　　　　　　　　D. 牵张训练

E. CPM 训练

任务二　肌　力　训　练

　　肌力训练是增强肌力的主要方法,广泛应用于偏瘫、截瘫、脑瘫和骨关节术后等肌肉力量的恢复。肌力下降者常常通过肌力训练恢复至正常肌力,肌力正常者可以通过肌力训练达到代偿、增强运动能力的目的。

一、场地及仪器设备

1. 场地　物理治疗室或病床旁。

2. 仪器设备　PT 床、PT 凳、悬吊、沙袋、哑铃、肩关节训练器、股四头肌训练椅、腰腹肌训练仪、弹力带、滑轮和重锤等训练设备。

二、知识准备

(一) 肌力训练的相关概念

1. 肌力　肌肉收缩时所能产生的最大力量,又称绝对肌力。

2. 肌肉耐力　肌肉持续地维持一定强度的等长收缩,或做多次一定强度的等张(速)收缩的能力。其大小可以用从肌肉开始收缩到出现疲劳时已收缩了的总次数或所经历的时间来衡量。

3. 等长训练　肌肉收缩时,肌纤维的长度保持不变,也不产生关节活动,但肌肉能产生较大张力的一种训练方法,又称静力性训练。在肌肉和骨关节损伤后的训练初期,为了避免给损伤部位造成不良影响,常利用此种运动方法进行肌力的增强训练,如站"马步"或半蹲位训练股四头肌、外固定情况下的关节周围肌肉的收缩训练等。

4. 等张训练　肌肉收缩时,肌纤维的张力保持不变,而肌纤维的长度发生改变,并产生关节活动的一种训练方法。人类肢体的大部分日常活动都属于等张收缩。等张训练又分为向心性收

肌力训练 PPT

Note

38

缩与离心性收缩两种。

（1）向心性收缩：在肌力训练中，肌肉的起止点相互靠近，称为向心性收缩，其运动学能产生加速运动。如屈曲肘关节时的肱二头肌收缩，伸膝时的股四头肌收缩。

（2）离心性收缩：在肌力训练中，肌肉起止点之间的距离被动延长，肌肉同时产生较大张力的一种训练方式。离心性收缩用于稳定关节、控制肢体动作或肢体坠落的速度。如下楼梯时的股四头肌延长收缩。

（二）影响肌力的主要因素

1. 肌肉的生理横断面　一般认为肌肉的生理横断面越大，其产生的肌力也越大。

2. 肌肉的初长度　肌肉收缩前的长度。当肌肉被牵拉至静息长度的 1.2 倍时，产生的肌力最大。

3. 肌纤维的类型　骨骼肌纤维可依据其收缩的特性不同分为快肌和慢肌两大类。快肌纤维较慢肌纤维能产生更大的收缩力。

4. 肌肉的募集　肌肉收缩时同时投入收缩的运动单位数量越大，肌力也越大，称为肌肉的募集。肌肉的募集受中枢神经系统功能状态的影响，当运动神经发出的冲动强度越大、频率越高，激活的运动单位也越多。

5. 肌纤维走向与肌腱长轴的关系　一般肌纤维走向与肌腱长轴相一致，但也有不一致的，如在一些较大的肌肉中，部分肌纤维与肌腱形成一定的角度而呈羽状连接。这种羽状连接纤维越多，产生的肌力越大。

6. 肌肉收缩方式及收缩速度　通常离心性收缩所产生的肌力要大于向心性收缩产生的肌力；收缩速度越慢，肌肉的募集量越多，产生的肌力越大。

7. 年龄和性别　男性肌力比女性肌力大，女性肌力一般为男性的 2/3；尤其以握力和垂直跳的力量差别最为明显，女性的握力仅为男性的 60%，垂直跳的肌爆发力约为男性的 65%。肌力与年龄也有关系，女性达到最大肌力在 20 岁左右，男性达到最大肌力通常为 20～30 岁。之后则随着年龄的增大而逐渐下降。

8. 心理因素　肌力易受心理的影响。在暗示、大声命令及有积极的训练目的时，训练者所发挥的肌力比自主最大收缩力大 20%～30%。

（三）肌力下降的常见原因

1. 神经系统疾病　无论是中枢神经系统损伤，还是周围神经系统损伤，都会影响受损神经所支配肌肉的募集。

2. 失用性肌肉萎缩　由于制动及无功能状态，使肌原纤维产生减少，从而导致肌纤维萎缩和肌肉力量的减退，常见于骨关节疾病、骨关节损伤术后和长期卧床的心脑血管疾病患者。

3. 肌源性疾病　肌源性肌力下降主要是由肌营养性不良、多发性肌炎等疾病所致。

4. 年龄增加　肌力在儿童少年时期随年龄的增长而逐年增强，20～25 岁达到最高水平，之后随着年龄的增加，肌力逐渐下降。

（四）肌力训练的目的

1. 增强肌力　使原先肌力下降的肌肉通过肌力训练，肌力得到增强。

2. 增强肌肉耐力　增强肌肉的耐力，使肌肉能够维持长时间的收缩。

3. 为其他相关训练做准备　通过肌力训练使肌力增强，为以后的平衡、协调、步态等功能训练做准备。

（五）肌力训练方法的分类

1. 按照肌力大小分类　肌力训练可分为传递神经冲动训练、助力训练、主动训练、被动训练、抗阻训练、渐进抗阻训练等运动方法。0～1级肌力时,可采用传递神经冲动训练和被动训练;1～2级肌力时,可采用助力训练;3级及以上肌力,可行主动训练;4～5级肌力时,可行抗阻训练。

2. 按照肌肉收缩方式分类 肌力训练可分为等长训练、等张训练和等速训练。

3. 按照训练目的分类 肌力训练可分为增强肌力训练和增强肌肉耐力训练两种。

（六）肌力训练的基本原则

1. 抗阻训练原则 训练中施加阻力是增强肌力的重要因素。阻力主要来自肌肉本身的重量及肌肉在移动过程中所受到的障碍、外加的阻力等。因此,当肌力在3级以上时,应考虑采用抗阻训练的方法,只有这样才能达到增强肌力的目的。

2. 超量恢复原则 肌肉或肌群经过适当的训练后,产生适度的疲劳。肌肉先经过疲劳恢复阶段,然后达到超量恢复阶段。在疲劳恢复阶段,训练过程中消耗的能源物质、收缩蛋白、酶蛋白恢复到运动前水平;在超量恢复阶段,这些物质继续上升并超过运动前水平,然后又逐渐降到运动前水平。所以,当下一次训练在前一次超量恢复阶段进行,就能以前一次超量恢复阶段的生理生化水平为起点,起到巩固和叠加超量恢复的作用,逐步实现肌肉形态的发展及功能的增强。

（七）肌力训练的适应证及禁忌证

1. 适应证

（1）失用性肌肉萎缩:由肢体长期制动引起,如对骨折后石膏外固定的肌肉进行等长训练。

（2）关节源性肌肉萎缩:由疼痛反射性抑制脊髓前角运动细胞引起,如对膝关节源性肌肉萎缩进行等速训练。

（3）神经性肌肉萎缩:由中枢和周围神经系统损伤后引起所支配肌肉的瘫痪或肌力减退所致。

（4）肌源性疾病时肌肉收缩功能异常:可进行强度适宜的肌力训练。

（5）骨关节畸形:由局部肌肉力量不平衡引起,如对脊柱侧弯、平足等进行选择性增强肌肉力量、调整肌力平衡训练。

（6）脊柱稳定性差:由躯干肌肉力量不协调引起,如进行腰腹肌肌力训练,预防下腰痛发生。

（7）关节周围主动肌和拮抗肌不平衡:如对膝关节炎患者进行腓肠肌肌力训练,防止膝关节退行性改变。

2. 禁忌证

（1）全身有严重感染和高热患者。

（2）严重的心脏病患者,如快速性心律失常、心力衰竭等。

（3）皮肌炎、肌炎发作期、严重肌病患者,不宜进行高强度或抗阻训练。

（4）局部有活动性出血,不宜进行局部肌肉训练,以免加重出血形成血肿。

（5）骨折后只行石膏外固定、骨折断端尚未形成牢固骨痂时,不宜进行等张或等速肌力训练。

三、训练方法

（一）颈部肌群的肌力训练

1. 增强颈前屈肌群肌力训练

1）主动肌 胸锁乳突肌。

2）训练方法

（1）肌力1～2级:患者取侧卧位,头下垫枕使头部保持水平,肩部放松。治疗师立于患者一侧,一手托住患者头部,另一手固定患者肩部。患者集中注意力,在治疗师的指令下做全范围的颈前屈动作。1级肌力时,治疗师给予助力帮助完成全范围的颈前屈动作;2级肌力时,只固定肩部、托起头部,患者自主完成全范围的颈前屈动作(图2-2-1)。

器械训练:患者取仰卧位,利用悬吊减重进行助力训练。

(2)肌力3～5级:患者取仰卧位,头下垫枕使头部保持水平,肩部放松。治疗师立于患者一侧,一手固定患者肩部,另一手置于患者头前额部向下施加阻力。3级肌力时,患者能够自主完成全范围的颈前屈动作;4～5级肌力时,治疗师一手置于患者头前额部向下施加阻力,患者完成全范围的颈前屈动作(图2-2-2)。

器械训练:患者取坐位或卧位,利用弹力带、滑轮和重锤等进行抗阻训练。

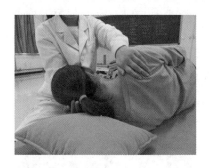

图 2-2-1　颈前屈肌力 1～2 级肌力训练

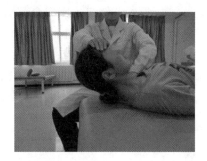

图 2-2-2　颈前屈肌力 3～5 级肌力训练

2. 增强颈后伸肌群肌力训练

1)主动肌　斜方肌、骶棘肌。

2)训练方法

(1)肌力1～2级:患者取侧卧位,头下垫枕使头部保持水平,肩部放松。治疗师立于患者一侧,一手托住患者头部,另一手固定患者肩部。患者集中注意力,在治疗师的指令下做全范围的颈后伸动作。1级肌力时,治疗师给予助力帮助完成全范围的颈后伸动作;2级肌力时,只固定肩部、托起头部,患者自主完成全范围的颈后伸动作(图2-2-3)。

器械训练:患者取仰卧位,利用悬吊减重进行助力训练。

(2)肌力3～5级:患者取俯卧位,肩部放松。治疗师立于患者一侧,一手固定患者肩部,另一手置于患者头枕部向下施加阻力。3级肌力时,患者能够自主完成全范围的颈后伸动作;4～5级肌力时,治疗师一手置于患者头枕部向下施加阻力患者完成全范围的颈后伸动作(图2-2-4)。

器械训练:患者取坐位或卧位,利用弹力带、滑轮和重锤等进行抗阻训练,与前屈肌群训练时体位相反。

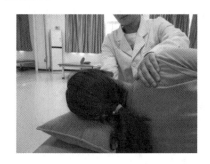

图 2-2-3　颈后伸肌群 1～2 级肌力训练

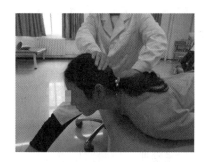

图 2-2-4　颈后伸肌群 3～5 级肌力训练

(二)肩部肌群的肌力训练

1. 增强肩前屈肌群肌力训练

1)主动肌　三角肌前束、喙肱肌。

肩部肌群
肌力训练

2)训练方法

(1)肌力1~2级:患者取健侧卧位,患侧上肢放在体侧,伸肘。治疗师站在患者背侧,一手托住患者的肘关节,另一手托住患者的前臂。患者集中注意力,在治疗师的指令下做全范围的肩前屈动作。1级肌力时,治疗师给予助力帮助完成全范围的肩前屈动作;2级肌力时,治疗师只帮助托起患侧肢体,患者自主完成全范围的肩前屈动作(图2-2-5)。

器械训练:患者取坐位或卧位,利用悬吊、滑板、水中运动等形式进行助力训练。

(2)肌力3~5级:患者取仰卧位,患侧上肢放在体侧,伸肘。治疗师面向患者站立于患侧,一手放在肩关节控制肩胛骨,另一手放在肱骨远端,在治疗师的指令下做全范围的肩前屈动作。3级肌力时,患者能够自主完成全范围的肩前屈动作;4~5级肌力时,在肱骨的远端施加向下阻力完成全范围的肩前屈动作(图2-2-6)。

上述方法也可以在坐位练习。治疗师站立于患者患侧,一手放在肩关节控制肩胛骨,另一手放在肱骨远端,患者自主完成或向下施加阻力完成全范围的肩前屈动作。

器械训练:患者取坐位、卧位或立位,利用哑铃、弹力带、弹簧等进行抗阻训练。

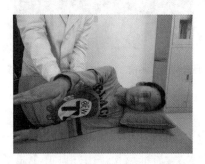
图2-2-5 肩前屈肌群1~2级肌力训练

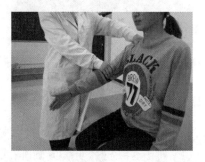
图2-2-6 肩前屈肌群3~5级肌力训练

2. 增强肩后伸肌群肌力训练

1)主动肌 三角肌后束、大圆肌、背阔肌。

2)训练方法

(1)肌力1~2级:患者取健侧卧位,患侧上肢放在体侧,伸肘。治疗师站在患者背侧,一手托住患者的肘关节,另一手托住患者的前臂。患者集中注意力,在治疗师的指令下做全范围的肩后伸动作。1级肌力时,治疗师给予助力帮助完成全范围的肩后伸动作;2级肌力时,治疗师只帮助托起患侧肢体,患者自主完成全范围的肩后伸动作(图2-2-7)。

(2)肌力3~5级:患者取俯卧位,患侧上肢放在体侧,伸肘。治疗师面向患者站在患侧,一手放在肩后面,固定肩胛骨,另一手放肱骨远端,在治疗师的指令下做全范围的肩后伸动作。3级肌力时,患者能够自主完成全范围的肩后伸动作;4~5级肌力时,在肱骨的远端施加向下阻力完成全范围的肩后伸动作(图2-2-8)。

上述方法也可以在坐位练习。治疗师站立于患者肩部外侧,一手放在患者肩部上方固定患肩,另一手放在肱骨的远端向前施加阻力,患者抗阻后伸肩关节。

器械训练:与肩前屈肌群抗阻训练使用器械类似,运动方向相反。

3. 增强肩外展肌群肌力训练

1)主动肌 三角肌中束、冈上肌。

2)训练方法

(1)肌力1~2级:患者取仰卧位,患侧上肢放在体侧,伸肘。治疗师站在患侧,一手托住患者的肘关节,另一手托住患者的前臂。患者集中注意力,在治疗师的指令下做全范围的肩外展动作。1级肌力时,治疗师给予助力帮助完成全范围的肩外展动作;2级肌力时,治疗师只帮助托起患侧肢体,患者自主完成全范围的肩外展动作(图2-2-9)。

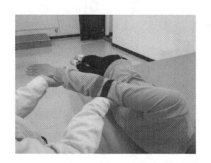

图 2-2-7　肩后伸肌群 1～2 级肌力训练

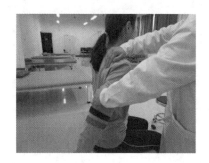

图 2-2-8　肩后伸肌群 3～5 级肌力训练

（2）肌力 3～5 级：患者取健侧卧位，上肢放在体侧，伸肘，前臂中立位。治疗师立于患者背侧，一手放在肩关节控制肩胛骨，另一手放在肱骨远端，以保持稳定。患者在治疗师的指令下做全范围的肩外展动作。3 级肌力时，患者能够自主完成全范围的肩外展动作；4～5 级肌力时，在肱骨的远端施加向下阻力完成全范围的肩外展动作（图 2-2-10）。

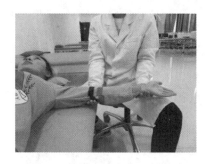

图 2-2-9　肩外展肌群 1～2 级肌力训练

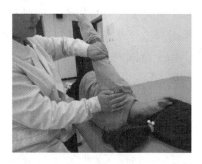

图 2-2-10　肩外展肌群 3～5 级肌力训练

上述方法也可以在坐位练习。治疗师站在患者身后，一手放在肩部固定肩胛骨，另一手放在肱骨远端外侧并向内侧施加阻力，患者抗阻外展肩关节 90°。

器械训练：与肩前屈肌群抗阻训练使用器械类似，患者由前屈改为外展运动即可达到训练目的，例如患者取站立位利用弹力带进行抗阻训练时，患者上肢远端握住弹力带一端，肩关节外展即可达到训练目的。

4. 增强肩内收肌群肌力训练

1）主动肌　胸大肌、背阔肌、冈下肌、小圆肌。

2）训练方法

（1）肌力 1～2 级：患者取仰卧位，患侧上肢放在体侧，伸肘。治疗师站在患侧，一手托住患者的肘关节，另一手托住患者的前臂。患者集中注意力，在治疗师的指令下做全范围的肩内收动作。1 级肌力时，治疗师给予助力帮助患者完成全范围的肩内收动作；2 级肌力时，治疗师只帮助托起患侧肢体，患者自主完成全范围的肩内收动作（图 2-2-11）。

（2）肌力 3～5 级：患者取仰卧位，上肢放在体侧，肩外展摆放，前臂中立位。治疗师面向患者站立于患侧，一手放在肱骨远端外施加阻力，另一手握住前臂远端保持稳定。3 级肌力时，在肱骨的远端施加向外较小阻力完成肩内收动作；4～5 级肌力时，在肱骨的远端施加向外逐渐增大的阻力完成肩内收动作（图 2-2-12）。

器械训练：与肩外展肌群抗阻训练使用器械类似，运动方向相反。

5. 增强肩内旋肌群肌力训练

1）主动肌　肩胛下肌、胸大肌、背阔肌、大圆肌。

2）训练方法

（1）肌力 1～2 级：患者取健侧卧位，患侧上肢肩关节外展 90°，肘关节屈曲 90°，治疗师立于

43

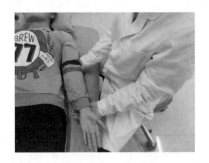
图 2-2-11　肩内收肌群 1～2 级肌力训练

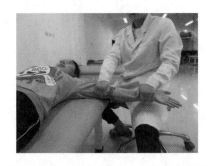
图 2-2-12　肩内收肌群 3～5 级肌力训练

患侧,一手放在肱骨的远端保持稳定,另一手放在前臂的远端,患者注意力集中,在治疗师的动作指令下做全范围内的肩内旋动作。1 级肌力时,治疗师给予助力帮助完成全范围肩内旋动作;2 级肌力时,治疗师只帮助托起患侧肢体,患者自主完成全范围肩内旋动作(图 2-2-13)。

器械训练:患者取坐位或卧位,肘关节屈曲,利用悬吊减重进行助力训练。

(2)肌力 3～5 级:患者取俯卧位,肩外展 90°,肘关节屈曲 90°,放在床沿,前臂旋前位垂直向下。治疗师立于患侧,一手放在肱骨的远端保持稳定,另一手放在前臂的远端。在治疗师的动作指令下做全范围内的肩内旋动作。3 级肌力时,患者能够自主完成全范围内的肩内旋动作;4～5 级肌力时,在关节的远端给予向头的方向的阻力完成全范围内肩内旋动作(图 2-2-14)。

器械训练:患者取坐位或卧位,肘关节屈曲,利用滑轮和重锤进行抗阻训练。

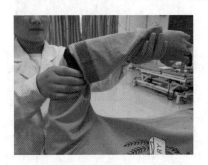
图 2-2-13　肩内旋肌群 1～2 级肌力训练

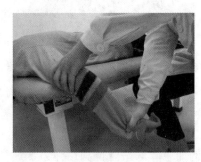
图 2-2-14　肩内旋肌群 3～5 级肌力训练

6. 增强肩外旋肌群肌力训练

1)主动肌　冈下肌、小圆肌。

2)训练方法

(1)肌力 1～2 级:患者取健侧卧位,患侧上肢肩关节外展 90°,治疗师立于患侧,一手放在肱骨的远端保持稳定,另一手放在前臂的远端,患者注意力集中,在治疗师的动作指令下做全范围的肩外旋动作。1 级肌力时,治疗师给予助力帮助完成全范围的肩外旋动作;2 级肌力时,治疗师只帮助托起患侧肢体,患者自主完成全范围的肩外旋动作(图 2-2-15)。

(2)肌力 3～5 级:患者取俯卧位,肩外展 90°,肘关节屈曲 90°,放在床沿,前臂旋前位垂直向下。治疗师立于患侧,一手放在肱骨的远端保持稳定,另一手放在前臂的远端。在治疗师的动作指令下做全范围的肩外旋动作。3 级肌力时,患者能够自主完成全范围的肩外旋动作;4～5 级肌力时,在关节的远端给予向足的方向的阻力完成全范围的肩外旋动作(图 2-2-16)。

器械训练:与肩内旋肌群抗阻训练使用器械类似,运动方向相反。

(三)肘部肌群的肌力训练

1. 增强肘屈曲肌群肌力训练

1)主动肌　肱二头肌、肱肌、肱桡肌。

Note

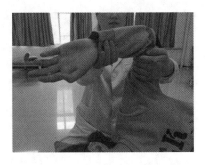

图 2-2-15　肩外旋肌群 1～2 级肌力训练

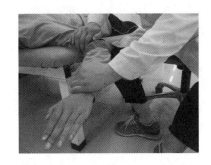

图 2-2-16　肩外旋肌群 3～5 级肌力训练

回肘部肌群
肌力训练

2）训练方法

（1）肌力 1～2 级：患者取坐位或仰卧位，肩关节外展 90°，肘关节被动伸直位。治疗师立于患侧，一手托住患者的肘关节，另一手握住患者的腕关节。患者注意力集中，做全范围的肘屈曲动作。1 级肌力时，治疗师给予助力帮助完成全范围的肘屈曲动作；2 级肌力时，只帮助固定患侧上肢，患者可以自主完成全范围肘屈曲动作（图 2-2-17）。

器械训练：患者取坐位或卧位，利用悬吊、滑板、滑轮和重锤等进行助力训练。

（2）肌力 3～5 级：患者取仰卧位或坐位，上肢置于体侧，自然伸直，前臂旋后位。治疗师立于患侧，一手固定肱骨远端，另一手握住前臂远端并向下施加阻力。3 级肌力时，患者能够自主完成全范围的肘屈曲动作；4～5 级肌力时，在关节的远端给予阻力完成全范围的肘屈曲动作（图 2-2-18）。

器械训练：患者取坐位、立位或卧位，利用哑铃、弹力带、沙袋等进行抗阻训练。

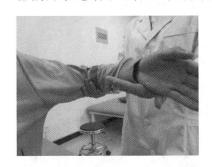

图 2-2-17　肘屈曲肌群 1～2 级肌力训练

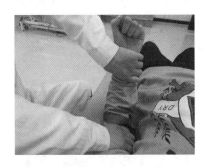

图 2-2-18　肘屈曲肌群 3～5 级肌力训练

2. 增强肘伸展肌群肌力训练

1）主动肌　肱三头肌。

2）训练方法

（1）肌力 1～2 级：患者取坐位或仰卧位，肩关节外展 90°，肘关节被动屈曲到最大角度。治疗师立于患侧，一手托住患者的肘关节，另一手握住患者的腕关节。患者注意力集中，做全范围的肘伸展动作。1 级肌力时，治疗师给予助力帮助完成全范围的肘伸展动作；2 级肌力时，只帮助固定患侧上肢，患者可以自主完成全范围肘伸展动作（图 2-2-19）。

器械训练：与肘屈曲肌群抗阻训练使用器械类似，运动方向相反。

（2）肌力 3～5 级：患者取俯卧位或坐位，上肢外展 90°，肘关节屈曲 90°，放在床沿，前臂旋前位垂直向下。治疗师立于患侧，一手握住肘关节外侧保持稳定，另一手握住腕关节背侧向内施加阻力。3 级肌力时，患者能够自主完成全范围的肘伸展动作；4～5 级肌力时，在关节的远端施加向内阻力，以完成全范围的肘伸展动作（图 2-2-20）。

器械训练：与肘屈曲肌群抗阻训练使用器械类似，运动方向相反。

Note

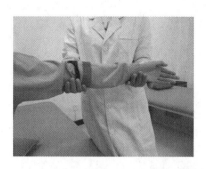

图 2-2-19　肘伸展肌群 1～2 级肌力训练

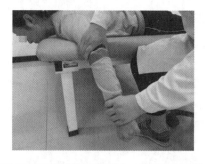

图 2-2-20　肘伸展肌群 3～5 级肌力训练

前臂肌群
肌力训练

（四）前臂肌群的肌力训练

1. 增强前臂旋前肌群肌力训练

1）主动肌　旋前圆肌、旋前方肌。

2）训练方法

（1）肌力 1～2 级：患者取仰卧位，上臂置于体侧，肘关节屈曲 90°，前臂中立位，手部放松。治疗师立于患侧，一手固定上臂远端，另一手握住前臂远端。患者注意力集中，做全范围的前臂旋前动作。1 级肌力时，治疗师给予助力帮助完成全范围的前臂旋前动作；2 级肌力时，只帮助固定患侧上肢，患者可以自主完成全范围的前臂旋前动作（图 2-2-21）。

（2）肌力 3～5 级：患者取仰卧位，上肢稍外展，肘关节伸直，前臂旋后位。治疗师立于患侧，双手分别固定肘和前臂。在治疗师的动作指令下做全范围的前臂旋前动作。3 级肌力时，患者能够自主完成全范围的前臂旋前动作；4～5 级肌力时，在前臂远端向背侧施加阻力完成全范围的前臂旋前动作（图 2-2-22）。

器械训练：患者取立位或坐位，利用哑铃、弹力带、滑轮和重锤等进行抗阻训练。

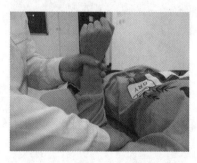

图 2-2-21　前臂旋前 1～2 级肌力训练

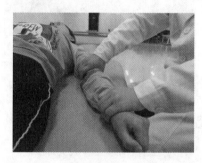

图 2-2-22　前臂旋前 3～5 级肌力训练

2. 增强前臂旋后肌群肌力训练

1）主动肌　肱二头肌、旋后肌。

2）训练方法

（1）肌力 1～2 级：患者取仰卧位，上臂置于体侧，肘关节屈曲 90°，前臂中立位，手部放松。治疗师立于患侧，一手固定上臂远端，另一手握住前臂远端。患者注意力集中，做全范围的前臂旋后动作。1 级肌力时，治疗师给予助力帮助完成全范围的前臂旋后动作；2 级肌力时，只帮助固定患侧上肢，患者可以自主完成全范围的前臂旋后动作（图 2-2-23）。

（2）肌力 3～5 级：患者取仰卧位，上肢稍外展，肘关节伸直，前臂旋前位。治疗师立于患侧，双手分别固定肘和前臂。在治疗师的动作指令下做全范围的前臂旋后动作。3 级肌力时，患者能够自主完成全范围的前臂旋后动作；4～5 级肌力时，在前臂远端向掌侧施加阻力完成全范围的前臂旋后动作（图 2-2-24）。

Note

器械训练:与前臂旋前肌群抗阻训练使用器械类似,运动方向相反。

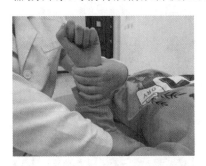

图 2-2-23　前臂旋后肌群 1～2 级肌力训练

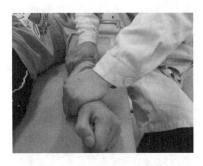

图 2-2-24　前臂旋后肌群 3～5 级肌力训练

（五）腕部肌群的肌力训练

1. 增加腕屈曲肌群肌力训练

1）主动肌　桡侧腕屈肌、尺侧腕屈肌。

2）训练方法

（1）肌力 1～2 级:患者取坐位,前臂中立位,肘关节及前臂置于治疗床上,手指放松伸直。治疗师立于患侧,一手固定腕关节近心端,另一手握住手掌。患者注意力集中,做全范围的腕屈曲动作。1 级肌力时,治疗师给予助力帮助完成全范围的腕屈曲动作;2 级肌力时,只帮助固定,不予屈腕助力,患者自主完成全范围的腕屈曲动作(图 2-2-25)。

（2）肌力 3～5 级:患者取坐位,前臂旋后位,肘关节及前臂置于治疗床上,手指自然放松。治疗师立于患侧,一手放在前臂远端掌侧固定前臂,另一手握住手掌并向下施加阻力。3 级肌力时,患者能够自主完成全范围的腕屈曲动作;4～5 级肌力时,在手掌处向下施加阻力完成全范围的腕屈曲动作(图 2-2-26)。

器械训练:患者取坐位,利用沙袋、重锤弹力带等进行抗阻训练。

回腕部肌群
肌力训练

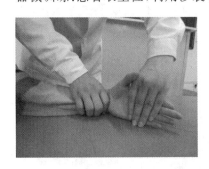

图 2-2-25　腕屈曲肌群 1～2 级肌力训练

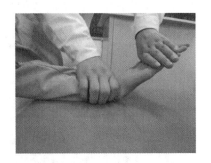

图 2-2-26　腕屈曲肌群 3～5 级肌力训练

2. 增加腕伸展肌群肌力训练

1）主动肌　桡侧腕长伸肌、桡侧腕短伸肌、尺侧腕伸肌。

2）训练方法

（1）肌力 1～2 级:患者取坐位,前臂中立位,肘关节及前臂置于治疗床上,手指放松伸直。治疗师立于患侧,一手固定腕关节近心端,另一手握住手掌。患者注意力集中,做全范围的腕伸展动作。1 级肌力时,治疗师给予助力帮助完成全范围的腕伸展动作;2 级肌力时,只帮助固定,不予伸腕助力,患者自主完成全范围腕伸展动作(图 2-2-27)。

（2）肌力 3～5 级:患者取坐位,前臂旋前位,肘关节及前臂置于治疗床上,手指自然放松。治疗师立于患侧,一手放在前臂远端背侧固定前臂,另一手握住手背并向下施加阻力。3 级肌力时,患者能够自主完成全范围的腕伸展动作;4～5 级肌力时,在手背处向下施加阻力完成全范围

Note

的腕伸展动作(图 2-2-28)。

器械训练:与腕屈曲肌群抗阻训练使用器械类似,运动方向相反。

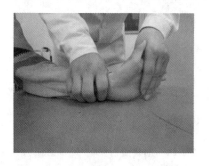 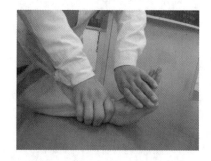

图 2-2-27　腕伸展 1～2 级肌力训练　　　　图 2-2-28　腕伸展 3～5 级肌力训练

3. 增加腕桡侧偏或尺侧偏肌群肌力训练

1)桡侧偏的主动肌　桡侧腕长伸肌、桡侧腕短伸肌、桡侧腕屈肌。

2)尺侧偏的主动肌　尺侧腕伸肌、尺侧腕屈肌。

3)训练方法

(1)肌力 1～2 级:患者取坐位,前臂旋后位,肘关节及前臂置于治疗床上,手指放松伸直。治疗师立于患侧,一手固定腕关节近心端,另一手握住手掌。患者注意力集中,做全范围的腕桡侧偏或尺侧偏动作。1 级肌力时,治疗师给予助力帮助完成全范围的腕桡侧偏或尺侧偏动作;2级肌力时,只帮助固定,患者自主完成全范围腕桡侧偏或尺侧偏动作(图 2-2-29)。

(2)肌力 3～5 级:患者取坐位,前臂中立位,肘关节及前臂置于治疗床上,手指自然放松。治疗师立于患侧,一手放在前臂远端掌侧,固定前臂,当增强桡侧偏肌群肌力时,另一手放在第 1掌骨桡侧并向尺侧施加阻力;当增强尺侧偏肌群肌力时,另一手放在第 5 掌骨尺侧并向桡侧施加阻力。3 级肌力时,患者能够自主完成全范围的腕桡侧偏或尺侧偏动作;4～5 级肌力时,分别在第 1 掌骨桡侧或第 5 掌骨尺侧施加反方向阻力完成全范围的腕桡侧偏或尺侧偏动作(图 2-2-30)。

器械训练:患者取坐位,利用弹力带、重锤和滑轮等进行抗阻训练。

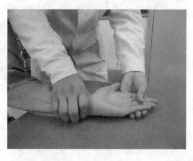 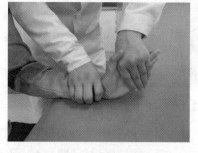

图 2-2-29　腕桡侧偏或尺侧偏肌群 1～2 级肌力训练　　图 2-2-30　腕桡侧偏或尺侧偏肌群 3～5 级肌力训练

(六)手部肌群的肌力训练

1. 增强掌指屈肌群肌力训练

1)主动肌　蚓状肌。

2)训练方法

(1)肌力 1～2 级:患者取坐位,前臂中立位,肘关节及前臂置于治疗床上,手指放松伸直。治疗师立于患侧,一手握住掌骨,另一手握住近节指骨。患者注意力集中,努力做全范围的掌指屈曲动作。1 级肌力时,治疗师给予助力帮助完成全范围掌指屈曲动作;2 级肌力时,只帮助固定,患者自主完成全范围掌指屈曲动作(图 2-2-31)。

(2)肌力 3～5 级:患者取坐位,前臂旋后位,肘关节及前臂置于治疗床上,手指自然放松。治疗师立于患侧,一手握住掌骨,另一手放在近节指骨掌面并向下施加阻力。3 级肌力时,患者能够自主完成全范围掌指屈曲动作;4～5 级肌力时,患者能抗阻完成全范围掌指屈曲动作(图 2-2-32)。

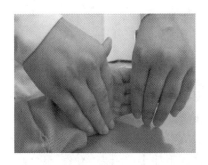

图 2-2-31　掌指屈肌群 1～2 级肌力训练

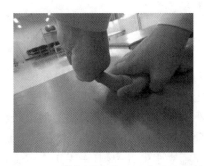

图 2-2-32　掌指屈肌群 3～5 级肌力训练

2.增加对掌肌群肌力训练

1)主动肌　拇对掌肌。

2)训练方法

(1)肌力 1～2 级:患者坐在桌旁,前臂旋后放在桌上。治疗师立于患侧,一手握住腕关节固定上肢,另一手拇指和食指握住患者拇指或小指掌骨。患者注意力集中,努力全范围对掌。1 级肌力时,治疗师给予助力帮助患者完成拇指或小指对掌;2 级肌力时,治疗师只帮助固定,不向患者施加拇指或小指对掌的阻力(图 2-2-33)。

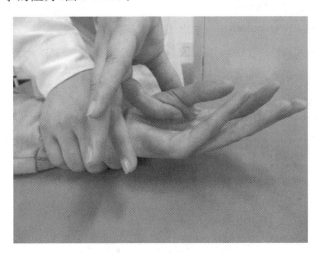

图 2-2-33　对掌肌群 1～2 级肌力训练

(2)肌力 3～5 级:患者体位同上。治疗师立于患侧,一手握住腕关节固定上肢,另一手拇指和食指握住患者拇指或小指掌骨。3 级肌力时,患者能够自主完成全范围对掌;4～5 级肌力时,治疗师双手分别握住患者拇指和小指掌侧并向外侧施加阻力时患者能完成全范围对掌。

器械训练:患者取坐位,利用弹力带可进行抗阻训练。

(七)躯干肌群的肌力训练

1.增强躯干前屈肌群肌力训练

1)主动肌　腹直肌。

2)训练方法　患者取仰卧位,下肢被固定,双上肢置于体侧或 Bobath 握手。治疗师立于患

Note

回躯干肌
群肌力训练

核心肌群
训练举例

者一侧,一手托住患者头部,另一手固定患者骨盆。患者注意力集中,努力做全范围的头、肩抬离床面动作。1级肌力时,治疗师给予适当的助力缓慢匀速地帮助患者做头抬离动作,2~3级肌力时,治疗师给予适当的助力缓慢匀速地帮助患者做肩抬离动作(图2-2-34),肌力大于3级时,患者能够坐起。

器械训练:患者取仰卧位,动作与徒手训练相同,可以利用弹力带悬吊头部或上背部进行助力训练。

2. 增强躯干后伸肌群肌力训练

1)主动肌　骶棘肌、腰方肌。

2)训练方法　患者取俯卧位,下肢伸直固定,双上肢置于体侧。治疗师立于患者一侧,一手固定臀部,另一手放于患者的上胸部。患者注意力集中,努力做全范围的头、胸抬离床面动作。1级肌力时,治疗师给予适当的助力缓慢地帮助患者做头、胸抬离床面的动作;2~3级肌力时,只帮助压住臀部,不给予头、胸抬离床面动作的助力;肌力4~5级时,患者胸部以上在桌沿外悬空,治疗师立于患者一侧,一手压在臀部,另一手放在患者的上背部施加小的阻力(图2-2-35)。

器械训练:患者取坐位,利用滑轮和哑铃可进行抗阻训练,也可利用腰腹肌训练仪进行躯干后伸肌群抗阻训练。

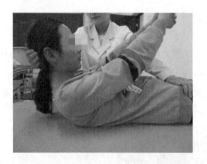

图2-2-34　躯干前屈肌群肌力训练

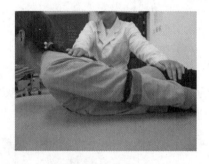

图2-2-35　躯干后伸肌群肌力训练

3. 增强躯干旋转肌群肌力训练

1)主动肌　腹内斜肌、腹外斜肌。

2)训练方法　患者取仰卧位,固定下肢,双上肢放置于体侧。治疗师立于患者一侧,双手固定患者的双下肢。抗阻方法:患者努力双手抱头坐起,并向一侧转体,重复进行(图2-2-36)。

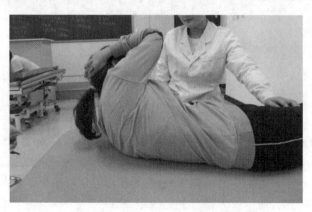

图2-2-36　躯干旋转肌群肌力训练

4. 增强躯干侧屈肌群肌力训练

1)主动肌　腰方肌、腹内斜肌、腹外斜肌、腹直肌、背阔肌。

2)训练方法　患者取侧卧位,固定骨盆,双上肢抱头。治疗师立于患者身后,双手只固定骨盆和下肢。患者努力抱头侧屈使上身离开床面。

（八）髋部肌群的肌力训练

1. 增强髋前屈肌群肌力训练

1）主动肌 髂腰肌。

2）训练方法

（1）肌力1～2级：患者取健侧卧位，健侧下肢稍微屈髋，屈膝，患侧下肢髋关节伸展。治疗师立于患侧，一手放在髂前上棘固定骨盆，另一手放在大腿远端。患者注意力集中，努力做全范围髋前屈动作。1级肌力时，治疗师给予助力帮助完成全范围髋前屈动作；2级肌力时，只帮助固定，患者自主完成全范围髋前屈动作（图2-2-37）。

（2）肌力3～5级：患者取仰卧位，下肢伸髋伸膝。治疗师立于患侧，一手放在髂前上棘固定骨盆，另一手放在大腿远端。3级肌力时，患者能够自主完成全范围髋前屈动作；4～5级肌力时，在大腿的远端给予向下的阻力完成全范围髋前屈动作（图2-2-38）。

器械训练：患者取健侧卧位，利用悬吊、水中运动等进行助力训练；或患者取卧位、坐位或立位，利用沙袋、哑铃、弹力带等进行抗阻训练。

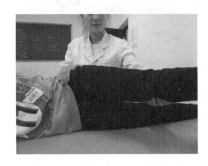

图2-2-37 髋前屈肌群1～2级肌力训练

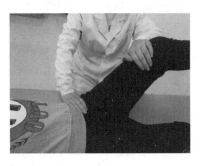

图2-2-38 髋前屈肌群3～5级肌力训练

2. 增强髋后伸肌群肌力训练

1）主动肌 臀大肌、腘绳肌。

2）训练方法

（1）肌力1～2级：患者取健侧卧位，健侧下肢稍微屈髋，屈膝，患侧下肢处于伸展位。治疗师立于患侧，一手放在臀部固定骨盆，另一手放在大腿远端。患者注意力集中，努力做全范围的髋后伸动作。1级肌力时，治疗师给予助力帮助完成全范围的髋后伸动作；2级肌力时，只帮助固定，患者自主完成全范围的髋后伸动作（图2-2-39）。

（2）肌力3～5级：患者取俯卧位，下肢伸直。治疗师面向患者背部站立，一手及前臂放在臀部固定骨盆，另一手放在股骨远端并向下施加阻力。3级肌力时，患者自主完成全范围的髋后伸动作；4～5级肌力时，在股骨远端给予向下阻力完成全范围的髋后伸动作（图2-2-40）。

器械训练：与髋前屈肌群训练使用器械类似，运动方向相反。

3. 增强髋外展肌群肌力训练

1）主动肌 臀中肌。

2）训练方法

（1）肌力1～2级：患者取仰卧位，下肢伸直。治疗师立于患侧，一手放在大腿远端，另一手放在小腿远端。患者注意力集中，做全范围的髋外展动作。1级肌力时，治疗师给予助力帮助完成全范围髋外展动作；2级肌力时，只帮助固定，患者自主完成全范围髋外展动作（图2-2-41）。

（2）肌力3～5级：患者取健侧卧位，健侧下肢稍屈曲，患侧下肢伸直。治疗师立于患者身后，一手放在髂前上棘处固定骨盆，另一手放在大腿远端外侧并向下施加阻力。3级肌力时，患

Note

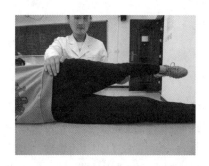

图 2-2-39　髋后伸肌群 1~2 级肌力训练

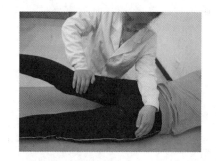

图 2-2-40　髋后伸肌群 3~5 级肌力训练

者自主完成全范围髋外展动作；4~5 级肌力时，在大腿远端外侧向下施加阻力完成全范围髋外展动作（图 2-2-42）。

器械训练：与髋前屈肌群肌力训练使用器械类似，改变体位即可进行髋外展肌群助力训练。

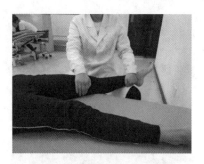

图 2-2-41　髋外展肌群 1~2 级肌力训练

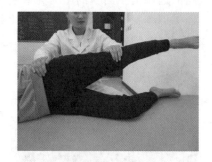

图 2-2-42　髋外展肌群 3~5 级肌力训练

4. 增强髋内收肌群肌力训练

1）主动肌　大收肌、短收肌、长收肌、耻骨肌、股薄肌。

2）训练方法

（1）肌力 1~2 级：患者取仰卧位，下肢伸直。治疗师立于患侧，一手放在大腿远端，另一手放在小腿远端。患者集中注意力，做全范围的髋内收动作。1 级肌力时，治疗师给予助力帮助完成全范围的髋内收动作；2 级肌力时，只帮助固定，患者自主完成全范围的髋内收动作（图 2-2-43）。

（2）肌力 3~5 级：患者取患侧卧位，健侧下肢稍屈曲，患侧下肢伸直。治疗师位于患者身后，一手托住健侧下肢，另一手放在患侧下肢大腿远端内侧并向下施加阻力。3 级肌力时，患者自主完成全范围的髋内收动作；4~5 级肌力时，在大腿远端内侧向下施加阻力完成全范围的髋内收动作（图 2-2-44）。

器械训练：与髋外展肌群抗阻训练器械基本相同，运动方向相反。

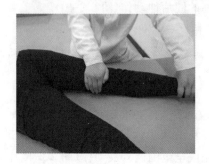

图 2-2-43　髋内收肌群 1~2 级肌力训练

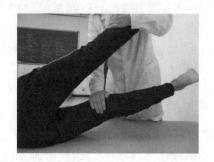

图 2-2-44　髋内收肌群 3~5 级肌力训练

5. 增强髋内/外旋肌群肌力训练

1）髋内旋肌主动肌　臀小肌、阔筋膜张肌。

2）髋外旋肌主动肌　股方肌、梨状肌。

3）训练方法

（1）肌力1～2级：患者取仰卧位，患侧屈髋，屈膝90°。治疗师立于患侧，一手放在大腿远端外侧，另一手握住踝关节。患者集中注意力，做全范围的髋内/外旋动作。1级肌力时，治疗师给予助力帮助完成全范围髋内/外旋动作；2级肌力时，只帮助固定，患者自主完成全范围髋内/外旋动作（图2-2-45）。

（2）肌力3～5级：患者取坐位，患侧屈髋，屈膝90°，小腿自然下垂。治疗师立于患侧，内旋肌训练：治疗师上方手放在大腿远端内侧，下方手放在外踝并向内施加阻力。外旋肌训练：治疗师上方手放在大腿远端外侧，下方手放在内踝并向外施加阻力。3级肌力时，患者自主完成全范围髋内/外旋动作；4～5级肌力时，在踝关节分别给予向内或向外的阻力完成全范围髋内/外旋动作（图2-2-46）。

器械训练：患者取坐位，利用弹力带进行抗阻训练。

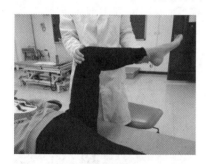

图2-2-45　髋内/外旋肌群1～2级肌力训练

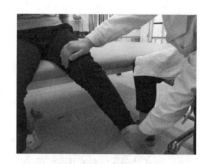

图2-2-46　髋内/外旋肌群3～5级肌力训练

（九）膝部肌群的肌力训练

1. 增强膝屈曲肌群肌力训练

1）主动肌　股二头肌、半腱肌、半膜肌、辅助肌。

2）训练方法

（1）肌力1～2级：患者取健侧卧位，健侧下肢稍微屈髋，屈膝，患侧下肢处于伸展位。治疗师立于患侧，一手放在小腿远端，另一手放在大腿远端。患者注意力集中，努力做全范围的膝屈曲动作。1级肌力时，治疗师给予助力帮助完成全范围的膝屈曲动作；2级肌力时，只帮助固定，患者自主完成全范围的膝屈曲动作（图2-2-47）。

（2）肌力3～5级：患者取俯卧位，下肢伸直。治疗师立于患侧，一手放在大腿远端，另一手放在小腿远端并向足部施加阻力。3级肌力时，患者自主完成全范围膝屈曲动作；4～5级肌力时，在踝关节处给予向足部的阻力完成全范围膝屈曲动作（图2-2-48）。

器械训练：患者取卧位，利用悬吊、弹簧、水中运动、滑轮和重锤等进行助力训练；或患者取卧位或坐位，利用弹力带、弹簧、滑轮和重锤进行抗阻训练。

2. 增强膝伸展肌群肌力训练

1）主动肌　股四头肌（股直肌、股中间肌、股内侧肌、股外侧肌）。

2）训练方法

（1）肌力1～2级：患者取健侧卧位，健侧下肢稍微屈髋，屈膝，患侧下肢膝关节处于屈曲位。治疗师立于患侧，一手抓住小腿远端，另一手放在大腿远端，患者注意力集中，努力做全范围的膝伸展动作。1级肌力时，治疗师给予助力帮助完成全范围的膝伸展动作；2级肌力时，只帮助固

膝部肌群
肌力训练

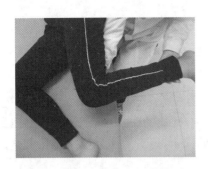
图 2-2-47　膝屈曲肌群 1～2 级肌力训练

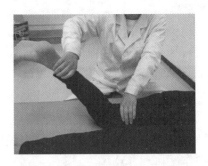
图 2-2-48　膝屈曲肌群 3～5 级肌力训练

定,患者自主完成全范围膝伸展动作(图 2-2-49)。

(2)肌力 3～5 级:患者取坐位,双下肢垂于床沿,大腿下方放一毛巾卷。治疗师立于患者前方,一手放在膝关节上方固定股骨,另一手握小腿远端并向后施加阻力。3 级肌力时,患者自主完成全范围的膝伸展动作;4～5 级肌力时,在踝关节处给予向后的阻力完成全范围的膝伸展动作(图 2-2-50)。

器械训练:与膝屈曲肌群训练使用器械类似,运动方向相反;也可以利用股四头肌训练椅进行抗阻训练。

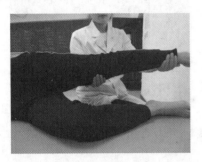
图 2-2-49　膝伸展肌群 1～2 级肌力训练

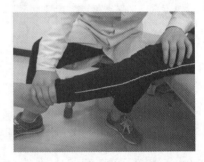
图 2-2-50　膝伸展肌群 3～5 级肌力训练

(十)踝部肌群的肌力训练

1. 增强踝背屈肌群肌力训练

1)主动肌　胫骨前肌。

2)训练方法

(1)肌力 1～2 级:患者取健侧卧位,健侧下肢稍屈曲,患侧下肢伸直,踝关节处于中立位。治疗师立于患侧,一手放在小腿远端固定胫骨,另一手放在足掌。患者注意力集中,努力做全范围的踝背屈动作。1 级肌力时,治疗师给予助力帮助完成全范围踝背屈动作;2 级肌力时,只帮助固定,患者自主完成全范围踝背屈动作(图 2-2-51)。

(2)肌力 3～5 级:患者取仰卧位,下肢屈髋,屈膝 90°,踝关节处于中立位。治疗师立于患者前方,一手放在小腿远端固定胫骨,另一手握住足背并向足底方向施加阻力。3 级肌力时,患者自主完成全范围踝背屈动作;4～5 级肌力时,在足背并向足底方向施加阻力完成全范围踝背屈动作。

器械训练:患者取坐位或卧位,弹力带中部置于足底前部,手持弹力带两端可进行助力训练;或患者取坐位或卧位,利用固定杆阻挡、弹力带和悬挂重物进行抗阻训练。

2. 增强踝跖屈肌群肌力训练

1)主动肌　小腿三头肌。

踝部肌群
肌力训练

Note

2）训练方法

（1）肌力1~2级：患者取健侧卧位，健侧下肢稍屈曲，患侧下肢伸直，踝关节处于中立位。治疗师立于患侧，一手放在小腿远端固定胫骨，另一手放在足背。患者注意力集中，努力做全范围踝跖屈动作。1级肌力时，治疗师给予助力帮助完成全范围踝跖屈动作；2级肌力时，只帮助固定，患者自主完成全范围踝跖屈动作。

（2）肌力3~5级：患者取俯卧位，下肢屈髋，屈膝90°。治疗师立于患侧，一手放在小腿远端固定胫骨，另一手放在足掌并向足背方向施加阻力。3级肌力时，患者自主完成全范围踝跖屈动作；4~5级肌力时，在足掌并向足背方向施加阻力完成全范围踝跖屈动作（图2-2-52）。

器械训练：患者取坐位或卧位，利用滑轮、重锤等进行抗阻训练。

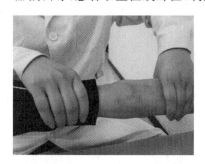

图2-2-51　踝背伸肌群1~2级肌力训练

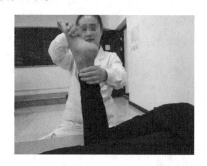

图2-2-52　踝跖屈肌群3~5级肌力训练

3. 增强足内/外翻肌群肌力训练

1）足内翻主动肌　胫骨前肌、胫骨后肌。

2）足外翻主动肌　腓骨长肌、腓骨短肌。

3）训练方法

（1）肌力1~2级：患者取仰卧位，患侧下肢伸直，踝关节处于中立位。治疗师立于患侧：一手放在小腿远端固定胫骨，训练足内翻肌群时另一手握住足的内侧缘，训练足外翻肌群时另一手握住足的外侧缘。患者注意力集中，努力做全范围足内/外翻动作。1级肌力时，治疗师给予助力帮助完成全范围足内/外翻动作；2级肌力时，只帮助固定，患者自主完成全范围足内/外翻动作（图2-2-53）。

（2）肌力3~5级：患者取坐位，小腿垂于床沿，足放在治疗师的大腿上。治疗师立于患者前方：一手握住小腿远端，训练内翻肌群时另一手握住足的内侧缘并向外侧施加阻力，训练外翻肌群时另一手握住足的外侧缘并向内侧施加阻力。3级肌力时，患者自主完成全范围足内/外翻动作；4~5级肌力时，分别在足的内侧缘/外侧缘给予向外/向内的阻力完成全范围足内/外翻动作（图2-2-54）。

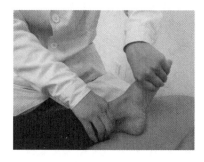

图2-2-53　足内翻肌群1~2级肌力训练

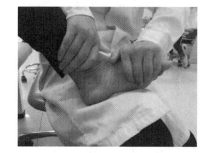

图2-2-54　足外翻肌群3~5级肌力训练

四、注意事项

（1）选择正确的运动量和训练节奏。

（2）注意调节阻力：恰当阻力的施加及调整是增强肌力训练的重要因素。

（3）注意无痛训练：训练过程中发生疼痛，是出现损伤或加重损伤的信号，应予以重视并尽量避免。

（4）对患者进行讲解和鼓励。

（5）注意心血管反应：进行等长抗阻训练时，特别是对抗较大的阻力时，会引起血压的明显升高，加之等长抗阻训练时常伴有憋气，也会对心血管造成额外的负荷。因此，有高血压、冠心病或其他心血管疾病的患者，应禁止在等长抗阻训练时过分用力或憋气。

（6）避免代偿运动的出现：在增强肌力训练时应避免代偿动作的出现。如当髂腰肌、股四头肌肌力较弱时，做髋关节的屈曲动作可出现阔筋膜张肌的代偿运动，表现为髋屈曲时出现下肢外展、外旋。

（7）做好详细的训练记录。

（闫秀丽）

肌力训练
操作规范

能力检测
答案

能力检测

选择题

1. 下列影响肌力大小的因素中说法错误的是（　　）。

A. 一般认为肌肉的生理横断面越大，其产生的肌力也越大

B. 肌肉被牵拉得越长，产生的肌力越大

C. 肌肉募集受中枢神经系统功能状态的影响，当运动神经发出的冲动强度越大，动员的运动单位就越多

D. 肌肉收缩速度越慢，产生的肌力越大

E. 离心性收缩产生的肌力大于向心性收缩产生的肌力

2. 肌力下降的原因不包括（　　）。

A. 年龄　　　　　　　　　B. 失用性肌肉萎缩　　　　　　　C. 神经系统疾病

D. 肌源性疾病　　　　　　E. 性别

3. 下列哪项不是按照不同肌肉收缩的方式分类的？（　　）

A. 等长训练　　B. 等张训练　　C. 等速训练　　D. 主动训练　　E. 离心收缩

4. 使踝关节内翻的肌肉主要是（　　）。

A. 腓骨长肌、腓骨短肌　　　　　　　　　B. 腓肠肌、比目鱼肌、胫骨后肌

C. 胫骨前肌、胫骨后肌　　　　　　　　　D. 胫骨前肌、腓骨长肌、腓骨短肌

E. 胫骨后肌、腓骨长肌、腓骨短肌

5. 肌力训练基本原则不包括（　　）。

A. 抗阻训练原则　　　　　　B. 超量恢复原则　　　　　　C. 适量训练原则

D. 肌肉收缩的疲劳度原则　　E. 分级训练原则

6. 尽量使后一次训练出现在前一次训练后的哪个阶段进行？（　　）

A. 任一阶段　　　　　　　　B. 超量恢复阶段内　　　　　　C. 超量恢复阶段后

D. 超量恢复阶段前　　　　　E. 休息阶段

7. 不属于肌力训练临床适应证的是（　　）。

A. 骨关节畸形　　　　　　　B. 脊柱稳定性差　　　　　　　C. 神经性肌肉萎缩

D. 肌炎发作期　　　　　　　E. 失用性肌力下降

8. 既能伸膝关节又能屈髋关节的是（　　）。

Note

A.股二头肌　　B.半腱肌　　　C.股直肌　　　D.半膜肌　　　E.股中间肌

9.股四头肌是伸膝的( )。

A.主动肌　　　B.拮抗肌　　　C.固定肌　　　D.协同肌　　　E.辅助肌

10.肱三头肌是屈肘的( )。

A.主动肌　　　B.拮抗肌　　　C.固定肌　　　D.协同肌　　　E.辅助肌

11.增强肌肉力量最有效的训练方式是( )。

A.助力运动　　B.主动运动　　C.被动活动　　D.抗阻运动　　E.牵伸训练

12.股神经损伤患者,股四头肌肌力2级,最适宜的训练方式是( )。

A.助力运动　　B.主动运动　　C.被动活动　　D.抗阻运动　　E.牵伸训练

真题精选

1.肩关节水平外展的主要动作肌是( )。

A.圆肌　　　　B.大肌　　　　C.三角肌　　　D.冈上肌　　　E.以上均是

2.只能进行电刺激运动训练的肌力为( )。

A.1级　　　　B.2级　　　　C.3级　　　　D.4级　　　　E.5级

3.股四头肌的静力收缩属于( )。

A.等长训练　　B.等张训练　　C.等速训练　　D.离心性收缩　E.交互抑制

真题精选
答案

任务三 牵伸训练

牵伸训练是一种运用外力(人工、机械或者电动设备)拉长挛缩或短缩软组织并使其延长,进行轻微超过组织阻力和关节活动范围的训练方法,又称为牵张训练。

一、场地及仪器设备

1. 场地 病房病床旁、治疗室内或患者家中。

2. 仪器设备 PT床(或者体操垫)、PT凳、布带、滑轮、软枕、毛巾和沙袋。

二、知识准备

(一)牵伸训练的分类

1. 治疗师徒手牵伸训练(手法牵引) 治疗师对发生紧张或挛缩的组织或活动受限的关节,通过手力牵伸,并通过控制牵伸方向、速度和持续时间,来增加挛缩组织的长度和关节活动范围。

2. 利用器械牵伸训练 利用小强度的外部力量,较长时间作用于挛缩组织的一种牵伸方法。牵伸力量通过重量牵引、滑轮系统或系列夹板而发生作用。治疗时间至少要达到20 min,甚至数小时。

3. 自我牵伸训练 由患者自己完成的一种肌肉、肌腱等软组织的伸展性训练方法,可以将自身重量作为牵伸力量。

(二)牵伸训练的操作程序

(1)康复评定。

(2)选择牵伸的方法。

牵伸训练PPT

Note

（3）向患者解释牵伸的目的和步骤。

（4）牵伸技术参数设置及其调节。

①患者体位：一般选择卧位、坐位和站立位（临床上结合不同牵引方法进行选择）。

②治疗师位置和规范化术语：根据牵伸部位需要及时调整。

③牵伸方向：牵伸力量的方向应与肌肉紧张或挛缩的方向相反。

④牵伸强度：牵伸强度和牵伸时间、牵伸的力量密切相关。一般而言，低强度、长时间的持续牵伸效果优于高强度、短时间的牵伸。

⑤牵伸时间：被动牵伸持续时间为每次 10～15 s，也可以达到 30～60 s。每次牵伸之间要休息 30 s 左右；机械牵伸每次 15～20 min。

⑥牵伸疗程：10 次为 1 个疗程，一般需要 3～5 个疗程。

⑦治疗反应：在康复过程中需要对患者进行定期评估，根据具体情况和个体差异随时调整参数，进一步制定更为合理的参数。

（三）牵伸训练的适应证及禁忌证

1. 牵伸训练的适应证

（1）适用于髋、膝、踝、肩、肘、腕等部位短缩和挛缩组织的牵伸。

（2）预防由于固定、制动、失用造成的肌肉力量减弱和相应组织短缩等结构畸形的发生。

（3）缓解软组织挛缩、粘连或瘢痕形成。

（4）肌张力异常增高所致的肌肉痉挛或挛缩。

（5）体育锻炼前后的牵伸。

2. 牵伸训练的禁忌证

（1）肌腱、韧带或肌肉有撕裂。

（2）骨折没有完全愈合。

（3）患者有深静脉血栓存在。

（4）肌肉、肌腱、韧带、关节囊或者皮肤手术早期。

（5）心脑血管疾病患者不稳定期。

（6）严重骨质疏松。

（四）牵伸训练的注意事项

（1）牵伸训练前先对患者进行评价。

（2）患者放松被牵伸部位。

（3）牵伸局部可以配合热疗。

（4）避免过度牵伸。

（5）避免牵伸肿胀的组织。

（6）避免过度牵伸肌力较弱的肌肉。

三、训练方法

（一）上肢肌肉牵伸

1. 徒手被动牵伸

1）肩部肌群牵伸

（1）肩关节后伸肌群牵伸：增加肩关节屈曲的活动范围。

患者取仰卧位，肢体自然放在床上，治疗师位于牵伸侧。治疗师一手在肩胛骨下角给予固定，另一手托住患侧肘关节，使肘关节呈伸展位，做肩关节屈曲运动，并且达到最大活动范围，此时牵伸的是肩后伸肌群。治疗师也可以用手固定肋骨下缘或骨盆处，以达到牵伸背阔肌的作用

（图 2-3-1、图 2-3-2）。

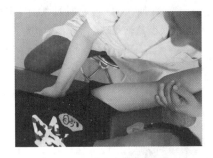

图 2-3-1 肩关节后伸肌群牵伸（一）

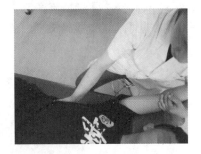

图 2-3-2 肩关节后伸肌群牵伸（二）

（2）肩关节屈曲肌群牵伸：增加肩关节伸展的活动范围。

患者取俯卧位，肢体自然放在床上，治疗师位于牵伸侧。治疗师一手在肩胛骨下角给予固定，另一手托住患侧肘关节，使肘关节呈伸展位，做肩关节伸展运动，并且达到最大活动范围（图 2-3-3）。

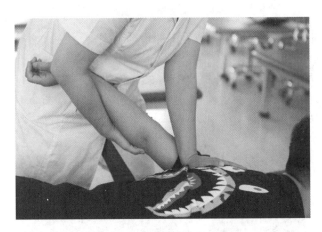

图 2-3-3 肩关节屈曲肌群牵伸

（3）肩关节内收肌群牵伸：增加肩关节外展的活动范围。

患者取仰卧位，肢体自然放在床上，治疗师位于牵伸侧。治疗师一手在肩胛骨腋缘给予固定，另一手托住上臂远端，使肘关节呈屈曲位，做肩关节外展运动，并且达到最大活动范围（图 2-3-4）。

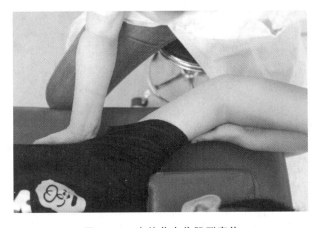

图 2-3-4 肩关节内收肌群牵伸

（4）肩关节外旋肌群牵伸：增加肩关节内旋的活动范围。

患者取仰卧位,肢体自然放在床上,治疗师位于牵伸侧。将软垫置于牵伸侧上臂下方,肩关节外展30°~45°,如果肩关节稳定,可外展90°,肘关节屈曲90°,治疗师一手置于肩部给予固定,另一手放在前臂远端,做肩关节内旋动作,并且达到最大活动范围(图2-3-5)。

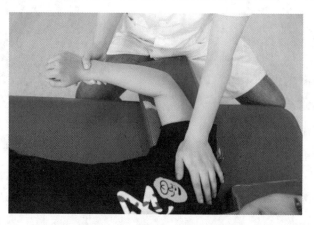

图 2-3-5　肩关节外旋肌群牵伸

(5)肩关节内旋肌群牵伸:增加肩关节外旋的活动范围。

患者取仰卧位,肢体自然放在床上,治疗师位于牵伸侧。将软垫置于牵伸侧上臂下方,肩关节外展30°~45°,如果肩关节稳定,可外展90°,肘关节屈曲90°,治疗师一手置于肩部给予固定,另一手放在前臂远端,做肩关节外旋运动,并且达到最大活动范围(图2-3-6)。

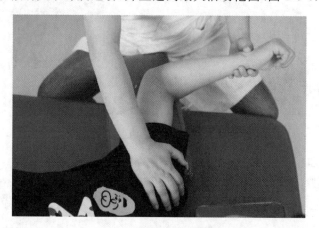

图 2-3-6　肩关节内旋肌群牵伸

(6)胸大肌牵伸:增加肩关节水平外展的活动范围。

患者端坐在床边,治疗师位于患者身后,患者双手交叉放置于头的后枕部,治疗师双手握住患者上臂近端,同时利用上肢,将患者上臂向后上方牵拉,并且达到最大活动范围,以牵拉胸大肌(图2-3-7)。

2)肘部肌群牵伸

(1)肘关节屈曲肌群牵伸:增加肘关节伸展的活动范围。

患者取仰卧位,肢体自然放在床上,治疗师位于牵伸侧。将软垫置于牵伸侧上臂下方,治疗师一手置于肩部给予固定,另一手握住前臂远端,做肘关节伸展运动,并且达到最大活动范围(图2-3-8)。

(2)肘关节伸展肌群牵伸:增加肘关节屈曲的活动范围。

患者取仰卧位,肢体自然放在床上,治疗师位于牵伸侧。将软垫置于牵伸侧上臂下方,治疗师一手置于肘关节下方给予固定,另一手握住前臂远端,做肘关节屈曲运动,并且达到最大活动范围(图2-3-9)。

Note

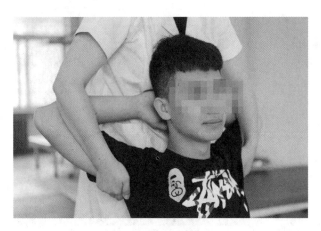

图 2-3-7　胸大肌牵伸

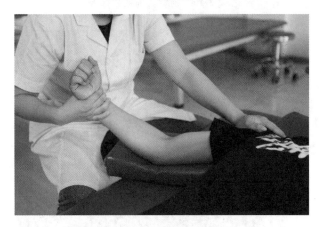

图 2-3-8　肘关节屈曲肌群牵伸

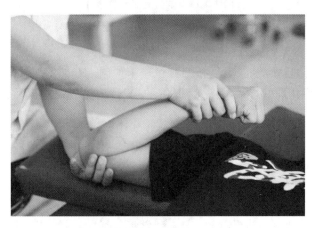

图 2-3-9　肘关节伸展肌群牵伸

（3）前臂旋前肌群牵伸：增加前臂旋后的活动范围。

患者取仰卧位，肢体自然放在床上，治疗师位于牵伸侧。牵伸侧上肢呈肩关节外展 90°，肘关节屈曲 90°，治疗师一手置于上臂远端给予固定，另一手握住前臂远端，做前臂旋后运动，并达到最大活动范围（图 2-3-10）。

（4）前臂旋后肌群牵伸：增加前臂旋前的活动范围。

患者取仰卧位，肢体自然放在床上，治疗师位于牵伸侧。牵伸侧上肢呈肩关节外展 90°，肘关节屈曲 90°，治疗师一手置于上臂远端给予固定，另一手握住前臂远端，做前臂旋前运动，并达到最大活动范围（图 2-3-11）。

Note

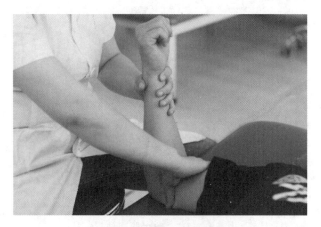

图 2-3-10　前臂旋前肌群牵伸

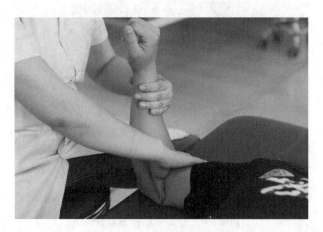

图 2-3-11　前臂旋后肌群牵伸

3）腕部肌群牵伸

（1）腕关节掌屈肌群牵伸：增加腕关节背伸活动范围。

患者取仰卧位，肢体自然放在床上，治疗师位于牵伸侧。牵伸侧上肢肩关节外展 90°，肘关节屈曲 90°，治疗师一手握住前臂远端，另一手握住手掌，做腕关节背伸运动，并且达到最大活动范围（图 2-3-12）。

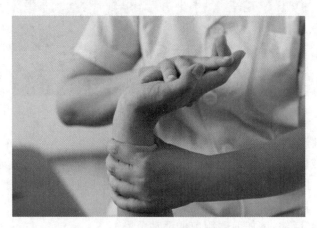

图 2-3-12　腕关节掌屈肌群牵伸

（2）腕关节背伸肌群牵伸：增加腕关节掌屈活动范围。

患者取仰卧位，肢体自然放在床上，治疗师位于牵伸侧。牵伸侧上肢肩关节外展 90°，肘关节屈曲90°,治疗师一手握住前臂远端,另一手握住手掌,做腕关节掌屈运动,并且达到最大活动范围(图2-3-13)。

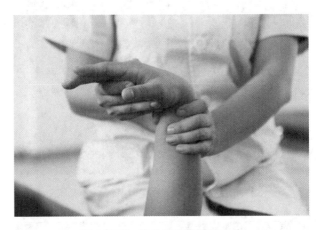

图 2-3-13　腕关节背伸肌群牵伸

(3)腕关节尺偏肌群牵伸:增加腕关节桡偏的活动范围。

患者取仰卧位或坐位,肢体自然放在床上或桌子上。治疗师一手握住前臂远端给予固定,另一手握住手掌,做腕关节桡偏运动,并且达到最大活动范围(图2-3-14)。

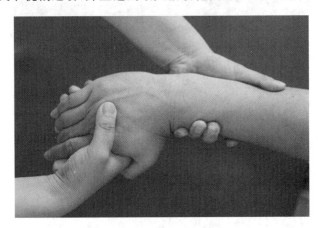

图 2-3-14　腕关节尺偏肌群牵伸

(4)腕关节桡偏肌群牵伸:增加腕关节尺偏的活动范围。

患者取仰卧位或坐位,肢体自然放在床上或桌子上。治疗师一手握住前臂远端给予固定,另一手握住手掌,做腕关节尺偏运动,并且达到最大活动范围(图2-3-15)。

4)手部肌群牵伸

(1)屈指肌群牵伸:增加手指伸展的活动范围。

患者取仰卧位或坐位,肢体自然放在床上或桌上。牵伸侧手呈中立位,治疗师一手握住大鱼际处,并且使牵伸侧拇指外展,另一手握住其余四指使其呈伸展位,做掌指关节及指间关节的伸展运动,并且达到最大活动范围(图2-3-16)。

(2)伸指肌群牵伸:增加手指屈曲的活动范围。

患者取仰卧位或坐位,肢体自然放在床上或桌上。牵伸侧手呈中立位,治疗师一手握住大鱼际处及拇指,另一手握住其余四指,做掌指关节及指间关节的屈曲运动,并且达到最大活动范围(图2-3-17)。

2. 自我牵伸举例

1)胸大肌牵伸　患者取站立位,牵伸侧手和前臂抵住门框,手肘位置略高于肩部,牵伸侧脚

上肢肌肉
自我牵伸

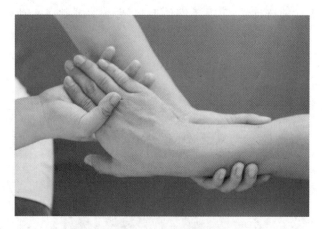

图 2-3-15　腕关节桡偏肌群牵伸

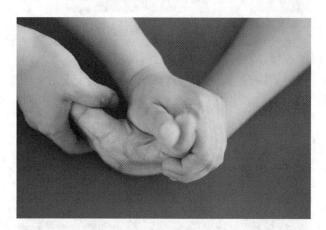

图 2-3-16　屈指肌群牵伸

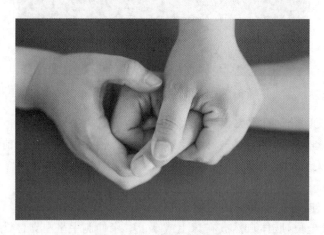

图 2-3-17　伸指肌群牵伸

　　向前迈一步,并且慢慢弯曲,此时收紧腹部避免弓腰,使身体向前方和下方倾斜,使上臂产生向后和上方的阻力,以达到牵拉胸大肌的作用,直至肌肉有刺痛感。牵拉 5～10 s,放松 5～10 s,重复 2～3 次(图 2-3-18)。

　　2)大圆肌牵伸　患者取站立位,牵伸侧靠近墙面,脚离墙面约 30 cm,牵伸侧肩关节外展 180°,肘关节屈曲 90°,牵伸侧身体小心地靠向墙面,确保其肩胛骨与墙面接触,非牵伸侧手握住牵伸侧肘关节,从脑后向非牵伸侧拉,直至感到肩部下方或外侧有抗阻力感或轻微刺痛感。牵拉 5～10 s,放松 5～10 s,重复 2～3 次(图 2-3-19、图 2-3-20)。

Note

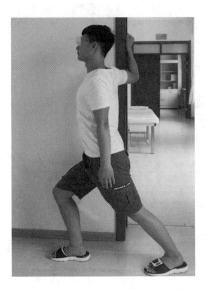
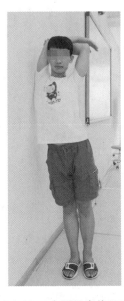
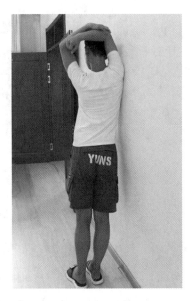

图 2-3-18 胸大肌牵伸　　图 2-3-19 大圆肌牵伸(正面)　　图 2-3-20 大圆肌牵伸(背面)

3) 背阔肌牵伸　患者取坐位,双脚分开一定距离踩在地面上。牵伸侧脚踝放在非牵伸侧大腿上,背部挺直,腹部收紧,一侧手臂上举,上臂触及耳部,手臂靠在头部和颈部,上半身向另一侧倾斜,直至出现肌肉牵拉感。牵拉 5~10 s,放松 5~10 s,重复 2~3 次(图 2-3-21)。

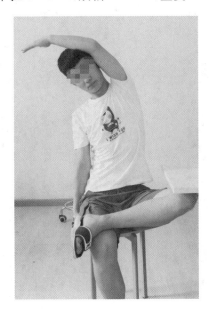

图 2-3-21 背阔肌牵伸

4) 冈下肌牵伸　患者取站立位,双脚前后分开站立,牵伸侧手放在裤子的腰线上或手指钩住皮带。将牵伸侧手肘背部抵住门框,上半身小心地后靠,如果动作正确,手肘会向前移动,直至肌肉有轻微的拉伸感或刺痛感。牵拉 5~10 s,放松 5~10 s,重复 2~3 次(图 2-3-22、图 2-3-23)。

5) 冈上肌牵伸　患者取站立位或坐位,牵伸侧手臂放在身体中线,肘关节屈曲 90°,非牵伸侧手臂放在牵伸侧手臂下方,牵伸侧肘关节位于非牵伸侧肘关节上面,非牵伸侧手握住牵伸侧手大拇指,双臂呈交叉状态,牵伸侧上臂竖直向上,放松肩部和手臂。非牵伸侧手拉牵伸侧手拇指,让手臂向外旋转,同时肘关节微伸,直至肩有轻微拉伸感或刺痛感。牵拉 5~10 s,放松 5~10 s,重复 2~3 次(图 2-3-24)。

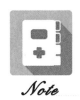

Note

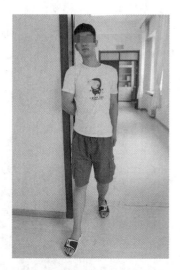
图 2-3-22　冈下肌牵伸(正面)

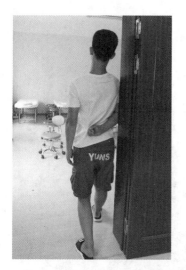
图 2-3-23　冈下肌牵伸(背面)

6）肱二头肌牵伸　患者取站立位，身后约一臂距离处放置一个桌子，根据柔韧性选择与肩部同高或略低于肩部的高度。将牵伸侧手放于后面的桌面上，手心朝上，肘关节呈伸展位，牵伸侧脚向前迈一小步，小心地弯曲双腿，上半身保持直立，直至上臂前侧出现轻微刺痛感。牵拉 5 ～10 s，放松 5～10 s，重复 2～3 次（图 2-3-25）。

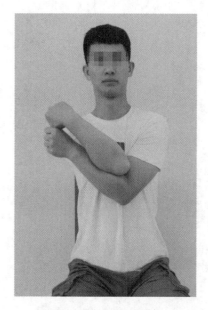
图 2-3-24　冈上肌牵伸

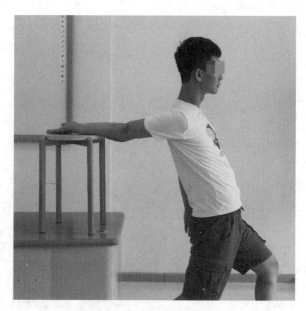
图 2-3-25　肱二头肌牵伸

7）肱三头肌牵伸　患者取站立位，牵伸侧靠近墙面，脚离墙面约 30 cm，牵伸侧肩关节外展 180°，肘关节尽可能屈曲，牵伸侧身体小心地靠向墙面，确保肩胛骨与墙面接触，非牵伸侧手握住牵伸侧肘关节，从脑后向非牵伸侧拉，直至感到肩部下方或外侧有抗阻力感或轻微刺痛感。牵拉 5～10 s，放松 5～10 s，重复 2～3 次（图 2-3-26、图 2-3-27）。

8）前臂屈肌牵伸　患者取站立位，将牵伸侧手放于桌面上，手背朝上，四指指尖对着身体，肘关节伸展，将非牵伸侧手放于牵伸侧掌指关节及指间关节上，小心地朝身体的方向牵拉牵伸侧手臂，直至前臂出现轻微的刺痛感。牵拉 5～10 s，放松 5～10 s，重复 2～3 次（图 2-3-28、图 2-3-29）。

9）前臂伸肌牵伸　患者取站立位，将牵伸侧手放于桌面上，手背贴近桌面，手心朝上，肘关

Note

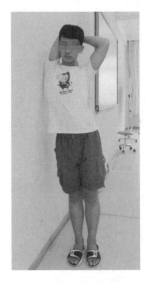

图 2-3-26 肱三头肌牵伸(正面)

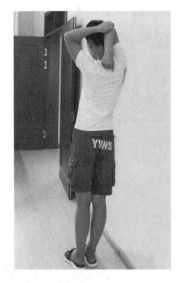

图 2-3-27 肱三头肌牵伸(背面)

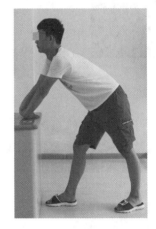

图 2-3-28 前臂屈肌牵伸(一)

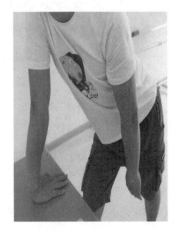

图 2-3-29 前臂屈肌牵伸(二)

节伸展,非牵伸侧手放在牵伸侧手上方帮助固定,腕关节保持伸展,将手臂向身体的方向牵拉,直至前臂出现轻微刺痛。牵拉 5~10 s,放松 5~10 s,重复 2~3 次(图 2-3-30、图 2-3-31)。

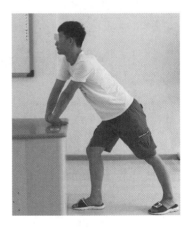

图 2-3-30 前臂伸肌牵伸(一)

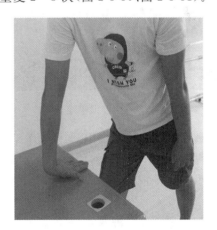

图 2-3-31 前臂伸肌牵伸(二)

下肢肌肉自我
牵伸视频

（二）下肢肌肉牵伸

1. 徒手被动牵伸

1）髋部肌群牵伸

（1）髋关节屈曲肌群牵伸：增加髋关节伸展的活动范围。

患者取俯卧位，肢体自然放在床上，治疗师站在牵伸侧。治疗师一手置于患者骨盆处给予固定，另一手托住牵伸侧膝关节，使膝关节呈屈曲位，做髋关节伸展运动，并且达到最大活动范围（图 2-3-32）。

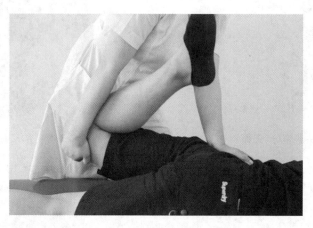

图 2-3-32　髋关节屈曲肌群牵伸

（2）髋关节伸展肌群牵伸：增加髋关节屈曲的活动范围。

患者取仰卧位，肢体自然放在床上，治疗师站在牵伸侧。治疗师一手置于患者膝关节处，另一手托住足跟，使足掌踩在治疗师前臂上，做屈髋屈膝运动，并且达到最大活动范围，注意防止对侧下肢代偿，此时牵伸肌群为臀大肌（图 2-3-33）。也可将小腿远端放在治疗师肩上，治疗师一手置于牵伸侧膝关节使其呈伸展位，另一手放在非牵伸侧膝关节处固定防止代偿，利用身体的力量，使髋关节做屈曲运动，并且达到最大活动范围，此时牵伸肌群为腘绳肌（图 2-3-34）。

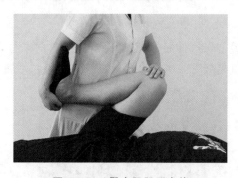

图 2-3-33　臀大肌肌群牵伸

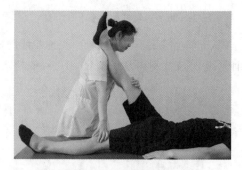

图 2-3-34　腘绳肌肌群牵伸

（3）髋关节内收肌群牵伸：增加髋关节外展活动范围。

患者取仰卧位，肢体自然放置在床上，治疗师站在牵伸侧。治疗师一手置于非牵伸侧下肢给予固定，另一手托住牵伸侧小腿远端，膝关节呈伸展位，做髋关节外展运动，并且达到最大活动范围（图 2-3-35）。

（4）髋关节内旋肌群牵伸：增加髋关节外旋活动范围。

患者取仰卧位，肢体自然放在床上，治疗师站在牵伸侧，一手置于膝关节，另一手托住足跟，髋关节屈曲 90°，膝关节屈曲 90°，做髋关节外旋运动，并且达到最大活动范围。也可使患者取俯卧位，肢体自然放在床上，治疗师站在牵伸侧，一手置于骨盆处给予固定，另一手握住牵伸侧小腿

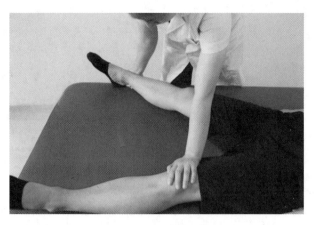

图 2-3-35 髋关节内收肌群牵伸

远端,膝关节屈曲 90°,做髋关节外旋运动,并且达到最大活动范围(图 2-3-36、图 2-3-37)。

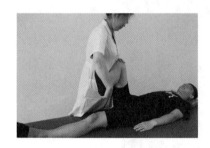

图 2-3-36 髋关节内旋肌群牵伸(一)

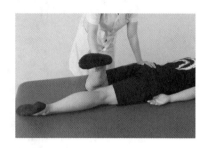

图 2-3-37 髋关节内旋肌群牵伸(二)

(5)髋关节外旋肌群牵伸:增加髋关节内旋活动范围。

患者取仰卧位,肢体自然放在床上,治疗师站在牵伸侧,一手置于膝关节,另一手托住足跟,髋关节屈曲 90°,膝关节屈曲 90°,做髋关节内旋运动,并且达到最大活动范围。也可使患者取俯卧位,肢体自然放置在床上,治疗师站在牵伸侧,一手置于骨盆处给予固定,另一手握住牵伸侧小腿远端,膝关节屈曲 90°,做髋关节内旋运动,并且达到最大活动范围(图 2-3-38、图 2-3-39)。

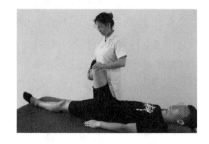

图 2-3-38 髋关节外旋肌群牵伸(一)

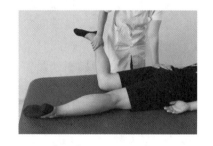

图 2-3-39 髋关节外旋肌群牵伸(二)

2)膝部肌群牵伸

(1)膝关节伸展肌群牵伸:增加膝关节屈曲活动范围。

患者取俯卧位,肢体自然放在床上,治疗师站在牵伸侧。治疗师一手置于骨盆处给予固定,另一手置于小腿远端,做膝关节屈曲运动,并且达到最大活动范围(图 2-3-40)。

(2)膝关节屈曲肌群牵伸:增加膝关节伸展活动范围。

患者取仰卧位,肢体自然放在床上,治疗师站在牵伸侧。治疗师在牵伸侧大腿下方垫一软垫,一手置于大腿远端给予固定,另一手置于小腿远端,做膝关节伸展运动,并且达到最大活动范围(图 2-3-41)。

Note

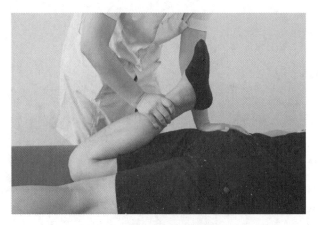

图 2-3-40　膝关节伸展肌群牵伸

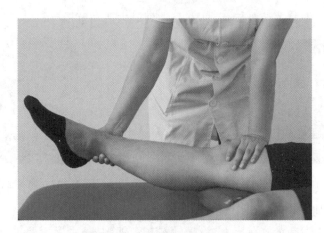

图 2-3-41　膝关节屈曲肌群牵伸

3）踝部肌群牵伸

（1）踝关节跖屈肌群牵伸：增加踝关节背屈的活动范围。

患者取仰卧位，肢体自然放在床上，治疗师位于牵伸侧。牵伸侧下肢屈髋屈膝踩在床面上，治疗师上方手置于膝关节给予固定，下方手托住足跟，使足掌踩在治疗师前臂，做踝关节背屈运动，并且达到最大活动范围，此时牵伸肌群为腓肠肌（图 2-3-42）。也可将牵伸侧膝关节置于伸展位，治疗师下方手托住足跟，使足掌踩在治疗师前臂上，上方手置于小腿远端，做踝关节背屈运动，并且达到最大活动范围，此时牵伸肌群为比目鱼肌（图 2-3-43）。

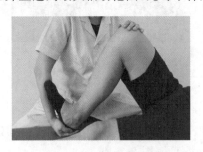

图 2-3-42　腓肠肌肌群牵伸

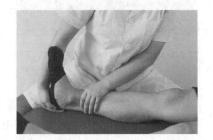

图 2-3-43　比目鱼肌肌群牵伸

（2）踝关节背伸肌群牵伸：增加踝关节跖屈的活动范围。

患者取仰卧位，肢体自然放在床上，治疗师位于牵伸侧。治疗师一手握住足跟部，另一手放在足背，双手朝相反的方向用力，做踝关节跖屈运动，并且达到最大活动范围（图 2-3-44）。

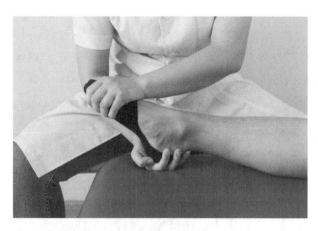

图 2-3-44　踝关节背伸肌群牵伸

（3）踝关节内翻肌群牵伸：增加踝关节外翻的活动范围。

患者取仰卧位，肢体自然放在床上，治疗师位于牵伸侧。治疗师一手置于小腿远端固定，另一手握住足掌，做踝关节外翻运动，并且达到最大活动范围（图 2-3-45）。

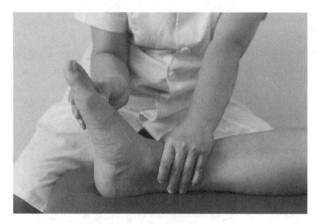

图 2-3-45　踝关节内翻肌群牵伸

（4）踝关节外翻肌群牵伸：增加踝关节内翻的活动范围。

患者取仰卧位，肢体自然放在床上，治疗师位于牵伸侧。治疗师一手置于小腿远端固定，另一手握住足掌，做踝关节内翻运动，并且达到最大活动范围（图 2-3-46）。

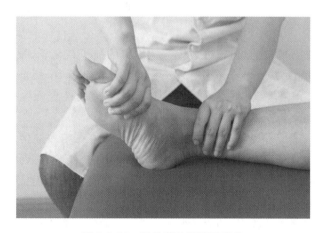

图 2-3-46　踝关节外翻肌群牵伸

4）足部肌群牵伸

（1）足趾屈曲肌群牵伸：增加足趾伸展的活动范围。

患者取仰卧位或坐位，肢体自然放在床上，治疗师一手置于牵伸侧的踝关节给予固定，另一手置于趾骨远端，做足趾的伸展运动，并且达到最大活动范围（图2-3-47）。

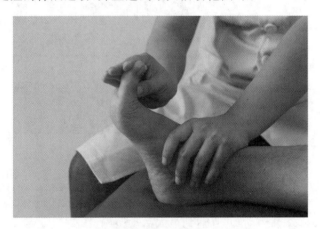

图 2-3-47　足趾屈曲肌群牵伸

（2）足趾伸展肌群牵伸：增加足趾屈曲的活动范围。

患者取仰卧位或坐位，肢体自然放置在床上，治疗师一手置于牵伸侧的踝关节给予固定，另一手置于趾骨远端，做足趾的屈曲运动，并且达到最大活动范围（图2-3-48）。

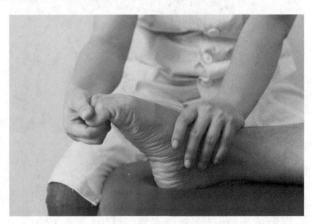

图 2-3-48　足趾伸展肌群牵伸

2. 自我牵伸举例

1）臀大肌牵伸　患者取站立位，前方放置一把固定的椅子或凳子，根据柔韧性，调整椅子或者凳子的高度。将牵伸侧足踩在椅子或凳子上，尽量保持背部挺直，腹部收紧，弯曲非牵伸侧下肢，牵拉臀大肌，直至整个右臀部出现拉伸感。牵伸5~10 s，放松5~10 s，重复2~3次（图2-3-49）。

2）臀中肌和臀小肌牵伸　患者取站立位，牵伸侧下肢放在与腹股沟同高的桌面上，膝关节正对肚脐，脚朝着非牵伸侧臀部外侧平放，调整骨盆面向正前方，收紧腹部，腰背部试着向下压，以增加腰背部的拱度，非牵伸侧下肢保持伸直，上半身慢慢向前倾斜，直至臀部有拉伸感或轻微疼痛感。牵伸5~10 s，放松5~10 s，重复2~3次（图2-3-50）。

3）髂腰肌牵伸　患者坐在床上，然后平躺在上面，双手朝胸腔方向拉起双下肢，小心地伸直牵伸侧下肢，直至该侧下肢自然悬放于床边，此过程中腰背部紧贴床面，放松悬空下肢，此时通过重力作用，可以达到牵伸髂腰肌作用，如果想要加强牵伸效果，可以给牵伸侧下肢加一些重量，直

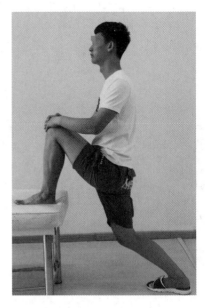

图 2-3-49 臀大肌牵伸

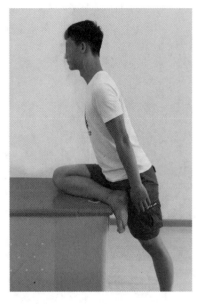

图 2-3-50 臀中肌和臀小肌牵伸

至肌肉出现轻微刺痛。牵伸 5～10 s,放松 5～10 s,重复 2～3 次(图 2-3-51)。

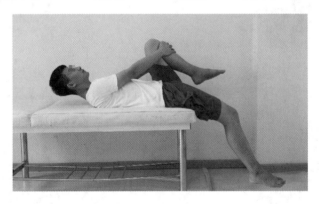

图 2-3-51 髂腰肌牵伸

4)股直肌牵伸 患者取双膝跪位,背对着墙,非牵伸侧下肢向前迈一步,膝关节屈曲90°,全足掌着地。牵伸侧膝盖向后朝墙壁方向滑动,脚沿墙面向上并靠在墙上,膝关节屈曲90°时停止动作。将手臂慢慢伸直,让上半身和大腿靠近墙壁移动,直至大腿前侧出现轻微刺痛感。牵伸5～10 s,放松 5～10 s,重复 2～3 次(图 2-3-52)。

5)股后肌群牵伸 患者取坐位,牵伸侧下肢放在床面上,该侧足部放在床边,膝关节可微微弯曲,非牵伸侧下肢尽可能向后伸,确保该侧足部能稳稳地踩在地面上,上身挺直坐立,收紧腹部,手可以扶在躯干两侧,以便支撑身体,也可以放在身后。上半身慢慢向前、向下移动拉伸股后肌群,直至大腿后侧出现轻微刺痛感。牵伸 5～10 s,放松 5～10 s,重复 2～3 次(图 2-3-53)。

6)腓肠肌牵伸 患者取站立位,牵伸侧足掌踩在台阶上(约三分之一脚长),足弓和足跟悬空,放松小腿,膝关节伸展,让足跟顺势落下进行腓肠肌牵伸,直至肌肉出现轻微疼痛感。牵伸5～10 s,放松 5～10 s,重复 2～3 次(图 2-3-54)。

7)比目鱼肌牵伸 患者取站立位,牵伸侧足掌抵住墙壁,足跟踩在地面上,膝关节保持屈曲,收紧腹部挺直上身,非牵伸侧下肢在后面保持身体稳定,牵伸侧足部用力踩压墙面,或保持膝关节屈曲,腿部和上身继续向前倾斜,直到肌肉出现轻微刺痛感。牵伸 5～10 s,放松 5～10 s,重复 2～3 次(图 2-3-55)。

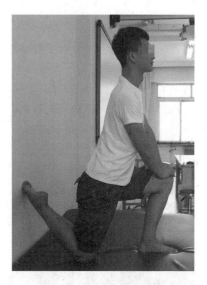

图 2-3-52　股直肌牵伸

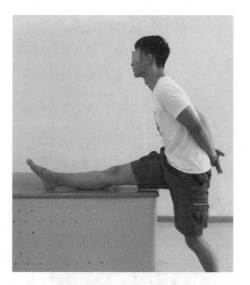

图 2-3-53　股后肌群牵伸

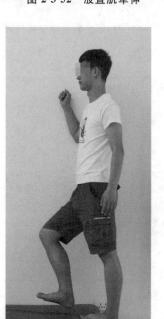

图 2-3-54　腓肠肌牵伸

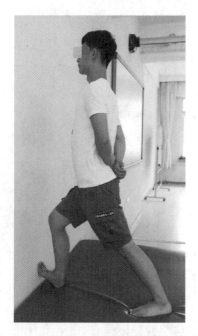

图 2-3-55　比目鱼肌牵伸

8）胫前肌牵伸　患者取站立位，后面放置一张略高于膝关节的床或桌子，牵伸侧下肢屈膝，将足背放在床面上或桌面上，将手放在足跟处，可扶墙或桌子维持身体平衡，用手向前方和下方按压足跟，直至脚踝前侧出现轻微刺痛感。牵伸 5～10 s，放松 5～10 s，重复 2～3 次（图 2-3-56）。

（三）躯干肌肉牵伸

1. 徒手被动牵伸

1）颈部肌肉牵伸

（1）颈后伸肌群牵伸：增加颈椎屈曲的活动范围。

患者取坐位，治疗师位于患者体侧。治疗师一手放在患者后枕部，另一手放在上段胸椎处，做颈部屈曲运动，并且达到最大活动范围（图 2-3-57）。

（2）颈前屈肌群牵伸：增加颈椎伸展的活动范围。

患者取坐位，治疗师位于患者体侧。治疗师一手放在患者前额部，另一手放在上段胸椎处，

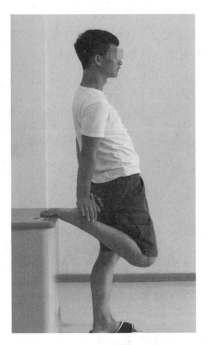

图 2-3-56 胫前肌牵伸

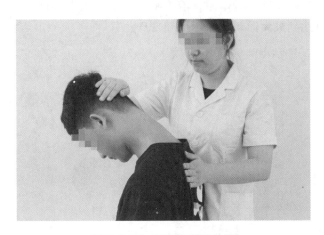

图 2-3-57 颈后伸肌群牵伸

做颈部伸展运动,并且达到最大活动范围(图 2-3-58)。

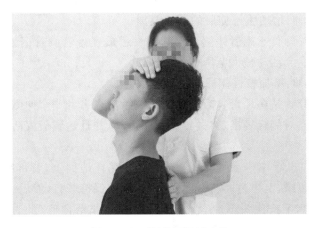

图 2-3-58 颈前屈肌群牵伸

（3）颈侧屈肌群牵伸：增加颈椎侧屈的活动范围。

患者取坐位，治疗师位于患者身后。治疗师一手放在患者耳部，另一手放在同侧肩部给予固定，做颈部侧屈运动，并且达到最大活动范围（图 2-3-59）。

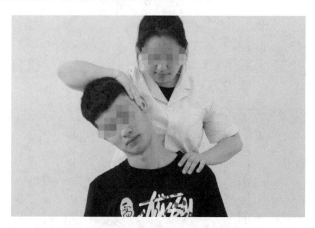

图 2-3-59　颈侧屈肌群牵伸

2）腰部肌群牵伸

（1）腰后伸肌群牵伸：增加腰椎屈曲的活动范围。

患者取站立位，治疗师位于患者体侧。治疗师一手放在患者胸椎背部，另一手放在腰骶部，做腰部屈曲运动，并且达到最大活动范围（图 2-3-60）。

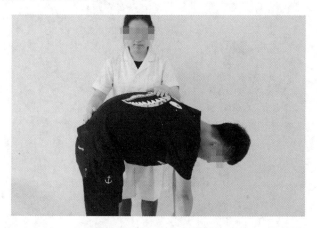

图 2-3-60　腰后伸肌群牵伸

（2）腰屈曲肌群牵伸：增加腰椎伸展的活动范围。

患者取站立位，治疗师位于患者体侧。治疗师一手放在患者胸骨柄处，另一手放在腰骶部，做腰部伸展运动，并且达到活动最大范围（图 2-3-61）。

（3）腰侧屈肌群牵伸：增加腰椎侧屈的活动范围。

患者取站立位，治疗师站在患者身后。治疗师一手放在患者非牵伸侧髂部，另一手放在牵伸侧肩部，位于肩部的手向对侧轻轻推动，做腰部侧屈运动，并且达到最大活动范围（图 2-3-62）。

2. 自我牵伸举例

1）上斜方肌牵伸　患者端坐在椅子上，双脚分开踩在地面上，背部挺直，腹部肌肉微微收紧，牵伸侧手抓住椅子边缘，上半身向非牵伸侧倾斜，头部保持竖直，然后试着向天花板方向抬起牵伸侧肩部，用非牵伸侧手扶住头部，小心地将头部拉向非牵伸侧（此过程中勿将身体转向两侧），直至颈部和肩部感到轻微刺痛。牵伸 5～10 s，放松 5～10 s，重复 2～3 次（图 2-3-63）。

2）胸锁乳突肌牵伸　在牵伸侧的锁骨处找到肌肉附着点，双手的手指按压肌肉底部 2.5 cm

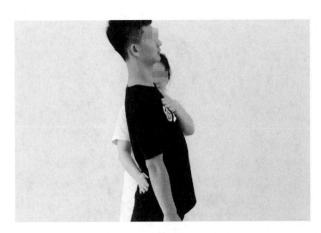

图 2-3-61　腰屈曲肌群牵伸

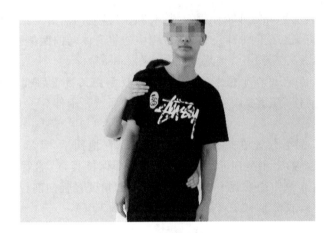

图 2-3-62　腰侧屈肌群牵伸

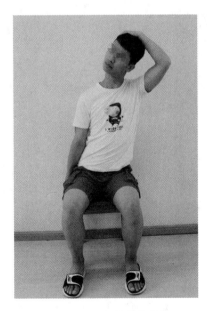

图 2-3-63　上斜方肌牵伸

处,缓缓向后侧和非牵伸侧移动头部,直到牵伸侧颈部有轻微的刺痛感。牵伸 5～10 s,放松 5～10 s,重复 2～3 次(图 2-3-64)。

　　3)斜角肌牵伸　患者端坐在椅子上,双脚分开踩在地面上,背部挺直,腹部肌肉微微收紧,

Note

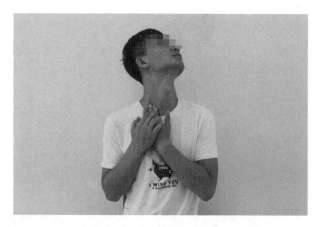

图 2-3-64　胸锁乳突肌牵伸

牵伸侧手抓住椅子边缘,上半身向非牵伸侧倾斜,头部保持竖直,然后上抬牵伸侧肩部,用非牵伸侧手扶住头部,小心地将头部拉向非牵伸侧(此过程中勿将身体转向两侧),直至颈部右侧感到轻微刺痛。牵伸 5～10 s,放松 5～10 s,重复 2～3 次(图 2-3-65)。

　　4)枕下肌群牵伸　患者可在坐位或平躺时进行,双手交叉置于后枕部,拇指推压颅底正下方的肌肉,头部慢慢向前伸,直至肌肉有拉伸感或轻微刺痛感。牵伸 5～10 s,放松 5～10 s,重复 2～3 次。

　　5)肩胛提肌牵伸　患者端坐在椅子上,双脚分开踩在地面上,背部挺直,腹部肌肉微微收紧,牵伸侧手抓住椅子边缘,上半身向非牵伸侧倾斜,头部保持竖直,然后抬起牵伸侧肩部,将头部向非牵伸侧转动 45°,非牵伸侧手置于枕后,朝着膝盖的角度轻轻向前拉,直到牵伸侧颈部感到轻微刺痛。牵伸 5～10 s,放松 5～10 s,重复 2～3 次(图 2-3-66)。

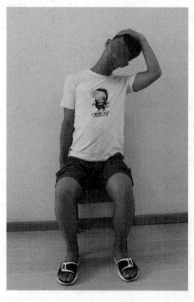

图 2-3-65　斜角肌牵伸

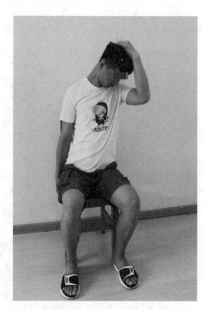

图 2-3-66　肩胛提肌牵伸

　　6)腰方肌牵伸　患者取侧卧位,牵伸侧在下方,牵伸侧手肘支撑身体,保持身体挺直,非牵伸侧下肢屈髋,屈膝,尽量向身体上方提起,牵伸侧腿伸直,且与上半身保持一条直线,然后由肘支撑改为手支撑,非牵伸侧手可帮助身体保持平衡,直至出现轻微刺痛感或拉伸感时停止动作。牵伸 5～10 s,放松 5～10 s,重复 2～3 次(图 2-3-67)。

　　7)躯干屈曲肌群牵伸　患者取俯卧位,双手在胸前将上半身撑起,使躯干呈伸展位,下肢伸

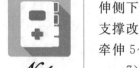

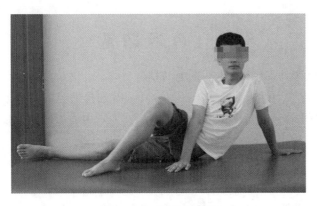

图 2-3-67 腰方肌牵伸

展自然地放在床上,足背贴近床面,直至出现拉伸感或轻微刺痛感。牵伸 5~10 s,放松 5~10 s,重复 2~3 次(图 2-3-68)。

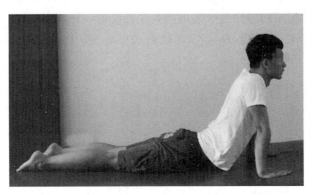

图 2-3-68 躯干屈曲肌群牵伸

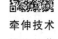

牵伸技术
操作规范

(马宇飞)

能力检测

能力检测
答案

选择题

1. 以下不属于牵伸训练禁忌证的是(　　　)。

A. 肌腱、韧带或肌肉有撕裂 　　　　　　　B. 骨折没有完全愈合

C. 患者有深静脉血栓存在 　　　　　　　　D. 心脑血管疾病患者稳定期

E. 肌肉、肌腱、韧带、关节囊或者皮肤手术早期

2. 有关牵伸训练的描述错误的是(　　　)。

A. 牵伸训练可降低肌张力,扩大关节活动范围

B. 牵伸训练可降低肌张力,但不能增加肌肉从事某种运动的柔韧性

C. 牵伸训练可以配合局部热疗

D. 牵伸训练可在体育锻炼前后进行

E. 牵伸训练可缓解软组织挛缩、粘连

3. 增加臀大肌应增加(　　　)活动范围。

A. 伸膝屈髋　　　B. 伸膝伸髋　　　C. 屈膝屈髋　　　D. 伸髋　　　E. 髋外展

Note

79

真题精选
答案

关节松动
训练PPT

真题精选

1. 有关牵拉技术(牵伸训练)描述不正确的是(　　)。
A. 采用合适的体位　　　　　　　　B. 选择适当的牵伸方式
C. 持续充分的时间　　　　　　　　D. 采用适当的牵拉强度
E. 快速牵拉

任务四　关节松动训练

关节松动技术是现代康复治疗技术中的一项基本技术,是治疗师用手法使组成关节的骨端能在关节囊和韧带等软组织的弹性所限范围内发生移动的一种治疗技术,属于被动运动的范畴。临床上常用来治疗关节功能障碍,从而达到缓解关节疼痛、维持或增加关节活动范围的治疗目的。

一、场地及仪器设备

1. 场地　运动训练室或运动大厅。
2. 仪器设备　可升降 PT 床或手法床、松动带、毛巾、软枕等。

二、知识准备

(一) 关节的生理运动与关节的附属运动

1. 生理运动　生理运动是指关节在生理范围内完成的活动,如关节的屈、伸,内收、外展,旋转等。生理运动可以由患者主动完成,也可以由治疗师被动完成,在关节松动技术操作中,生理运动就是一种被动运动。

2. 附属运动　附属运动是指关节在允许范围内完成的活动。附属运动是维持关节正常活动不可缺少的一种运动,一般不能通过关节的主动运动来完成,而需要其他人或健侧肢体的帮助才能完成。

人体的关节均存在附属运动,附属运动是产生正常生理运动所必需的。当关节因疼痛、僵硬而限制了活动时,其关节的生理运动和附属运动都有可能受到影响。如果生理运动恢复后,关节仍有疼痛或僵硬,则可能关节的附属运动尚未完全恢复正常。治疗时通常在增加关节的生理运动之前,先增加关节的附属运动;而关节附属运动的增加,又可以促进关节生理运动的增加。

(二) 关节松动训练的基本手法

1. 摆动　摆动是关节的生理运动,其形式有屈、伸,内收、外展,旋转等,是骨的杠杆样运动,操作时要先固定关节近端,来回运动关节的远端。其前提条件是关节活动度必须达到正常范围的 60%,如果没有达到应先进行附属运动来增加关节活动度。

2. 滚动　滚动是构成关节的两骨接触面发生接触点不断变化的成角运动。滚动并不单独发生,一般伴随着关节的滑动和旋转。滚动示意图如图 2-4-1 所示。滚动时滚动的方向与成角骨运动方向一致(图 2-4-2),与关节面的形状无关。

3. 滑动　滑动是构成关节的两骨面发生的一侧骨表面的同一个点接触对侧骨表面的不同点的成角运动。如果为单纯滑动,两骨表面的形状必须一致,或是平面或是曲面。滑动方向与成

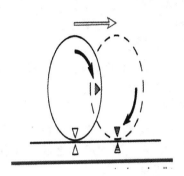

图 2-4-1 滚动示意图

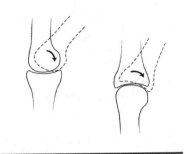

图 2-4-2 滚动方向

角骨运动方向的关系取决于运动骨关节面的形状。运动骨关节面凸出,滑动方向与成角骨运动方向相反;运动骨关节面凹陷,滑动方向与成角骨运动方向一致(图 2-4-3)。

4. 旋转 旋转是指运动骨在静止骨表面绕旋转轴转动。关节不同旋转轴的位置亦不同(图 2-4-4)。

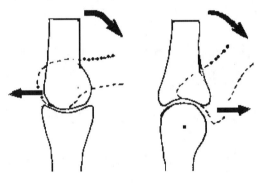

图 2-4-3 滑动

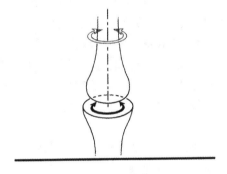

图 2-4-4 旋转

5. 分离和牵拉 分离和牵拉统称为牵引。当外力作用使构成关节两骨表面成直角相互分开时称分离;当外力作用于骨长轴使关节远端移位时称牵拉或长轴牵引(图 2-4-5)。

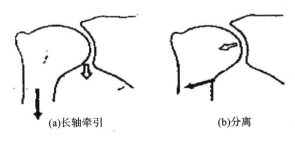

(a)长轴牵引　　　　　(b)分离

图 2-4-5 牵引

(三) 关节松动训练的治疗平面

治疗平面是指位于关节的凹面,与关节面平行或与关节的运动轴垂直的一个假设存在的平面。在实施关节松动技术时,分离手法的施力方向都是与该平面垂直或平行的,滑动手法的施力方向都是与该平面平行的(图 2-4-6)。

(四) 关节松动技术与传统医学手法的区别

关节松动技术在手法操作上有些类似于传统医学中的手法治疗(推拿术或按摩术),但在理论体系、手法操作上有较大的区别。

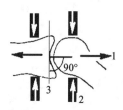

图 2-4-6 治疗平面

注:1.分离方向;2.滑动方向;3.治疗平面

1. 按摩术 按摩术是指作用于皮肤、皮下组织、肌肉、肌腱、韧带等软组织的一些手法操作,其手法比较简单,主要有揉法、推法、叩击法、震颤法。临床上常用来治疗软组织损伤,如烧伤后的皮肤瘢痕,肌腱移植或缝合术后的组织粘连和瘢痕等。

2. 推拿术 推拿术是指作用于脊柱及四肢关节的一种快速、小范围的手法操作,多在关节活动的终末端,趁患者不注意而突然发力。一般分为快速推拿术和麻醉下推拿术两类。临床上西方推拿术主要用于治疗脊柱小关节紊乱、椎间盘突出、四肢关节脱位后的复位等。

3. 关节松动技术 在广义上可以归入推拿术的范畴,但在实施时其操作手法的速度比推拿术要慢。20多年来,国外关节松动技术发展很快,临床应用广,已经形成了独立的体系,与按摩术、推拿术一起共同构成了治疗骨科疾病的三大基本操作技术。由于澳大利亚的麦特兰德(Maitland)对这技术的发展贡献很大,因此,也有将其称为 Maitland 手法或澳式手法。

(五)关节松动训练的手法分级

关节松动技术的一个显著特点是操作时实施手法分级。这种分级具有一定的客观性,不仅可以用于记录治疗结果,也可用于临床研究。

1. Maitland 手法分级 手法分级是以关节活动的可动范围为标准,根据手法操作时活动(松动)关节所产生的范围的大小,将关节松动技术分为 4 级(图 2-4-7)。

Ⅰ级:在关节活动的起始端,小幅度、节律性地来回松动关节。

Ⅱ级:在关节活动允许范围内,大幅度、节律性地来回松动关节,但不接触关节活动的起始端和终末端。

Ⅲ级:在关节活动允许范围内,大幅度、节律性地来回松动关节,每次均接触到关节活动的终末端,并能感觉到关节周围软组织的紧张。

Ⅳ级:在关节活动的终末端,小幅度、节律性地来回松动关节,每次均接触到关节活动的终末端,并能感觉到关节周围软组织的紧张。

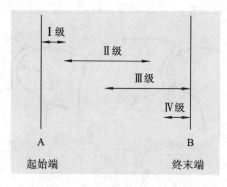

图 2-4-7 Maitland 手法分级

2. Maitland 手法应用选择 临床应用时,可根据患者的病情选择手法分级。Ⅰ、Ⅱ级用于治疗疼痛导致的活动受限。Ⅲ级用于治疗关节疼痛,并伴有僵硬。Ⅳ级用于治疗关节周围组织粘连、挛缩导致的关节活动障碍。

当用于附属运动治疗时,Ⅰ、Ⅱ级皆可选择。而用于生理运动治疗时,关节活动度必须达到正常范围的 60% 才可以应用,因此,一般选用Ⅲ、Ⅳ级,极少用Ⅰ级。

3. Kaltenborn 持续性关节微动技术强度分级(图 2-4-8)

Ⅰ级:在关节囊不紧张的情况下进行小幅度的牵拉分离,而关节面无分离存在。本级适用于缓解关节面压力所致的疼痛。

Ⅱ级:应用适度的分离或滑动使关节面产生有效分离,并使关节周围组织紧张。本级适用于初始治疗时以确定关节的感受,并根据关节反应,对治疗强度加量或减量。同时有抑制疼痛和保持关节微动的作用。

Ⅲ级:对关节囊及关节周围结构使用较大幅度、较大力度的关节牵张或滑动,使关节面分离。本级适用于增加关节内活动度。

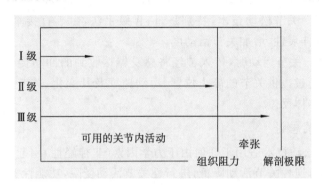

图 2-4-8 Kaltenborn 持续性关节微动技术强度分级

4. Kaltenborn 持续性关节微动技术与关节松动技术强度分级的区别 两种技术的主要区别在于手法实施时的速度。关节松动技术的主要手法是振动,讲究动作的幅度和速度(或节奏)。而 Kaltenborn 技术的主要手法是牵张,主要针对关节内活动范围减少,它的动作要求是持续性的。在具体实施时,可根据治疗目的和患者的治疗反应选择两种技术。

(六) 关节松动训练的操作程序

1. 患者体位 一般为坐位或卧位,患者感舒适、放松、无痛,并充分暴露和放松治疗的关节。

2. 治疗师位置 治疗师靠近治疗的关节,一手固定关节的一端,另一手松动另一端。

3. 治疗前评估 手法操作前,对拟治疗的关节进行评估,找出存在的问题。根据问题的主次,选择针对性手法。每一种手法反复操作 1 min,同一种手法每次可应用 2~3 次,然后再次评估。

4. 手法应用技巧

1) 手法操作的运动方向 可以垂直或平行于治疗平面。操作时,关节分离垂直于治疗平面;滑动和长轴牵引平行于治疗平面。

2) 手法操作的程度 手法操作要求达到关节活动受限处,但关节的部位不同,手法操作幅度应不同。疼痛为主时手法应达到痛点,但不超过痛点。僵硬为主时,手法应超过僵硬点。操作时,手法要平稳、有节奏,持续 30~60 s。不同的松动速度产生的效果不同:小范围时快速松动可抑制疼痛;大范围时慢速松动可缓解疼痛。

3) 手法操作的强度 不同部位的关节,手法操作的强度不同。一般来说,活动范围大的关节如髋关节、胸腰椎,手法的强度要大于活动范围小的关节,如腕关节和颈椎关节。

4) 治疗时间 每次治疗时一种手法可以重复 3~4 次,治疗的总时长为 15~20 min。根据患者对治疗的反应,可以每天或隔天治疗一次。

5) 治疗反应 治疗后一般症状有不同程度的缓解,如有轻微的疼痛通常在 4~6 h 后应消失。如第 2 天仍未消失或较前加重,提示手法强度太大,应调整强度或暂停治疗一天,如果经3~5 次的正规治疗,症状仍无缓解或反而加重,应重新评估,调整治疗方案。

需要指出的是关节松动技术不能改变疾病的病理过程,如类风湿性关节炎和损伤后的炎症反应。在这些情况下,关节松动的主要作用是缓解疼痛,维持现有关节的活动范围,以及减少因力学因素引起的活动受限。

(七)关节松动训练的治疗作用

1. 缓解疼痛 关节松动技术可以促进关节液的流动,增加关节软骨和软骨盘无血管区的营养,还可缓解关节疼痛,防止因活动减少引起的关节退变。此外,松动术可抑制脊髓和脑干致痛物质的释放,提高痛阈。

2. 保持组织的伸展性 长期制动可导致组织纤维性增生,关节内粘连,肌腱、韧带和关节囊挛缩,关节活动度下降。关节松动技术,特别是Ⅲ、Ⅳ级手法,由于直接牵拉了关节周围的软组织,可以保持或增加其伸展性,增加关节活动度。

3. 增加本体反馈 关节运动时,传入神经将感受器接收到的冲动传到中枢,增加位置觉和运动觉。关节松动可通过提供关节的静止位置、运动速度及其变化、关节运动的方向、肌张力及其变化等信息来增加本体反馈。

(八)适应证及禁忌证

1. 适应证 关节松动技术适用于任何由于力学因素(非神经性)引起的关节功能障碍,包括关节疼痛、肌肉紧张,可逆性关节活动降低,进行性关节活动受限,功能性关节制动。

对进行性关节活动受限和功能性关节制动,关节松动技术的主要作用是维持现有的活动范围,延缓病情发展,预防因不活动引起的其他不良影响。

2. 禁忌证 关节活动已经过度、外伤或疾病引起的关节肿胀(渗出增加)、关节炎症、恶性疾病及未愈合的骨折。

三、训练方法

(一)肩关节松动

肩关节由盂肱关节、肩锁关节、肩胛胸壁关节构成,是人体活动度最大的关节。肩关节的生理运动包括前屈、后伸、内收、外展、旋转等;附属运动包括分离、长轴牵引、前后向滑动、后前向滑动、足侧向滑动等。

肩关节松动

1. 盂肱关节

静息位:肩关节外展55°,水平内收30°。

治疗平面:位于关节盂臼,且伴随肩胛移动。

1)分离牵引 缓解疼痛,增加关节活动度。

患者取仰卧位,上肢静息位。治疗师站在患者外展上肢和躯干之间,内侧手掌心向外握住腋窝下肱骨头内侧,外侧手托住上臂远端及肘部,内侧手向外持续推肱骨10 s,然后放松,重复3~5次(图2-4-9)。

2)长轴牵引 一般松动,缓解疼痛。

患者取仰卧位,上肢稍外展。治疗师站在患者外展上肢和躯干之间,内侧手放在腋窝,四指在腋前,外侧手握住肱骨远端。外侧手向足的方向持续牵拉肱骨10 s,使肱骨在关节盂内滑动,然后放松,重复3~5次(图2-4-10)。

3)前后向滑动 增加肩前屈和外旋活动范围。

患者取仰卧位,上肢静息位。治疗师面向患者,站在患侧上肢的内侧,内侧手的手掌放在肱骨头上,外侧手握住前臂远端,外侧手沿肱骨长轴方向牵拉,内侧手将肱骨由前向后推动(图2-4-11)。

4)后前向滑动 增加肩后伸和内旋活动范围。

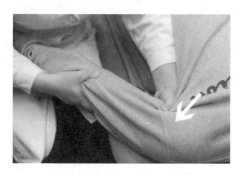

图 2-4-9　盂肱关节分离牵引

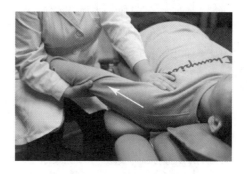

图 2-4-10　盂肱关节长轴牵引

患者取俯卧位,患侧肩关节放在治疗床边缘,肩前方垫一毛巾,上肢外展,上臂放在治疗师内侧大腿上。治疗师站在外展的上肢与躯干之间,外侧手放在肱骨近端后面,内侧手放在肱骨远端前面。外侧手沿肱骨长轴方向牵拉,内侧手将肱骨向前推动(图 2-4-12)。

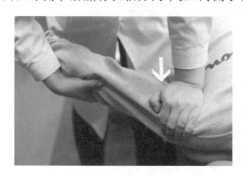

图 2-4-11　盂肱关节前后向滑动

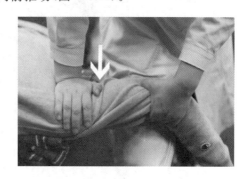

图 2-4-12　盂肱关节后前向滑动

5)足侧向滑动　增加肩外展活动范围。

患者取仰卧位,患侧肢体静息位,前臂由治疗师支持。治疗师面对患者,内侧手置于腋窝,拇指在腋前,其余四指在腋后,向外稍分离,外侧手虎口置于肩峰。外侧手施力,使肱骨向足侧方向滑动(图 2-4-13)。

6)外展向足侧滑动　增加肩外展活动范围。

患者取仰卧位,患侧上肢外展到最大角度,肱骨外旋位。治疗师面向患者足部,外侧手握住肘部,将患侧上肢固定在自己的躯干处,并借用躯干稍作分离,内侧手于肩峰外握住肱骨近端,施力将肱骨向足侧滑动(图 2-4-14)。

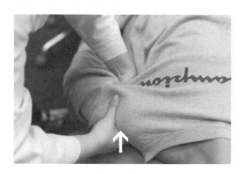

图 2-4-13　盂肱关节足侧向滑动

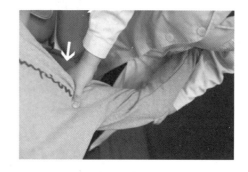

图 2-4-14　盂肱关节外展向足侧滑动

7)外展摆动　当外展超过 90°时,进一步增加外展的活动范围。

患者取仰卧位,肩外展至活动受限处,屈肘 90°,前臂旋前。治疗师站在外展上肢与躯干之间,内侧手从肩背部后方穿过,固定肩胛骨,手指放在肩上,以防耸肩的代偿作用。外侧手托住肘

Note

85

部,并使肩稍外旋和后伸。外侧手将肱骨在外展终点范围内摆动。

8)内旋摆动　增加肩内旋活动范围。

患者取仰卧位,肩外展90°,屈肘90°,前臂旋前。治疗师站或坐在患侧肩关节的外侧,上方手托住肘部,下方手握住前臂远端及腕部。上方手固定,下方手将前臂向床面运动,使肩内旋。

9)外旋摆动　增加肩外旋活动范围。

患者取仰卧位,肩外展,屈肘90°。治疗师站或坐在患侧肩关节的外侧,上方手握住前臂远端及腕部,下方手托住肘关节前面,上方手将前臂向床面运动,使肩外旋。

2. 肩胛胸壁关节松动　增加肩胛骨活动范围。

患者取健侧卧位,患侧屈肘,前臂放在上腹部。治疗师面向患者站立,一手放在肩部,另一手从患者上臂下面穿过,拇指与四指分开,固定肩胛骨下角。双手同时向各个方向活动肩胛骨,使肩胛骨分别做上提、下降运动,前伸(向外)、后缩(向内)运动及旋转运动(图2-4-15)。

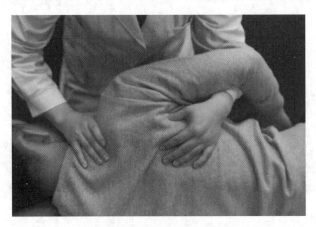

图2-4-15　肩胛胸壁关节松动

肘关节
松动

(二)肘关节松动

肘关节由肱尺关节、肱桡关节、桡尺近端关节构成。肘关节的生理运动包括屈、伸、旋转等;附属运动包括分离牵引、长轴牵引、背侧滑动、掌侧滑动等。

1. 肱尺关节

静息位:肘关节屈曲70°,前臂旋后10°。

治疗平面:位于尺骨鹰嘴,与尺骨长轴约成45°角。

1)分离牵引　缓解疼痛,增加肘屈伸活动范围。

患者取仰卧位,肘关节静息位,手腕放松地置于治疗师肩部。治疗师站在患侧,双手交叉环抱尺骨近端掌面,与尺骨体成45°角,用力作用于尺骨近端(图2-4-16)。

2)长轴牵引　增加屈肘活动范围。

患者取仰卧位,肩稍外展,肘关节伸到最大范围,前臂旋前。治疗师站在患侧,一手握住肱骨远端内侧固定,另一手握住前臂远端尺侧,沿着尺骨长轴牵引(图2-4-17)。

2. 肱桡关节

静息位:前臂旋后,肘关节伸展。

治疗平面:在桡骨头的凹面,与桡骨干长轴垂直。

1)长轴牵引　增加肱桡关节屈伸活动范围。

患者取仰卧位,肩外展,肘关节伸展,前臂旋后。治疗师站在患侧前臂尺侧及躯干之间,内侧手握住肱骨远端固定,外侧手握住前臂远端桡侧,沿桡骨长轴向远端牵拉(图2-4-18)。

2)背侧/掌侧向滑动　患者取仰卧位或坐位,肘关节伸展,前臂旋后。治疗师面对患侧上

Note

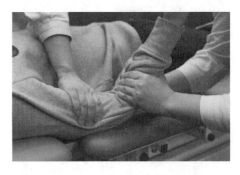

图 2-4-16 肱尺关节分离牵引

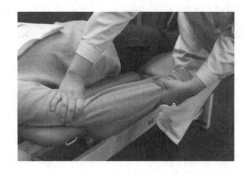

图 2-4-17 肱尺关节长轴牵引

肢,一手固定肱骨远端,另一手的拇指置于桡骨头的掌面,其余手指置于桡骨头背侧,拇指用力将桡骨头向背侧推或手指将桡骨头推向掌侧(图 2-4-19)。

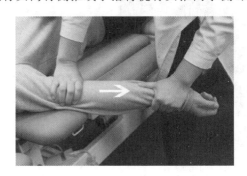

图 2-4-18 肱桡关节长轴牵引

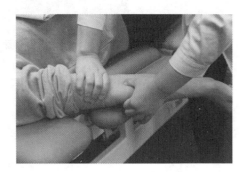

图 2-4-19 肱桡关节背侧/掌侧向滑动

3. 桡尺近端关节

静息位:肘关节屈曲 70°,前臂旋后 35°。

治疗平面:尺骨桡侧切迹,平行于尺骨长轴。

背侧/掌侧向滑动:增加前臂旋前、旋后活动范围。

患者取仰卧位或坐位。治疗师面向患者站或坐,一手固定尺骨近端,另一手的拇指置于桡骨头的背面,其余四指置于桡骨头掌侧,四指用力将桡骨头推向背侧或拇指将桡骨头推向掌侧(图 2-4-20)。

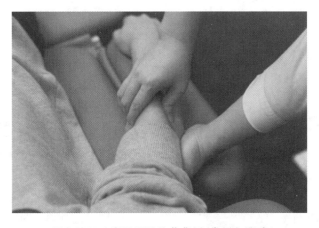

图 2-4-20 桡尺近端关节背侧/掌侧向滑动

（三）腕关节松动

腕关节由桡尺远端关节、桡腕关节和腕骨间关节组成。腕关节的生理运动包括掌屈、背伸、

Note

桡侧偏斜、尺侧偏斜及环转运动等;附属运动包括分离牵引、背侧向滑动、掌侧向滑动、侧方滑动等。

1. 桡尺远端关节

静息位:前臂旋后10°。

治疗平面:桡骨尺骨切迹凹面,平行于桡骨长轴。

1)背侧向滑动　增加前臂旋后活动范围。

患者取仰卧位或坐位,前臂旋后。治疗师面向患者,双手分别握住桡骨和尺骨的远端,拇指在掌侧,其余四指在背侧。尺侧手固定,桡侧手拇指掌面将桡骨远端向背侧推动(图 2-4-21)。

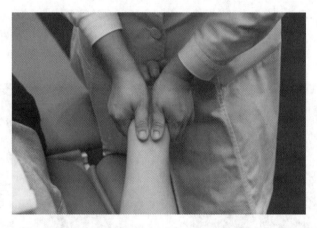

图 2-4-21　桡尺远端关节背侧向滑动

2)掌侧向滑动　增加前臂旋前活动范围。

患者取仰卧位或坐位,前臂旋前。治疗师位于患侧,双手分别握住桡骨和尺骨的远端,拇指在背侧,其余四指在掌侧,桡侧手固定,尺侧手拇指掌面将尺骨远端向掌侧推动。

2. 桡腕关节

静息位:相对桡骨,第3掌骨略向尺侧偏。

治疗平面:位于桡骨关节面,与桡骨长轴垂直。

1)分离牵引　一般松动,缓解疼痛。

患者取坐位,治疗床面支撑前臂,手腕垂于床边缘。治疗师面对患者,一手握住尺骨茎突,将桡骨与尺骨固定于治疗床面,另一手握住远端的腕骨,将腕骨向远端牵拉(图 2-4-22)。

2)背侧/掌侧向滑动　增加屈腕、伸腕活动范围。

患者取仰卧位或坐位,患侧前臂和腕关节中立位。治疗师一手握住近端腕骨固定,另一手握住前臂远端桡侧,向背侧推动桡骨或向掌侧推动桡骨(图 2-4-23)。

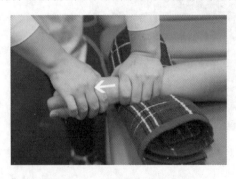

图 2-4-22　桡腕关节分离牵引

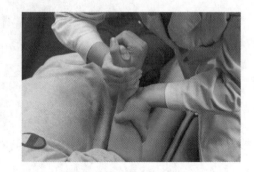

图 2-4-23　桡腕关节背侧/掌侧向滑动

3)尺侧/桡侧向滑动　增加腕关节尺偏、桡偏的活动范围。

患者取坐位或仰卧位，患侧伸肘，前臂和腕关节中立位垂于床边缘。治疗师一手固定前臂远端，另一手握住近端腕骨桡侧，向尺侧推动（图 2-4-24）；或另一手握住近端腕骨尺侧，向桡侧推动（图 2-4-25）。

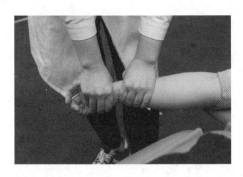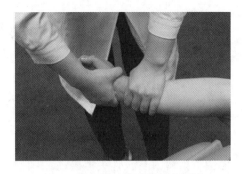

图 2-4-24　桡腕关节尺侧向滑动　　　　　　图 2-4-25　桡腕关节桡侧向滑动

3. 近端腕骨和桡骨间的特殊滑动　增加腕关节屈伸活动度。

患者取坐位。治疗师面对患者，握住患者手腕尺桡两侧，拇指在背侧施加向下压力，其余四指在掌侧起固定作用。固定舟骨和月骨，向下滑动桡骨，可增加屈曲活动度；固定桡骨，滑动舟骨、月骨则可增加伸展活动度。

（四）手关节松动

手关节由腕掌关节、掌骨间关节、掌指关节、拇指腕掌关节、近端和远端指间关节组成。手部关节的生理运动包括屈、伸、内收、外展、拇指对掌等；附属运动包括分离牵引、长轴牵引、滑动等。

1. 腕掌关节长轴牵引　一般松动，缓解疼痛。

患者取坐位，前臂旋前放在治疗床或治疗桌上，腕部中立位伸出床沿或桌沿。治疗师一手固定远排腕骨，另一手握住相对应的掌骨，向远端牵拉。

2. 掌骨间关节滑动　增加相邻掌骨间的活动范围。

患者取坐位。背侧向滑动时前臂旋后，掌侧向滑动时前臂旋前。治疗师面向患者而坐，双手拇指放在相邻掌骨的远端，前后向滑动时，拇指在掌侧，四指在背侧；后前向滑动则相反，拇指在背侧，四指在掌侧。松动时，一手固定，另一手将相邻的掌骨由掌侧向背侧滑动，或由背侧向掌侧滑动。

3. 掌指关节

1）分离牵引　一般松动，增加掌指关节屈曲活动范围。

患者取坐位，前臂中立位放在治疗床或治疗桌上，腕关节中立位，掌指关节屈曲 90°。治疗师一手固定掌骨远端，另一手握住指骨近端，将指骨向掌骨远端牵拉。

2）长轴牵引　一般松动，增加掌指关节的屈伸活动范围。

患者取坐位，前臂放在治疗床或治疗桌上，腕关节中立位，手指放松。治疗师一手握住掌骨远端固定，另一手握住指骨近端，将指骨沿长轴向远端牵拉。

3）背侧/掌侧向滑动　增加掌指关节屈曲、伸展活动范围。

患者取坐位，前臂旋前或中立位放在治疗床或治疗桌上，手指放松。治疗师一手握住掌骨远端固定，另一手握住指骨近端，背侧向滑动时将近端指骨向背侧推动，掌侧向滑动时将近端指骨向掌侧推动。

4）掌指关节侧方滑动　增加掌指关节内收、外展活动范围。

患者取坐位，前臂旋前或中立位放在治疗床或治疗桌上，腕关节中立位，手指放松。治疗师一手握住掌骨远端固定，另一手握住指骨近端的内外侧，将指骨向桡侧或尺侧来回推动。

4. 拇指腕掌关节

Note

1）长轴牵引 一般松动，缓解疼痛。

患者取坐位，前臂中立位放在治疗床上，腕关节中立位，可在前臂下垫一毛巾卷。治疗师一手握住远排腕骨的大多角骨固定，另一手握住拇指近端指骨，将拇指近端指骨沿长轴向远端牵引。

2）背侧/掌侧向滑动 患者取坐位，前臂旋后放在治疗床或治疗桌上。治疗师一手握住前臂远端及远排腕骨的大多角骨固定，另一手握住第1掌骨并向背侧推动或向掌侧推动。

3）尺侧/桡侧向滑动 增加拇指外展、对掌活动范围。

患者取坐位，前臂中立位放在治疗床或治疗桌上，腕关节中立位，拇指掌侧内收。治疗师一手握住舟状骨及大多角骨固定，另一手握住第1掌骨并向尺侧或桡侧推动。

（五）髋关节松动

髋关节
松动

髋关节由髋臼与股骨头构成，属多轴的球窝关节，为全身位置最深的关节。髋臼的周缘附有纤维软骨构成的髋臼唇，以增加髋臼的深度。髋臼的上1/3最重要，为髋关节的主要负重区；髋臼的下1/3较厚，主要维持关节的稳定。髋关节的生理运动包括屈、伸、内收、外展，以及内旋和外旋等；附属运动包括分离牵引、长轴牵引、前后向滑动、后前向滑动以及摆动等。

静息位：髋关节屈曲30°，外展30°，略外旋。

治疗平面：位于髋臼。

1. 分离牵引 一般松动，缓解疼痛。

患者取仰卧位，患侧屈髋90°，屈膝，并将小腿放在治疗师的肩上，对侧下肢伸直。治疗师面向患者，上身稍前倾以支撑患者小腿，双手五指交叉抱住大腿近端。上身后倾，双手同时用力将股骨向足部方向牵拉（图2-4-26）。注意：治疗中保持患侧髋关节屈曲90°。

2. 长轴牵引 一般松动，缓解疼痛。

患者取仰卧位，患侧髋关节静息位，用固定带或由助手固定骨盆。治疗师面向患者，双手握住患者踝部，同时用力，身体向后倾，将股骨沿长轴向足部方向牵位（图2-4-27）。

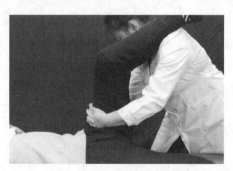

图2-4-26 髋关节分离牵引

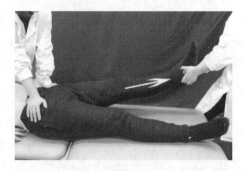

图2-4-27 髋关节长轴牵引

3. 前后向滑动 增加屈髋和髋外旋活动范围。

患者取仰卧位，双髋置于床尾。屈曲健侧髋、膝关节，并用双手环抱健侧腿，以协助固定骨盆。患髋关节静息位。治疗师站在患侧腿的内侧，可将布带套在治疗师肩部及患者大腿下方，以帮助托住下肢。下方手置于布带及大腿末端下方，上方手置于大腿近端前面。治疗师双上肢伸直，屈曲膝关节，借助身体下压施力，通过上方手的推动，股骨向后方滑动（图2-4-28）。

4. 后前向滑动 增加髋后伸及内旋活动范围。

患者取俯卧位，髋部垂出床沿，患侧屈膝，健侧下肢伸直，足踩在地面上。治疗师站于患者体侧，可将布带套在治疗师肩部及患者大腿以支撑患者腿部重量。治疗师下方手握住小腿，上方手置于大腿近端的后面。治疗师通过上方手借助身体下压，推动股骨向前滑动（图2-4-29）。

5. 屈曲摆动 增加髋屈曲活动范围。

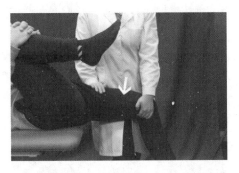

图 2-4-28　髋关节前后向滑动

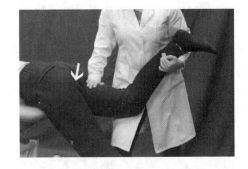

图 2-4-29　髋关节后前向滑动

患者取仰卧位,患侧下肢屈髋,屈膝,健侧下肢伸直。治疗师面向患者站立,上方手放在膝关节上,下方手托住小腿。双手同时将大腿向腹侧摆动,使患侧下肢髋关节发生被动屈曲。

6. 旋转摆动　增加髋的内旋或外旋活动范围。

患者取仰卧位,患侧下肢分别屈髋,屈膝 90°,健侧下肢伸直。治疗师面向患者站立,上方手放在髌骨上,下方手握住足跟,将小腿抬起。做内旋旋转时,上方手向内摆动大腿,下方手向外摆动小腿;做外旋旋转时,上方手向外摆动大腿,下方手向内摆动小腿。

(六) 膝关节松动

膝关节包括胫股关节、近端胫腓关节、髌股关节。膝关节的生理运动包括屈、伸;附属运动包括长轴牵引、前后向滑动、后前向滑动及摆动等。

1. 胫股关节

静息位:屈曲 25°。

治疗平面:沿胫骨平台表面,随膝关节角度而变化。

1) 长轴牵引　一般松动,缓解疼痛。

患者坐在治疗床上,患侧屈膝垂于床沿,腘窝下可垫一毛巾卷,身体稍后倾,双手在床上支撑身体。治疗师半蹲于患者面前,双手握住小腿远端,借助身体力量沿胫骨长轴方向牵拉小腿(图 2-4-30);俯卧位时,由助手或用布带固定患者大腿,治疗师握住患者踝部,借助身体后倾力量进行轴向牵引。

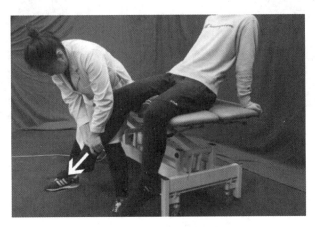

图 2-4-30　胫股关节长轴牵引

2) 前后向滑动　增加膝关节屈曲的活动范围。

患者取坐位,患侧下肢屈膝,腘窝下垫一毛巾卷。治疗师面向患者而坐,一手虎口或掌根部放在小腿近端大约胫骨结节处,另一手握住小腿远端,将胫骨近端向背侧推动(图 2-4-31)。或患者取仰卧位,屈膝,足平放于床上。或治疗师面向患者坐在床上,以其大腿固定患者足部,双手环

膝关节
松动

Note

握胫骨,拇指在前,其余四指在后。治疗师双肘伸直身体前倾,以拇指及大鱼际将胫骨向后推。

3）后前向滑动　增加膝关节伸展活动范围。

患者取俯卧位,治疗师站在患侧,一手握住胫骨远端,另一手置于胫骨近端后方近腘窝处,向下施力,使胫骨向前滑动。或患者取仰卧位,患侧下肢屈髋,屈膝,足平放在床上,健侧下肢伸直。治疗师坐在治疗床一侧,大腿压住患者足部,双手握住小腿近端,拇指放在髌骨下缘,其余四指放在腘窝后方。双手固定,身体后倾,将胫骨向前拉动（图2-4-32）。

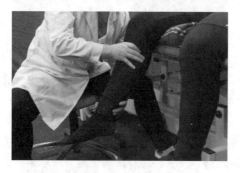
图 2-4-31　胫股关节前后向滑动

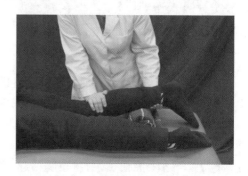
图 2-4-32　胫股关节后前向滑动

2. 近端胫腓关节

1）前后向滑动　一般松动,缓解疼痛。

患者取仰卧位,患侧下肢屈髋,屈膝,足平放在治疗床上,对侧下肢伸直。治疗师坐在治疗床旁,大腿压住患者的足前部。双手拇指放在腓骨小头上,其余四指放在两侧。双上肢同时用力将腓骨小头向后推动（图2-4-33）。

2）后前向滑动　一般松动,缓解疼痛。

患者取俯卧位,小腿下方垫一枕头或将小腿放在治疗师的大腿上。治疗师站在患侧或治疗师将自己的内侧腿屈膝放在治疗床上托住患者小腿。双手拇指放在腓骨小头后面,其余四指放在小腿两侧。双上肢同时用力将腓骨小头向前推动（图2-4-34）。

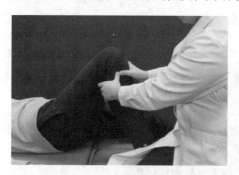
图 2-4-33　近端胫腓关节前后向滑动

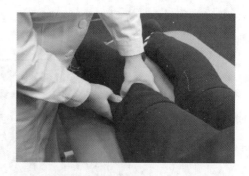
图 2-4-34　近端胫腓关节后前向滑动

3. 髌股关节

1）分离牵引　一般松动,增加髌骨活动范围。

患者取仰卧位,稍屈膝,可以在腘窝下垫一毛巾卷。治疗师面向患者站立于患侧,双手拇指与食指分别放在髌骨两侧。双手握住髌骨,同时向上抬动。

2）侧方滑动　一般松动,增加髌骨活动范围。

患者取仰卧位,稍屈膝,可以在腘窝下垫一毛巾卷。治疗师站在患侧膝关节外侧。双手拇指放在髌骨外侧,食指放在对侧。双手固定,同时将髌骨向外侧或内侧推动（图2-4-35）。

3）上下滑动　患者取仰卧位,稍屈膝,可以在腘窝下垫一毛巾卷。治疗师面向患者立于患侧。向下滑动时,双手拇指放在髌骨上端,其余手指放在髌骨两侧（图2-4-36）。向上滑动时,双

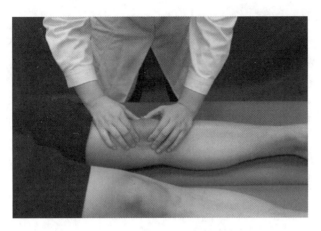

图 2-4-35　髌股关节侧方滑动

手拇指放在髌骨下端,其余手指放在髌骨两侧(图 2-4-37)。如果髌骨活动明显受限,可以将一侧手的虎口或掌根放在髌骨的上端,向下滑动;或放在髌骨下端,向上滑动。

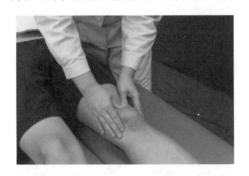

图 2-4-36　髌股关节向下滑动

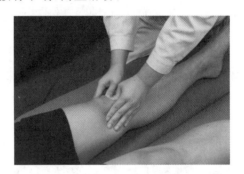

图 2-4-37　髌股关节向上滑动

（七）踝关节松动

踝关节的生理运动包括跖屈、背伸,内翻、外翻等;踝关节的附属运动包括长轴牵引,前后向滑动,后前向滑动,上下滑动等。

1. 远端胫腓关节前后向或后前向滑动　增加踝关节活动范围。

患者取仰卧位或俯卧位,踝关节放松。治疗师站在患侧,一手掌根和四指对握固定内踝,另一手握住外踝,仰卧位时施加向后的力(图 2-4-38),俯卧位时施加向前的力(图 2-4-39)。

踝关节
松动

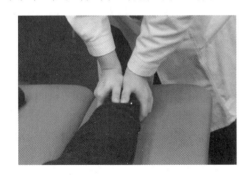

图 2-4-38　远端胫腓关节前后向滑动

图 2-4-39　远端胫腓关节后前向滑动

2. 胫距关节

1）分离牵引　一般松动,缓解疼痛。

患者取仰卧位,下肢伸直,伸出床沿。治疗师站在床尾,双手环握胫距关节远端的足背部,两手拇指放在足底面。治疗师身体向后倾,将足背部沿着小腿长轴向远端牵拉(图 2-4-40)。

Note

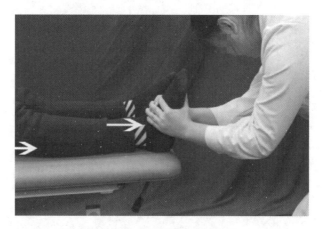

图 2-4-40　胫距关节分离牵引

2）前后向滑动　增加踝关节背伸活动范围。

患者取仰卧位,足跟部伸出床沿。治疗师站在患者身旁,一手固定患者小腿,另一手的拇指和其余四指置于距骨前面对握。稍分离的同时将距骨(相对于胫骨)往后方滑动(图 2-4-41)。

3）后前向滑动　增加踝关节跖屈活动范围。

患者取俯卧位,足跟伸出床沿外,小腿远端垫毛巾卷。治疗师站在患侧床尾,一手固定小腿远端,另一手握住距骨向下施力使其向前滑动(图 2-4-42)。

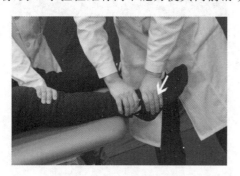

图 2-4-41　胫距关节前后向滑动

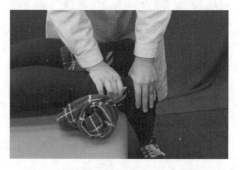

图 2-4-42　胫距关节后前向滑动

3. 距下关节(距跟关节)

1）分离牵引　一般松动,缓解疼痛。

患者取仰卧位,小腿伸直,足伸出床沿。治疗师面向患者,一手置于患者踝关节前固定距骨和踝部,另一手握住跟骨,沿小腿长轴方向牵拉(图 2-4-43)。

2）内侧/外侧向滑动　增加足内/外翻活动范围。

患者取俯卧位,小腿伸直,足伸出床沿。治疗师一手固定距骨,另一手掌根部放于跟骨外侧,手指握住足跟。以手掌根部将跟骨向内侧推动(图 2-4-44),或以手指部将跟骨向外侧推动(图 2-4-45)。

4. 跗骨间关节　向足底滑动可以增加跗骨的背伸活动范围;向足背滑动可以增加跗骨的跖屈活动范围。

患者取仰卧位,稍屈髋,屈膝;或取坐位,踝关节放松,稍跖屈。治疗师双手拇指分别放在相邻跗骨的背侧,食指放在足底相应跗骨的跖面。向足底滑动时,一手固定,另一手拇指向足底方向推动相邻跗骨;向足背滑动时,一手固定,另一手食指向足背方向推动相邻跗骨。

5. 跗跖关节

1）上下滑动　增加跗跖关节活动范围。

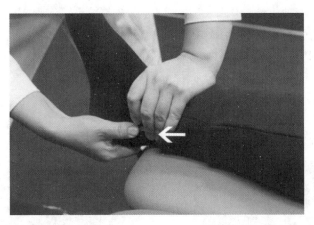

图 2-4-43　距下关节分离牵引

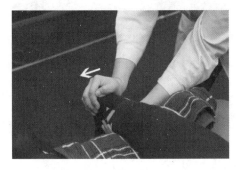

图 2-4-44　距下关节内侧向滑动

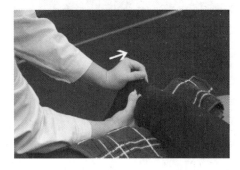

图 2-4-45　距下关节外侧向滑动

患者取仰卧位或坐位,踝关节放松,稍跖屈。治疗师面向患者,上方手握住跗骨固定,下方手握住距骨,将距骨上下推动。如果要松动某个单一跗跖关节,则用双手拇指分别放在相邻的跗骨和距骨近端的背面,食指放在足底相应的跗骨和距骨的跖面,上方手固定,下方手将距骨近端向足背或足底方向推动。

2) 旋转摆动　旋前摆动增加踝关节外翻活动范围,旋后摆动增加踝关节内翻活动范围。

患者取仰卧位或坐位,踝关节放松。治疗师面向患者,双手分别握住跗骨和距骨近端,拇指在足背,四指在足底。上方手固定,下方手将距骨向内转动(旋前),或向外转动(旋后)。

（八）足部关节松动

足的功能主要为支撑体重,足部关节的生理运动有屈、伸、内收、外展、内翻、外翻等;足部关节附属运动有上下滑动、侧方滑动、长轴牵引、旋转等。

1. 跖骨间关节的上下滑动　增加相邻跖骨间活动范围。

患者取仰卧位、俯卧位或坐位,踝关节放松。治疗师面向患者,双手分别握住相邻跖骨。一手固定,另一手将相邻的跖骨上下推动。

2. 跖趾关节上下滑动　增加跖趾关节活动范围。

患者取俯卧位,患侧下肢屈膝 90°。治疗师面向患者站立,一手放在跖骨上,拇指在足底、食指在足背固定,另一手放在相应的趾骨近端,拇指在足底、食指在足背,将趾骨上下推动。

（九）脊柱松动

1. 颈椎关节松动　颈椎区的骨骼包括枕骨、$C_{1\sim7}$,构成的关节有寰枕关节、寰枢关节、关节突关节、椎间盘关节等。颈椎关节的附属运动包括分离牵引、垂直滑动、侧方滑动、椎骨间关节松动等;生理运动包括前屈、后伸、侧屈、旋转等。

1) 分离牵引　松动颈椎,缓解疼痛,增加颈椎关节活动度。

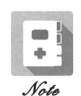

Note

95

脊柱
松动 PPT

颈椎关节
松动

患者取仰卧位,头部伸出治疗床外。治疗师站或坐于床头;一手托住患者枕骨后,拇指在一侧耳后,其余四指在对侧耳后;另一手放在患者下颌下方,前臂掌侧紧贴患者近侧面部。双手固定,借助身体后倾作用力,将患者头部向后牵拉(图2-4-46)。上段颈椎病变,在颈部中立位时牵引;中下段颈椎病变,在头前屈10°～15°位置牵引。

2)棘突垂直滑动　增加颈椎屈伸活动范围。

患者取俯卧位,下颌稍内收。治疗师面对患者头部站立。双手拇指并置于同一椎体的棘突上,其余手指放在颈部两侧。双手固定,双上肢伸直用力将棘突向腹侧垂直推动(图2-4-47)。

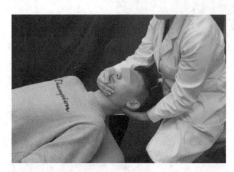

图 2-4-46　颈椎分离牵引

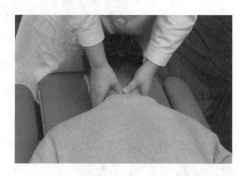

图 2-4-47　颈椎棘突垂直滑动

3)棘突侧方滑动　增加颈椎侧屈活动范围。

患者取俯卧位,下颌稍内收。治疗师面对患者站立于患侧,双手拇指并置放在相邻的棘突一侧,拇指尖相对,其余手指分别放在枕后或颈背部。一手固定,另一手借助上肢作用力,将棘突向对侧推动(图2-4-48)。

4)横突垂直滑动　增加颈椎旋转活动范围。

患者取俯卧位,下颌稍内收。治疗师面对患者头部站立,双手拇指放在同一椎体的一侧横突上,拇指指背相接触。一手拇指固定,另一手借助上肢力量将横突垂直向腹侧推动(图2-4-49)。

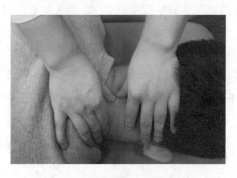

图 2-4-48　颈椎棘突侧方滑动

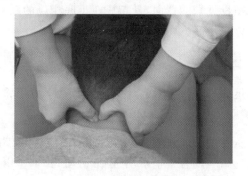

图 2-4-49　颈椎横突垂直滑动

5)椎间关节垂直松动　增加颈椎侧屈和旋转活动度。

患者取俯卧位,头部向患侧旋转约30°。治疗师面对患者头部站立,双手拇指放在横突与棘突之间,其余手指放在颈部前后。双手拇指固定,双上肢用力,同时向腹侧推动(图2-4-50)。

6)颈椎屈伸摆动　增加颈椎屈伸活动度。

患者取仰卧位,头伸出治疗床外,枕在治疗师的大腿部。治疗师面对患者头部站立,一侧大腿向前屈曲,支撑患者头后部,双手托起枕部两侧,拇指放在耳后。双手固定,通过治疗师的双肩上下耸动使患者颈椎前屈后伸(图2-4-51、图2-4-52)。

Note

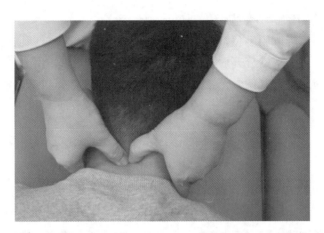

图 2-4-50　颈椎椎间关节垂直松动

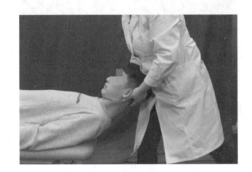

图 2-4-51　颈椎屈曲摆动

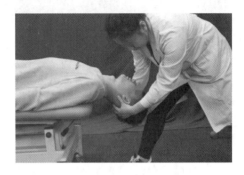

图 2-4-52　颈椎伸展摆动

7）颈椎侧屈摆动　增加颈椎侧屈活动度。

患者取仰卧位,头伸出治疗床外,枕在治疗师的大腿部。治疗师面对患者头部站立或坐着,向右侧屈时右手放在患者颈部右侧托住头部,食指和中指放在拟松动的相邻椎体横突上,左手托住下颌,前臂紧贴面部。左手及前臂固定,上身左转,使颈椎向右侧屈,向左侧屈时则方向相反(图 2-4-53)。

8）颈椎旋转摆动　增加颈椎旋转活动度。

患者取仰卧位,头伸出治疗床外,枕在治疗师的大腿部。治疗师面对患者头部站立。向左旋转时,左手托住下颌,右手放在枕骨部位。左手向左、右手向右同时用力,使头部向左转动,向右旋转时则方向相反(图 2-4-54)。

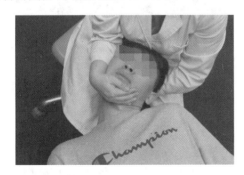

图 2-4-53　颈椎侧屈摆动

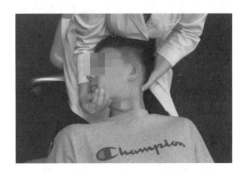

图 2-4-54　颈椎旋转摆动

2. 胸椎关节松动　胸椎区的骨骼包括 12 块胸椎骨、1 块胸骨和 12 对肋骨,构成的关节有肋椎关节、关节突关节、椎间盘关节。胸椎关节的附属运动包括棘突垂直滑动、棘突侧方滑动、横突垂直滑动等;生理运动有屈、伸、侧屈和旋转等。

Note

1）棘突垂直滑动 增加胸椎的屈伸活动度。

上段胸椎病变时,患者取俯卧位,双手交叉,手掌置于前额。治疗师面向患者头部站立,双手拇指放在胸椎棘突上,其余手指分开放在胸椎两侧,借助上身前倾作用力,将棘突向腹侧按压。

中下段胸椎病变时,患者取俯卧位,头转向一侧,上肢放在体侧,胸部放松。治疗师站在患者体侧双手拇指放在胸椎棘突上,其余手指分开放在胸椎两侧,借助上身前倾作用力,将棘突向腹侧按压(图 2-4-55)。

2）棘突侧方滑动 增加胸椎旋转活动度。

患者取俯卧位,上肢放于体侧或外展 90°,屈肘前臂垂于治疗床两侧。治疗师面对患者站在患侧,双手拇指分别放在相邻的棘突侧方,或双手拇指重叠放在拟松动棘突的侧方,其余手指分开放在胸背部。拇指固定,借助上身稍前倾作用力,将棘突向对侧推动(图 2-4-56)。

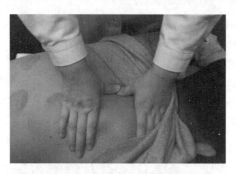

图 2-4-55 胸椎棘突垂直滑动

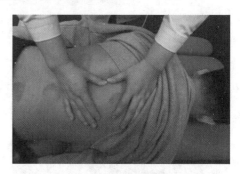

图 2-4-56 胸椎棘突侧方滑动

3）横突垂直滑动 增加胸椎侧屈及旋转活动度。

患者取俯卧位,上肢放于体侧或外展 90°,屈肘,前臂垂于治疗床两侧。治疗师面对患者站在患侧,双手拇指放在拟松动胸椎的一侧横突上,指尖相对或相重叠。双手固定,借助上身前倾作用力,将横突垂直向腹侧按压(图 2-4-57)。

4）胸椎旋转摆动 增加胸椎旋转活动度。

患者取坐位,双上肢在胸前交叉,双手分别放在对侧肩部。治疗师向右旋转时,站在患者左后侧,左手放在其左肩部侧面,右手放在右侧肩背部。双上肢同时用力,使胸椎随身体上部向右旋转(图 2-4-58)。向左旋转时则方向相反。

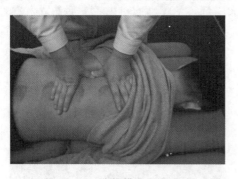

图 2-4-57 胸椎横突垂直滑动

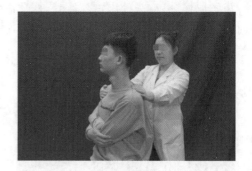

图 2-4-58 胸椎旋转摆动

3. 腰椎关节松动 腰椎区的骨骼包括 5 块腰椎骨,构成的关节有关节突关节、椎间盘关节。腰椎关节的附属运动包括棘突垂直滑动、棘突侧方滑动、横突垂直滑动等;生理运动有屈、伸、侧屈和旋转等。

1）棘突垂直滑动 增加腰椎屈伸活动度。

患者取俯卧位,腹部垫枕,双上肢分别置于体侧,头转向一侧。治疗师面对患者站于患侧,下方手掌根部放在腰椎上,掌根部尺侧(相当于豌豆骨部分)放在拟松动的棘突上,手指稍屈曲,上方手放在下方手腕背部。借助上身前倾作用力,将棘突垂直向腹侧按压(图 2-4-59)。

2)棘突侧方滑动　增加腰椎旋转活动度。

患者取俯卧位,腹部垫枕,双上肢分别置于体侧,头转向一侧。治疗师面对患者站在患侧,双手拇指分别放在相邻的棘突侧方,其余手指分开放在腰部,双手固定,借助上身前倾作用力,将棘突向对侧推动(图 2-4-60)。

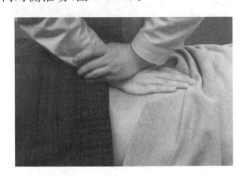

图 2-4-59　腰椎棘突垂直滑动

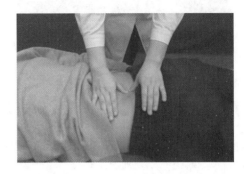

图 2-4-60　腰椎棘突侧方滑动

3)横突垂直滑动　增加腰椎侧屈及旋转活动度。

患者取俯卧位,腹部垫枕,双上肢分别置于体侧,头转向一侧。治疗师面对患者站在患侧,双手拇指放在拟松动腰椎的一侧横突上,双手固定,借助上身前倾作用力,将横突向腹侧推动(图 2-4-61)。

4)腰椎旋转摆动　增加腰椎旋转活动度。

患者取健侧卧位,患侧在上,屈曲髋关节和膝关节。松动的腰椎节段越偏上,屈髋角度越小;松动的腰椎节段越偏下,屈髋角度越大。治疗师站在患者身后,双手放在患侧髂嵴后缘,双手固定,双上肢同时用力将髂骨向前推动。如果关节比较僵硬,治疗师可以一手放在髂嵴后缘,另一手放在上方肩部内侧,双手同时反方向来回摆动(图 2-4-62)。此手法对中段腰椎病变效果较好。若是下段腰椎病变,可以将患者的上方下肢垂于治疗床沿的一侧,借助下肢的重力来增加摆动幅度。

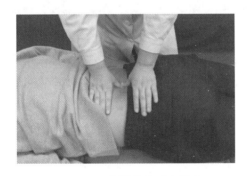

图 2-4-61　腰椎横突垂直滑动

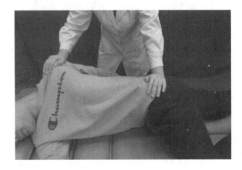

图 2-4-62　腰椎旋转摆动

4. 骨盆关节松动　骨盆区的骨骼包括第 5 腰椎、2 块髂骨、骶骨,构成的关节有腰骶关节、骶髂关节。骨盆关节的附属运动包括分离、挤压、滑动等;生理运动包括屈伸摆动和旋转摆动等。

1)骨盆分离　增加耻骨联合活动范围。

患者取仰卧位,下肢伸直,髋外展。治疗师站在患者身体一侧,双手交叉放在对侧的髂前上棘处。双手固定,身体前倾,两上肢同时向外下方用力,使骨盆向外分离(图 2-4-63)。

2)骨盆挤压　增加骶髂关节活动度。

患者取仰卧位,下肢伸直,髋内旋位。治疗师站在患者身体一侧,双手分别放在两侧髂嵴外侧。双手固定,两上肢同时向中线方向用力,向内加压骨盆(图 2-4-64)。

🖵骨盆关节
松动

Note

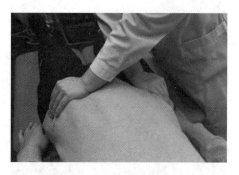
图 2-4-63　骨盆分离

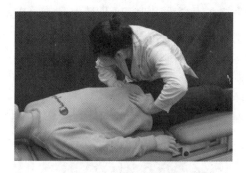
图 2-4-64　骨盆挤压

3）腰骶关节前屈摆动　增加腰骶关节屈曲活动度。

患者取俯卧位，腹部垫枕，头转向一侧，双上肢垂于治疗床外，下肢伸直。治疗师站在患者一侧，面向足部，一手掌根部放在骶骨上端，手指向足。借助上肢力量将骶骨向前并向下推动（图 2-4-65）。

4）腰骶关节后伸摆动　增加腰骶关节后伸活动度。

患者取俯卧位，头转向一侧，上肢垂于治疗床外，下肢伸直。治疗师站在患者身体一侧，面向头部，一手掌根部放在骶骨下端，手指向头部。借助上肢力量将骶骨向前并向上推动（图 2-4-66）。

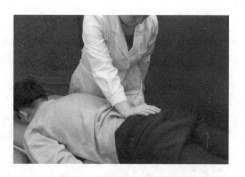
图 2-4-65　腰骶关节前屈摆动

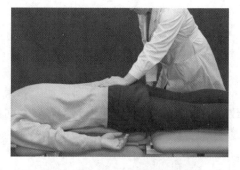
图 2-4-66　腰骶关节后伸摆动

5）骶髂关节侧方旋转　增加骶髂关节活动度。

患者取俯卧位，头转向一侧，上肢垂于治疗床外，下肢伸直。治疗师站在患者身体一侧，双手交叉分别放在对侧骶髂关节外侧的髂骨上，上身前倾，借助上肢力量将髂骨向外并向下推动（图 2-4-67）。

6）骶髂关节交叉旋转　增加骶髂关节活动度。

患者取俯卧位，头转向一侧，上肢垂于治疗床外，下肢伸直。一侧髋关节内旋，对侧髋关节外旋。向另一侧交叉旋转时方向相反。治疗师站在患者身体一侧，一手放在该侧骶髂关节外侧的髂骨上，另一手放在对侧髂嵴的前侧面。上方手将该侧髂骨向下并向外按压，下方手将对侧髂嵴向上并向内提拉，使双侧骶髂关节发生反向旋转（图 2-4-68）。

7）髂嵴后旋　增加骨盆后倾活动度。

患者取健侧卧位，患侧在上。健侧下肢伸直，患侧下肢屈髋，屈膝 90°，上半身外旋，上肢屈肘，手放于上腹部。治疗师站在患者身后，一手放在髂嵴处，另一手放在坐骨结节处，借助上肢力量，转动髂嵴，上方手向后、下方手向前同时转动（图 2-4-69）。

8）髂嵴前旋　增加骨盆前倾活动度。

患者取半俯卧位，健侧下肢的足底着地，患侧下肢由治疗师托住。治疗师站在患者身后，一手放在患侧髂后上棘，另一手及前臂托住患侧肢体，将患侧肢体后伸、内收，借助上肢力量将患侧

Note

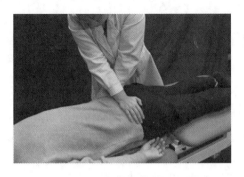

图 2-4-67　骶髂关节侧方旋转

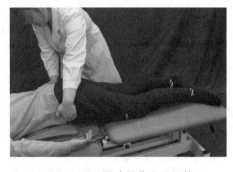

图 2-4-68　骶髂关节交叉旋转

髂嵴向下并向外推动(图 2-4-70)。

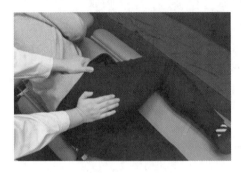

图 2-4-69　髂嵴后旋

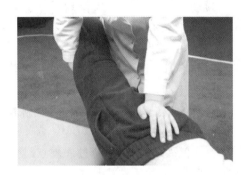

图 2-4-70　髂嵴前旋

9) 髂嵴内旋　增加骶髂关节活动度。

患者取俯卧位,腹部垫枕,健侧下肢伸直,患侧下肢屈膝 90°。治疗师面对患者站立,上方手放在对侧骶髂关节的髂骨上,下方手握住踝关节外侧,同时将小腿向外活动,将髂骨向下并向内推动(图 2-4-71)。

10) 髂嵴外旋　增加骶髂关节活动度。

患者取俯卧位,腹部垫枕,下肢伸直。治疗师面对患者站立,下方手插到患者腹部前面,放在髂前上棘处,上方手放在髂后上棘处。下方手将髂后上棘向前并向内推动,上方手将髂前上棘向后并向外拉动,使整个髂嵴外旋(图 2-4-72)。

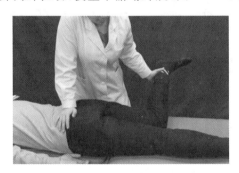

图 2-4-71　髂嵴内旋

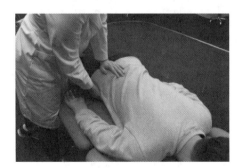

图 2-4-72　髂嵴外旋

关节松动技术
操作规范

(袁晓媛　黄先平)

Note

能力检测

一、单选题

1. 凹凸定律是指（　　）。

A.凸在凹滑动时,滑动方向与骨运动方向相反;凹在凸滑动时,滑动方向与骨运动方向相同

B.凸在凹滑动时,滑动方向与骨运动方向相同;凹在凸滑动时,滑动方向与骨运动方向相反

C.凸在凹滑动与凹在凸滑动时,滑动方向与骨运动方向均相同

D.凸在凹滑动与凹在凸滑动时,滑动方向与骨运动方向均相反

2. 下列哪项运动方式不属于关节的生理运动?（　　）

A.旋转　　　　　　　B.滚动　　　　　　　C.屈曲　　　　　　　D.内收

3. 关节松动术的适应证是（　　）。

A.关节周围骨折未愈合　　　　　　　　B.关节活动过度

C.关节疼痛　　　　　　　　　　　　　D.关节积脓

4. 关节松动技术错误的手法操作是（　　）。

A.大范围、慢速度的手法操作可缓解紧张或挛缩

B.手法要平稳、有节奏

C.治疗僵硬时,手法应超过僵硬点

D.治疗疼痛时,手法应超过痛点

5. 可增加肩关节前屈活动度的手法是（　　）。

A.外展向足侧滑动　　B.前屈向足侧滑动　　C.后前向滑动　　　D.前后向滑动

6. 用于治疗疼痛导致的活动受限,手法应选择等级为（　　）。

A.Ⅰ、Ⅱ级　　　　　B.Ⅱ级　　　　　　　C.Ⅰ级　　　　　　D.Ⅲ级

7. 下列不属于颈椎生理运动的是（　　）。

A.前屈　　　　　　　B.后伸　　　　　　　C.侧屈　　　　　　D.内收

8. 颈椎关节松动技术中的后伸摆动最大的作用是（　　）。

A.屈伸　　　　　　　B.侧屈　　　　　　　C.转动　　　　　　D.旋转

9. 下列选项中不属于颈椎关节松动技术操作的是（　　）。

A.屈伸摆动　　　　　B.侧屈摆动　　　　　C.外展摆动　　　　D.垂直按压

10. 椎间关节垂直松动的作用是增加（　　）功能。

A.前屈　　　　　　　B.后伸　　　　　　　C.侧屈　　　　　　D.侧屈和旋转

11. 下列具有改善腰椎屈伸活动的松动手法是（　　）。

A.一般松动　　　　　B.旋转摆动　　　　　C.侧方推棘突　　　D.垂直按压棘突

12. 骨盆关节松动不包括（　　）。

A.前屈摆动　　　　　B.后伸摆动　　　　　C.侧方旋转　　　　D.垂直滑动

13. 髂嵴后旋的作用是（　　）。

A.增加骨盆后倾活动度　　　　　　　　B.降低骨盆后倾活动度

C.增加骨盆前倾活动度　　　　　　　　D.降低骨盆前倾活动度

二、多选题

1. 患者刘某膝关节前交叉韧带重建术后3个月膝关节屈伸受限,可采用的关节松动技术有（　　）。

A.前后向滑动　　　　　　　B.后前向滑动　　　　　　　C.内收内旋摆动

D.伸膝摆动　　　　　　　　E.旋转摆动

2. 关节松动技术基本手法有(　　　)。

A. 滑动　　　　B. 滚动　　　　C. 摆动　　　　D. 分离牵引　　　　E. 长轴牵引

3. 下列关于生理运动与附属运动的关系,说法正确的是(　　　)。

A. 二者关系密切

B. 二者没有关系

C. 人体的关节均存在附属运动,附属运动是产生正常生理运动所必需的

D. 治疗时在改善关节的生理运动之前,应先改善附属运动;附属运动的改善,可以促进生理运动的改善

E. 当关节因疼痛、僵硬而限制了活动时,其关节的生理运动和附属运动都有可能受到影响

4. 某肩周炎患者,肩关节外展、后伸受限,可使用哪些关节松动技术?(　　　)

A. 前后向滑动　　　　　　　B. 分离牵引、长轴牵引　　　　　　　C. 后前向滑动

D. 外展向足侧滑动　　　　　E. 前屈向足侧滑动

真题精选

选择题

[A₁型题]

1. 关节松动技术的摆动手法要求关节活动的范围至少为正常值的(　　　)。

A. 60%　　　　B. 70%　　　　C. 50%　　　　D. 80%　　　　E. 90%

2. 有关关节松动技术的描述中,下列哪一项是正确的?(　　　)

A. 可改善关节活动范围,但不能缓解疼痛

B. 关节内的活动均可使关节端距离增大

C. 关节活动仅在肌肉活动限度内进行

D. 牵张僵硬但无痛的关节,可恢复其活动度

E. 只改变关节活动范围,并不能使关节内结构恢复正常

3. 关节松动技术的适应证是(　　　)。

A. 关节疼痛　　　　　　　　B. 关节活动过度　　　　　　　　C. 关节积液

D. 关节肿瘤　　　　　　　　E. 骨折未愈合

4. 对于疼痛引起的关节活动受限,在应用关节松动技术(Maitland 手法)进行康复治疗时,可采用的手法级别为(　　　)。

A. Ⅰ、Ⅱ级　　　B. Ⅱ、Ⅲ级　　　C. Ⅲ、Ⅳ级　　　D. Ⅰ、Ⅳ级　　　E. Ⅱ、Ⅳ级

5. 患者,男,46 岁。车祸导致右锁骨骨折,术后 2 个月患者肩部疼痛,关节活动受限,首选的康复治疗方法是(　　　)。

A. 被动关节活动度训练　　　　　　　　B. 肩周肌肉力量训练

C. 关节松动技术　　　　　　　　　　　D. 吊环牵引

E. 主动关节活动度训练

6. 使组成关节的骨端能在关节囊和韧带等组织的弹性所限范围内发生移动的手法称为(　　　)。

A. 按摩　　　　　　　　　　B. 推拿　　　　　　　　　　C. 关节松动技术

D. 正骨　　　　　　　　　　E. 以上都不是

7. 对关节松动技术描述错误的是(　　　)。

A. 属于主动运动范畴　　　　B. 可治疗疼痛　　　　　　　C. 改善关节的活动范围

D. 治疗的针对性强　　　　　E. 疗效快

Note

103

[A₃型题]

8. 患者,男,27岁。半年前车祸致右肱骨骨干骨折,行关节内固定。目前患者右侧肩关节活动范围受限,治疗师利用关节松动技术,为其改善运动障碍。

为了扩大关节间隙,最直接的手法应选用(　　)。

A. 分离　　　　B. 滑动　　　　C. 滚动　　　　D. 转动　　　　E. 摆动

患者肩关节疼痛现象明显,关节松动技术(Maitland 手法)的级别应选用(　　)。

A. Ⅰ、Ⅱ级　　B. Ⅱ、Ⅲ级　　C. Ⅲ、Ⅳ级　　D. Ⅰ、Ⅳ级　　E. Ⅱ、Ⅳ级

9. 患者,男,25岁。搬重物后腰痛,检查发现腰部活动明显受限,骶棘肌痉挛压痛,右直腿抬高试验45°,诉腰痛,加强试验阴性,感觉肌力反射均正常,X 线检查正常。采用关节松动技术治疗。

首选治疗方向是(　　)。

A. 纵向牵伸　　　　　　　B. 旋转摆动　　　　　　　　C. 垂直按压棘突

D. 垂直按压横突　　　　　E. 侧屈摆动

初次治疗 Maitland 手法操作力度为(　　)。

A. Ⅰ级　　　　B. Ⅱ级　　　　C. Ⅲ级　　　　D. Ⅳ级　　　　E. Ⅳ＋级

任务五　牵引训练

　　牵引是应用力学中作用力与反作用力的原理,通过徒手、器械或电动牵引装置,对身体某一部位或关节施加牵拉力,使关节面发生一定的分离,周围软组织得到适当的牵伸,从而达到松解、复位、固定、减轻神经根压迫、纠正关节畸形的一种物理治疗方法。常用的牵引技术主要有脊柱牵引(颈椎牵引、腰椎牵引)和四肢关节牵引。

一、场地及仪器设备

1. 场地　治疗室内或病床旁。

2. 仪器设备　(电动)牵引床、(电动)牵引椅、牵引带、牵引弓、牵引绳、牵引重物、滑轮、固定装置等。

二、知识准备

(一)牵引的分类

1. 根据治疗部位　分为脊柱牵引(颈椎牵引、腰椎牵引、胸椎牵引)、四肢关节牵引。

2. 根据牵引时患者体位　分为坐位牵引、斜位牵引、仰卧位牵引、俯卧位牵引。

3. 根据牵引时患者身体的垂直方向　分为水平位牵引、斜位牵引、垂直位牵引。

4. 根据牵引重量大小　分为轻重量牵引、中重量牵引、大重量牵引。

5. 根据牵引重量来源　分为徒手牵引、电动牵引、身体自重牵引、滑轮重锤牵引。

6. 根据牵引的时间长短　分为长时间牵引、短时间牵引。

7. 根据牵引力作用的时间　分为持续牵引、连续牵引和间歇牵引。

(二)牵引的作用

1. 增大关节间隙　脊柱牵引可以增大脊柱的椎间隙,改变椎间盘突出物与周围组织的相互关系,减轻神经根受压。例如,颈椎牵引可增加椎骨间隙距离,扩大椎间孔,从而有利于消除水

肿,减轻压迫症状;腰椎牵引可改变突出物与神经根的关系,从而缓解压迫症状;四肢牵引可以增大关节间隙,改善关节的活动范围。

2. 解除肌肉痉挛　牵引可以牵张挛缩或紧张的肌群,降低肌肉的紧张度,松解粘连组织,牵伸挛缩的关节囊和韧带。

3. 改善局部血液循环　间歇性牵引通过肌肉等软组织间断性的紧张、放松,达到挤压血管、改善血液循环的目的,从而促进软组织损伤的修复,促进水肿的吸收和炎症的消退,并缓解疼痛。

4. 改善或恢复关节活动范围　颈椎病、腰椎间盘突出等脊柱疾病常可导致关节活动范围受限,通过牵引的上述作用,可以达到改善或恢复关节活动范围的目的。

5. 矫正关节畸形　对于轻度的脊柱侧突或四肢关节骨折且不能采用手术复位者,可通过牵引的力学作用以达到缓慢复位和矫治畸形的目的。

(三) 牵引的适应证及禁忌证

1. 适应证

1) 脊柱牵引　适用于椎间盘突出、脊柱小关节紊乱、颈背痛、腰背痛及腰腿痛等。

2) 四肢牵引　适用于四肢关节挛缩、四肢关节骨折且不能或不适宜手术复位的患者。

2. 禁忌证　禁忌证主要包括恶性肿瘤、急性软组织损伤、先天性脊柱畸形、脊柱化脓性炎症、脊髓明显受压、严重的骨质疏松及伴有高血压或心血管疾病的患者。

三、训练方法

(一) 颈椎牵引

1. 徒手牵引　徒手牵引一方面是治疗方法,另一方面是判断是否可实施牵引特别是作为机械牵引的尝试性手段。常用的徒手牵引体位有徒手卧位牵引和徒手坐位牵引。

1) 徒手卧位牵引　患者尽可能放松地仰卧于治疗床,头颈部稍前屈。治疗师立于治疗床头,用双手支持患者头部重量。双手的放置以患者的舒适度为依据。可将双手的手指放于患者枕部,或一手放于患者下颌,另一手放于患者枕后。在施加牵引力时,站立姿势应稳定,然后逐渐地、有效地向后依靠,以此牵引患者颈椎 30 s,同样以平稳、逐渐放松的方法撤除牵引力量,休息 10 s,如此反复数次(图 2-5-1)。

注意:首次应用徒手牵引时,应相应变化患者头部的位置,如屈曲、伸展、侧屈和伴旋转的侧屈等,并在每一位置均用一轻柔的牵引力量徐徐牵拉,可用等长收缩的方式施加牵引力量,同时注意患者的反应,以找到牵引时患者最舒适的位置。在牵引的同时应根据患者的反应调整牵引的时间与力量,应循序渐进,若患者有不适感可适当增加休息的时间。

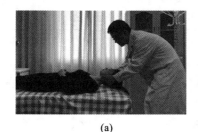 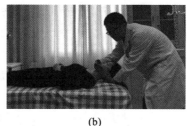

(a)	(b)

图 2-5-1　颈椎徒手卧位牵引

2) 徒手坐位牵引　患者取坐位。治疗师站立在患者后侧,前方上肢屈肘托住患者下颌部,后方手固定在后枕部,双手同时发力支持患者头部重量,将患者头沿身体纵轴方向向上拔伸,并维持 20~30 s。操作方法类似于临床检查颈部的提颈试验。

注意:操作时应向上方拔伸,避免头后仰拔伸,因为在颈项部肌肉放松状态下,容易发生小关节移位,造成脊髓的损伤,特别是严重的骨质增生和脊髓型颈椎病。

2. 电动牵引 电动牵引由电动牵引装置提供颈椎牵引动力。近年来常用微电脑控制电动牵引装置,参数调节精确、操作方便。电动牵引包括持续牵引、间歇牵引和循环牵引等,根据个体差异可进行不同重量和时间的多种组合。常用的颈椎电动牵引体位有坐位电动牵引和仰卧位电动牵引。

1)常见参数

(1)牵引模式:持续牵引或间歇牵引。

①持续牵引:这是一种应用稳定的牵引重量保持数分钟至数小时的牵引方法,具有分离脊柱椎体结构的作用,而且在持续牵引过程中,患者的脊柱肌肉逐渐放松,通过持续牵引,可达到放松肌肉、牵伸软组织和分离骨性关节面的目的。

②间歇牵引:牵引重力根据设定的时间节律性来施加或放松。在牵引过程中,先是以一定的牵引重量牵拉一定时间,然后再减轻或撤离该牵引重量,放松一定时间,如此周而复始,直至牵引结束。

(2)牵引总治疗时间:选择总的牵引治疗时间,单位以分钟(min)计。

(3)牵引相时间:调节牵引-松弛周期中牵引相的时间,单位以秒(s)计。

(4)间歇时间:调节牵引-松弛周期中松弛相的时间,单位以秒(s)计。

(5)牵引力:控制牵引-松弛周期中牵引相的牵引重量,单位以千克(kg)计。

2)牵引参数选择

(1)牵引角度:一般认为采用颈椎前屈10°~30°可使颈椎间隙显著增宽。垂直(0°)牵引时最大应力作用于颈椎上段,增大前屈角度则最大应力位置下移,前屈20°~30°时牵引可使第6、7颈椎间隙增大最明显。

(2)牵引重量:牵引重量应以低于头颅重量开始逐渐增加,约相当于正常成年人体重的10%,年老体弱者为体重的5%。一般首次牵引从3~5 kg开始,椎动脉型从5 kg开始或体重的1/15开始,每天增加重量1~2 kg,至症状改善后,并以此重量维持直到症状缓解或消失。最大牵引重量须视患者体质及对牵引的反应而定,牵引最大重量不得超过20 kg。

(3)牵引时间:每次牵引时间一般为20~30 min;采用大重量牵引或者持续牵引模式,牵引时间宜相应缩短,一般为15~20 min;采用轻量牵引或间歇牵引模式牵引时间可适当延长,使用间歇牵引模式时,牵引时间和间歇时间比例按3∶1或4∶1的原则设定,一般是牵引30 s间歇10 s。有研究表明,过快速的牵引有可能激惹患者的症状,因此,要根据患者的治疗反应调节和设置间歇牵引的时间组合,例如,牵引1 min间歇10 s,或牵引3 min间歇1 min,以避免过快速的牵引引起患者的不适。颈椎牵引过程中,治疗时间和牵引重量的调整参见表2-5-1。

表2-5-1 颈椎牵引时间和牵引重量的调整

症 状	体 征	牵 引 时 间	牵 引 重 量
改善	改善	不变	不变
无改变	无改变	增加	不变或增加
改善	无改变	增加	不变
改善	加重	不变	不变
加重	无改变	不变	降低1/2
加重	加重	降低1/2	降低1/2

(4)牵引频度:一般每天1~2次,15~20天为1个疗程,连续治疗1~2个疗程。

3)操作程序

(1)根据患者体重确定首次牵引重量,并向患者说明牵引中可能出现的各种反应。

（2）按下电源开关，设置控制参数。

（3）选择患者舒适、放松的体位：可选择坐位或仰卧位，坐位牵引时胸、腰要挺直。①枕颌吊带牵引法：将牵引带固定于枕颌部，调整好枕颌牵引套的松紧度，不要卡住喉部；枕部带以枕粗隆为中心包住枕骨，颌部带靠近下颌尖部；两侧悬带腰等长，两侧作用力要相等。②枕牵引法：患者取仰卧位，头颈部与床面平行或形成 15°～30°前屈位；将两支点、软包装、可调宽度的固定托，卡住枕后隆突，以患者感到舒适无挤压感为准，另将尼龙搭扣于前额部紧绷固定。

（4）选择适合的牵引角度：根据颈椎病的分型和 X 线平片结果来决定牵引角度，如 X 线平片显示成直线或反弓状态时采用垂直或略前倾牵引，辅以按摩或进行间歇牵引，神经根型颈椎病可采用前屈 20°～30°，椎动脉型前屈 5°以内。临床上牵引角度还应根据患者牵引后的反应及时调整。

（5）选择牵引模式：持续牵引适用于严重的颈臂痛，且疼痛侧颈部侧屈、旋转运动受限，急性颈椎小关节紊乱；间歇牵引适用于具有显著改变的退行性颈部疾病，且颈部运动明显受限者，伴有老年骨质疏松的退行性颈部疾病，有明确的神经根受损体征，但无刺激性疼痛者。

（6）启动牵引开关，开始牵引。

4）注意事项

（1）治疗师应该熟悉牵引技术和牵引装置，了解牵引装置的性能、限制和有关参数的调节范围。由于不同患者的耐受、体质、症状不同，牵引装置的动力应不同，颈椎牵引的重量应根据治疗次数、牵引时长及牵引模式等因素来确定，循序渐进，避免牵引重量过大，造成肌肉、韧带、关节囊的损伤。

（2）指导患者除去耳机、眼镜等易影响牵引带放置的物品并告诉患者哪些症状在牵引过程中是不应发生的，同时向患者阐明牵引治疗的目的、注意事项并演示出现这些症状时如何应用紧急制动开关，以便及时关机。

（3）在启动牵引装置前，牵引力、牵引时间和间歇时间等所有控制参数在显示器上应显示为"0"，若不为"0"则必须回零。关机时应逐渐地降低牵引力，使牵引绳完全放松，显示器上所有控制参数显示为"0"，再关机。

（4）在牵引治疗过程中，治疗师应密切观察患者的治疗反应，若出现异常反应或症状加重时，需立即停止治疗。在牵引中或牵引后如患者出现头晕、心慌、四肢麻木、无力加重、出冷汗等症状时，应立即停止牵引，同时寻找诱因并进一步检查，经检查如无重要器质性疾病，次日可在严密观察下调整牵引角度和重量后试行短时间牵引。

（5）询问患者对牵引治疗的反应，记录牵引重量、时间、体位等相关数据，作为下一次牵引治疗参数调整或终止治疗的依据。如果牵引 1 周后症状体征无改善，则牵引治疗无效，应重新评估并改用其他方法治疗。

（6）牵引结束时，应逐渐减轻重量，再取下牵引套。休息 1～2 min，同时缓慢、轻柔地活动颈部数次，再离开治疗室。避免突然解除重量，起立，这样可能会引起头痛或头晕等不适反应。

3. 家庭颈椎牵引　家庭颈椎牵引是治疗慢性颈部疾病积极的方法。可自行制作重锤式家庭枕颌牵引装置（图 2-5-2），市场上还有各种各样的成品颈椎牵引装置可供选购，如充气式气囊颈椎牵引装置（图 2-5-3）、门悬式颈椎牵引架（图 2-5-4）等。颈椎牵引有预防颈椎病复发的作用，但是常年在家自行牵引有可能导致颈椎关节不稳。

4. 不良反应及预防措施

（1）牵引重量过大会加重疼痛，并可能造成颈椎结构损害：牵引力量过大不仅造成疼痛加重的不良反应，而且还有可能造成颈椎结构的损害。此外，当牵引重量不适宜时，由于患者颈部肌肉抵抗和牵引时不能放松，颈椎小关节面会压缩变窄。因此，从较小的牵引重量和较短的牵引时间开始进行尝试性牵引是明智的。

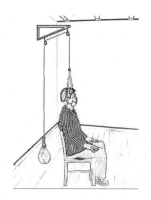

图 2-5-2 重锤式家庭枕颌牵引装置

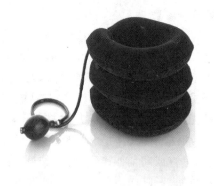

图 2-5-3 充气式气囊颈椎牵引装置

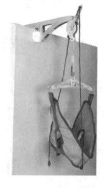

图 2-5-4 门悬式颈椎牵引架

（2）应用枕颌牵引带可能诱发颞颌关节疼痛：这类疼痛常因牵引重量通过下颌带传递至牙齿，颞颌关节成为负荷关节所致。特别是存在不正常的牙齿咬合，如后磨牙缺如时，更易造成这一不良反应。这不仅可使牵引治疗中断，而且对老年患者而言，还有可能造成不可逆的关节损伤。有时牵引时下颌部过度的压力可导致颞颌关节关节炎内出血和血肿。欲避免颞颌关节疼痛，可采用纱布卷牙垫放于后牙之间，以缓解来自牵引带下颌带部分的压力，或应用改良的颈椎牵引带，可有效避免这一不良反应的发生。

（3）存在其他疾病时，易加重其他疾病的症状。

①伸展位颈椎牵引时可能会使伴有椎基底动脉系统疾病的老年患者产生头晕、不适的症状，因此，老年人应慎用这一位置的颈椎牵引。

②在对合并有腰椎解剖方面变异和（或）退行性改变的患者进行颈椎牵引时，颈椎牵引的力量有可能通过硬脊膜传递至腰椎导致腰椎根性疼痛，因此牵引的力量要小。

总之，在进行颈椎牵引时，应采用最小的牵引重量获得最大的治疗效果。

5. 颈椎牵引的适应证及禁忌证

1）适应证　各种类型颈椎病，包括神经根型、椎动脉型、轻度脊髓型但脊髓受压症状不明显，颈椎关节功能紊乱、颈椎侧弯、后突畸形、颈椎骨折、脱位的固定；颈部肌肉痉挛、颈椎退行性疾病、肌筋膜炎等引起的严重颈肩痛。

2）禁忌证

（1）绝对禁忌证：①颈椎结构完整性受损害时，如颈椎及其邻近组织的肿瘤、结核等疾病，颈椎邻近有血管损害性疾病，颈内动脉严重狭窄有斑块形成；②颈椎严重失稳、颈椎椎体骨折、颈脊髓明显受压、寰枢关节半脱位并伴有脊髓受压症状、急性"挥鞭样"损伤、颈椎突出的椎间盘破碎、陈旧性颈椎外伤未愈、重要内脏器官功能不全、出血性疾病、动脉瘤等；③严重的骨质疏松、强直性脊柱炎、类风湿性关节炎、先天性脊柱畸形等。

（2）相对禁忌证：椎动脉硬化、畸形，心肌梗死恢复期，脑动脉硬化，高血压和心脏病患者、颈部肌肉等周围软组织急性拉伤、扭伤、急性炎症、妇女月经期、孕妇等。

（二）腰椎牵引

腰椎牵引技术是治疗下腰痛等腰部疾病的一个重要康复手段，其临床应用有较长的历史。腰椎牵引又称骨盆牵引，是用骨盆带固定腹部和骨盆，胸肋部反向牵引带固定于季肋部，利用牵引床和牵引装置沿腰段脊柱纵轴施加牵引力，以达到缓解神经根性疼痛的一个重要康复治疗技术。

1. 徒手牵引　患者俯卧于治疗床上，最好是应用可滑动、可分离的牵引床，以使摩擦阻力最小。治疗师一人立于患者头侧，双手握持患者腋下或让患者双手紧握治疗床上沿，另一治疗师立

Note

于患者足端握住患者的双侧踝部,缓慢发力沿患者身体纵轴进行牵拉。在牵引的同时还可由第三人在患者腰部病变部位进行按压或做相关复位手法。一次牵引维持 15～30 s,重复 1～2 次,每周 1～2 次。治疗后患者要卧床休息,同时应用药物辅助治疗。

2. 电动牵引　以电动牵引装置提供牵引动力进行腰椎牵引。电动牵引可精确地设定重量和时间组合,做持续的或间歇的腰椎牵引。

1) 常见牵引参数　可参照颈椎电动牵引参数。

2) 牵引参数选择

(1) 牵引重量:为自身体重的 30%～80%,可逐渐增加至 100%,最大不能超过体重。持续牵引的重量可从 10～20 kg 开始,间歇牵引重量可从 20～30 kg 开始。待患者适应后可逐渐增加重量和时间,当症状改善时,以此重量维持牵引。

(2) 牵引时间:一次牵引时间为 20～30 min,小重量牵引时持续时间可适当延长,大重量牵引时持续时间可酌情缩短。间歇牵引的牵引力、牵引时间、间断时间可预先设置,如牵引 1～3 min 间歇 10～30 s,节律性牵拉、放松,周期性反复多次进行,直至牵引治疗结束。

(3) 牵引频度:每天 1～2 次,15～20 次为 1 个疗程,一般 1～2 个疗程。

3) 操作程序

(1) 根据患者体重确定首次牵引重量,并向患者说明牵引中可能出现的各种反应。

(2) 按下电源开关,设置控制参数。

(3) 选择患者牵引体位:一般患者仰卧于牵引床上,取屈髋屈膝位,固定牵引带,骨盆牵引带的上缘应恰好处于髂前上棘,反向牵引带固定于胸廓,分别拉紧固定牢,以舒适为度。

(4) 启动开始按钮,开始牵引。

(5) 询问患者感受,及时处理牵引过程中出现的问题。

(6) 设备警报,牵引结束,松开患者,嘱咐患者休息一会再从牵引床上起来。

(7) 牵引结束,关掉设备开关。

3. 其他牵引方法　腰椎牵引技术中还有一些其他的牵引方法,如电动三维多功能牵引、自体牵引、重力牵引、倒立牵引、悬吊牵引等。

4. 注意事项

(1) 腰椎牵引应在医生指导下,在确定牵引姿势、牵引重量、牵引时间等具体项目后进行,肥胖者和呼吸系统疾病者慎牵。

(2) 牵引前向患者做好解释工作,消除患者紧张情绪,嘱其牵引时不要屏气或用力对抗,对进行屈曲旋转快速牵引者,需详细了解患者病情。高龄或体质虚弱者以电动牵引床轻度牵引为宜。牵引前可进行腰部热疗,有助于放松腰部肌肉,避免拉伤。

(3) 在牵引过程中,胸肋固定带和骨盆固定带要扎紧,胸肋固定带的安放位置和松紧度适宜,应防止卡压腋窝,以免造成臂丛神经损伤,且以不妨碍患者正常呼吸为度,特别注意肥胖患者在进行较大重量(＞50%体重)的腰椎牵引时会有晕厥的倾向。两侧牵引绳应对称,松紧一致,同时应注意观察患者有无不适感,以便在发生异常情况时及时采取措施。不过,在牵引初期(第 3～7 日),有些患者可因体位问题产生头晕、腹胀、大便秘结等现象,习惯后这些现象可逐渐消失,一般不需中断牵引。

(4) 牵引后应缓慢去除牵引带,嘱患者继续平卧休息数分钟,再缓慢起身。必要时可佩戴腰围以巩固疗效。牵引过程中或牵引后,如果患者症状、体征加重,应减轻牵引重量或停止牵引。

(5) 腰椎牵引一般应每天进行 1 次,至少隔天进行 1 次,间隔时间太长会影响疗效。牵引中或牵引后可配合其他治疗,如药物、物理因子或推拿手法等进行综合治疗,以增强疗效。牵引治疗期间需适当卧床或休息。

(6) 在牵引一段时间后,症状可有所缓解,此时不应过早中止牵引。即使症状缓解或消失得

109

较快,也不宜太早结束牵引,这样可以减少复发。若牵引后症状无明显改善,应及时向经治医生反映情况,以查明影响因素,并及时改换条件或更换别的治疗方法。

5. 腰椎牵引的适应证及禁忌证

1)适应证 腰椎间盘突出、腰椎小关节紊乱、腰椎管狭窄症、腰椎小关节滑膜嵌顿、腰椎滑脱、腰椎退行性疾病、无合并症的腰椎压缩性骨折、早期强直性脊柱炎等;脊柱前凸、侧弯、后凸畸形,腰扭伤、腰背肌筋膜炎、腰肌劳损。

2)禁忌证 腰椎结核、脊髓疾病、肿瘤、有马尾神经综合征表现的腰椎管狭窄症、重度骨质疏松、严重高血压、椎板骨折、心脏病、有出血倾向、孕妇、妇女月经期、急性胃十二指肠溃疡、腹主动脉血管瘤、慢性阻塞性肺疾病或其他引起呼吸困难的疾病等。

(三)四肢关节功能牵引

四肢关节功能牵引技术是将挛缩关节的近端肢体固定于特制的支架或四肢牵引装置,在远端肢体的远端按所需的方向施加重量进行牵引,从而达到牵伸关节或增大关节生理运动范围的一种牵引技术。

1. 牵引体位 根据病损关节部位的不同,可取仰卧位、俯卧位、坐位等不同体位进行关节牵引。牵引时尽量使患者处于稳定、舒适、持久的体位,能充分放松局部肌肉。

2. 牵引方法 将挛缩关节的近、远端肢体固定于支架或特定牵引器具的相应位置。设置牵引参数,启动电动牵引,或在远端肢体上按需要的方向施加重力进行牵引。不同的关节及相同关节不同方向的牵引可依次进行(图2-5-5)。

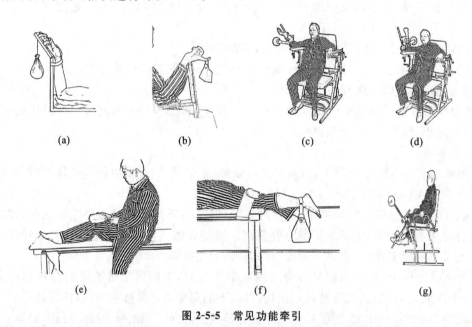

(a)　　　　(b)　　　　(c)　　　　(d)

(e)　　　　(f)　　　　(g)

图 2-5-5　常见功能牵引

3. 牵引重量 牵引力以引起一定的紧张感或轻度疼痛感觉但不引起反射性肌肉痉挛为度,患者能从容忍受并完成治疗。牵引力量应稳定而柔和,从小重量、间歇性牵引过渡到持续牵引。

4. 牵引时间 每次10~20 min,使挛缩的肌肉和受限的关节缓缓地伸展开,每天至少1次,有条件的还可增加次数。

5. 牵引疗程 取决于每次牵引的效果,只要牵引后肌肉紧缩或关节活动受限再现,则均可考虑再行牵引。

6. 适应证和禁忌证

1)适应证 四肢骨折、脱位后关节功能障碍;肌肉韧带外伤手术后软组织挛缩;关节附近烧伤后疤痕粘连;软组织损伤性骨化(骨化性肌炎);稳定期前臂缺血性肌挛缩和小腿骨筋膜间室综合征的恢复期。

2）禁忌证　骨性关节强直；新近骨折后；关节内及其周围的炎症或感染；关节运动或肌肉拉长时疼痛剧烈；有血肿或其他组织损伤征兆时。

7. 注意事项

（1）牵引前先采取局部热疗或热敷，使挛缩关节周围的软组织放松，提高牵引效果。牵引局部需要暴露，衣着应舒适、宽松，以免限制肢体的牵引。

（2）牵引中患者局部应尽量放松，避免和牵引力对抗。牵引力不能强迫关节超过其正常的关节活动度，避免用较大的力量牵引长期制动的肌肉和结缔组织。发生运动的关节之间要加以固定保护，对存在骨质疏松的患者操作时要小心。牵引时受力部位应有衬垫保护，以免出现压疮。避免牵引水肿组织和过度牵引无力的肌肉。

（3）牵引治疗后要询问、观察治疗后的反应，如出现疼痛、肿胀加重，特别是关节周围温度增高要及时减轻牵引重量，预防过度牵引而导致骨化性肌炎的发生。关节功能牵引亦可作为关节主动运动、被动运动等功能训练的准备。当挛缩或缩短的软组织替代正常结构对关节起稳定作用时，或当挛缩或缩短的软组织有增大功能能力作用时（尤其是瘫痪或严重肌无力患者），关节牵引必须慎重或不适宜。

（王贵阳）

拓展阅读：
麦肯基疗法
治疗颈部疼痛

拓展阅读：
麦肯基疗法治
疗腰背下腰痛

能 力 检 测

选择题

1. 以下哪个是根据牵引的治疗部位进行分类的？（　　　）

A. 四肢关节牵引　　　　　B. 坐位牵引　　　　　C. 仰卧位牵引

D. 徒手牵引　　　　　　　E. 电动牵引

2. 以下哪个不是牵引的适应证？（　　　）

A. 椎间盘突出　　　　　　B. 急性软组织损伤　　　　C. 脊柱小关节紊乱

D. 四肢关节挛缩　　　　　E. 腰腿痛

3. 正常成年人颈椎牵引的重量为体重的（　　　）。

A. 5%　　　　B. 8%　　　　C. 10%　　　　D. 12%　　　　E. 15%

4. 神经根型颈椎病的牵引角度一般为前倾（　　　）。

A. 10°～20°　　B. 15°～20°　　C. 20°～30°　　D. 25°～30°　　E. 30°～40°

5. 以下关于四肢关节牵引的描述错误的是（　　　）。

A. 牵引前先采取局部热疗或热敷，使挛缩关节周围的软组织放松，提高牵引效果

B. 牵引力应强迫关节超过其正常的关节活动度，才能起到牵引分离关节的效果

C. 牵引局部需要暴露，衣着应舒适、宽松，以免限制肢体的牵引

D. 牵引时受力部位应有衬垫保护，以免出现压疮

E. 关节功能牵引亦可作为关节主动运动、被动运动等功能训练的准备

能力检测
答案

真 题 精 选

1. 颈椎牵引的开始重量为体重的（　　　）。

A. 8%～10%　　　　　　　B. 18%～20%　　　　　C. 28%～30%

D. 38%～40%　　　　　　E. 48%～50%

Note

2. 适合进行关节牵引的是(　　)。

A. 关节挛缩　　　　　　　　B. 新近骨折后　　　　　　　　C. 骨性关节强直

D. 关节运动时剧烈疼痛　　　E. 关节内及其周围的炎症

3. 颈椎牵引的作用不包括下列哪一项?(　　)

A. 解除颈部肌肉痉挛　　　　B. 减少椎间盘内压　　　　　　C. 使扭曲的椎动脉伸张

D. 增强颈肌肌力　　　　　　E. 牵开被嵌顿的小关节滑膜

4. 一般认为腰椎牵引时,所需克服摩擦力的摩擦系数约为(　　)。

A. 0.3　　　　B. 0.4　　　　C. 0.5　　　　D. 0.6　　　　E. 0.7

5. 腰椎牵引时,至少要克服多大的摩擦力方可获得效果(以人体体重的百分比计)?(　　)

A. 56%　　　　B. 16%　　　　C. 26%　　　　D. 36%　　　　E. 46%

📦 项目小结与框架

　　本案例的患者因长期伏案工作,出现枕部、颈背部、肩胛骨脊柱缘疼痛,颈部关节活动受限等症状及体征,临床诊断为颈椎病。针对此患者可采用颈椎牵引的方法,增大椎间关节间隙,解除肌肉痉挛,改善局部血液循环,达到改善关节活动范围、缓解疼痛的目的。患者长期伏案工作,颈肩部处于异常的姿势,导致肌肉力量不平衡状况的出现,可采用牵伸技术降低肌肉张力,应用肌力训练技术能提高肌力,恢复肌肉的动态平衡,达到缓解疼痛、改善关节活动度、维持关节稳定的目的。应重点牵伸颈部前屈肌群、后伸肌群、侧屈肌群、旋转肌群,可让患者在家中进行胸锁乳突肌、上斜方肌、斜角肌、肩胛提肌、枕下肌群的自我牵伸,同时加强颈深屈肌群的力量训练。也可根据实际情况进行颈椎关节松动,缓解疼痛,改善关节活动范围。

　　针对患者肩周炎的症状和体征,可采用肩关节松动配合肌肉牵伸手法,达到改善关节活动范围、缓解疼痛的效果。可重点进行盂肱关节的长轴牵引、分离牵引、前后向滑动、后前向滑动、足侧向滑动、肩胛胸壁关节松动,结合患者实际情况配合肩前屈肌群、肩后伸肌群、肩内收肌群等肌肉牵伸手法。随着患者颈、肩部关节活动度的改善,鼓励患者日常进行主动的颈、肩关节活动,尽可能活动到最大活动范围,并稍加维持。避免长时间伏案工作,工作时保证正确的姿势。

　　本项目的主要内容框架见下图。

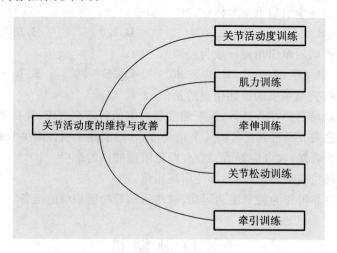

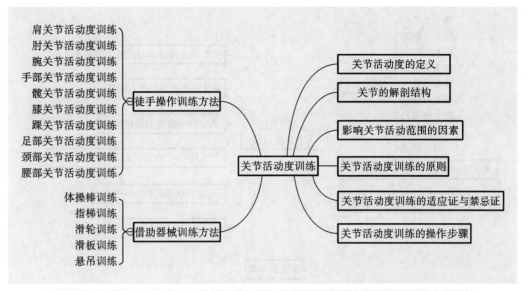

肩关节活动度训练
肘关节活动度训练
腕关节活动度训练
手部关节活动度训练
髋关节活动度训练 — 徒手操作训练方法
膝关节活动度训练
踝关节活动度训练
足部关节活动度训练
颈部关节活动度训练
腰部关节活动度训练

体操棒训练
指梯训练
滑轮训练 — 借助器械训练方法
滑板训练
悬吊训练

关节活动度训练
— 关节活动度的定义
— 关节的解剖结构
— 影响关节活动范围的因素
— 关节活动度训练的原则
— 关节活动度训练的适应证与禁忌证
— 关节活动度训练的操作步骤

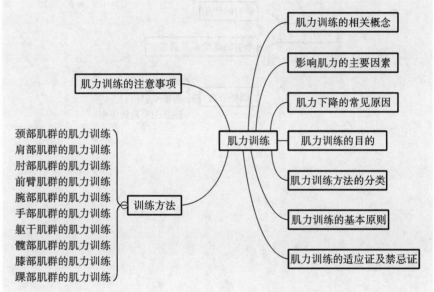

肌力训练的注意事项

颈部肌群的肌力训练
肩部肌群的肌力训练
肘部肌群的肌力训练
前臂肌群的肌力训练
腕部肌群的肌力训练 — 训练方法
手部肌群的肌力训练
躯干肌群的肌力训练
髋部肌群的肌力训练
膝部肌群的肌力训练
踝部肌群的肌力训练

肌力训练
— 肌力训练的相关概念
— 影响肌力的主要因素
— 肌力下降的常见原因
— 肌力训练的目的
— 肌力训练方法的分类
— 肌力训练的基本原则
— 肌力训练的适应证及禁忌证

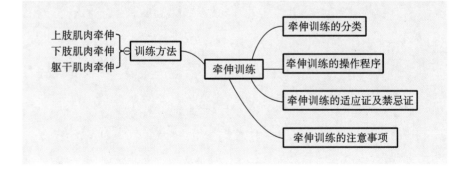

上肢肌肉牵伸
下肢肌肉牵伸 — 训练方法
躯干肌肉牵伸

牵伸训练
— 牵伸训练的分类
— 牵伸训练的操作程序
— 牵伸训练的适应证及禁忌证
— 牵伸训练的注意事项

Note

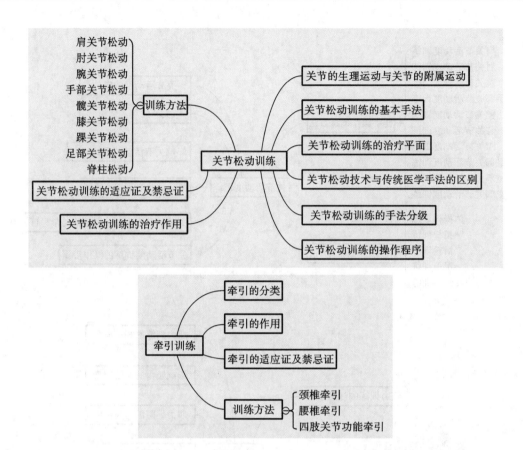

肩关节松动
肘关节松动
腕关节松动
手部关节松动
髋关节松动　训练方法
膝关节松动
踝关节松动
足部关节松动
脊柱松动

关节松动训练的适应证及禁忌证

关节松动训练的治疗作用

关节松动训练

关节的生理运动与关节的附属运动

关节松动训练的基本手法

关节松动训练的治疗平面

关节松动技术与传统医学手法的区别

关节松动训练的手法分级

关节松动训练的操作程序

牵引训练

牵引的分类

牵引的作用

牵引的适应证及禁忌证

训练方法

颈椎牵引
腰椎牵引
四肢关节功能牵引

项目三　平衡与协调功能的恢复

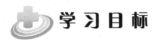

学习目标

一、能力目标

(1) 能进行各种体位下的平衡功能训练。

(2) 能进行上肢、下肢和全身性协调功能训练。

二、知识目标

(1) 掌握平衡反应的概念,平衡的分类,平衡训练原则。

(2) 掌握协调的概念,协调功能障碍的分类及表现,协调训练的原则。

(3) 熟悉影响人体平衡能力的因素。

(4) 熟悉影响协调功能的因素。

任务引入

案例:患者,男,11 岁,因"吞咽障碍伴左侧肢体活动不利四月余"入院。患者 4 个月前某天早晨无明显诱因出现头痛、呕吐,后逐渐意识丧失,头颅 CT 检查示左小脑出血。专科检查:听理解正常,言语流畅,构音欠清晰,复述可,对答切题,记忆力、计算力和空间定向力基本正常。双耳听力无明显异常,眼球运动可,视野无缺损,无偏侧忽略。各关节被动关节活动范围正常,左小腿三头肌张力 1 级。坐位平衡 2 级,跪位平衡 1 级,站立不能,左侧指鼻试验和跟膝胫试验欠稳准,右侧基本准确。患者为一名小学生,爱好玩游戏,本次住院希望可以恢复正常饮食及独立步行的能力,希望可以灵活使用左手;患者家住二楼,无电梯,家中配备坐便器及淋浴间,无扶手及防滑垫。

引导语:患者目前平衡协调方面的症状发生机制是什么呢? 针对平衡协调功能的改善,具体的运动治疗内容都有什么? 如何进行有效的训练? 在以下内容的学习中,我们将逐一解决以上问题。

任务一　平衡训练

任务二　协调训练

Note

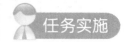

任务一　平　衡　训　练

平衡训练是指为提高患者维持身体平衡的能力所采取的各种训练措施。通过这种训练,能改善和调节与平衡有关的各项能力,从而改善平衡功能。平衡训练是康复治疗中的一项重要内容,因为平衡能力能直接或间接地影响患者控制身体活动能力和日常生活能力。平衡训练适用于具有平衡功能障碍的患者,也适用于正常人群。

一、场地及仪器设备

1. 场地　运动治疗室、各种地面的生活环境。

2. 仪器设备　治疗床、治疗凳、高靠背椅、平行杠、软垫、治疗球等。

二、知识准备

(一) 基本概念

1. 人体平衡　人体维持重心稳定或当身体重心偏离稳定位置时,通过自发的、无意识的或反射性的活动,以恢复重心稳定的能力。

2. 稳定极限　稳定极限是指在不失衡的条件下,身体能够倾斜的最大角度,是重心在支撑点上方摆动时所容许的最大范围,反映了人体姿势控制能力,其大小取决于支撑面的大小和性质。正常人双足自然分开站在平整而坚实的地面上时,稳定极限前后方向约为 12.5°,左右方向约为 16°。

3. 平衡反应　平衡反应是指平衡状态改变时,人体恢复原有平衡或建立新平衡的过程,包括反应时间和运动时间。反应时间是指从平衡状态的改变到出现可见运动的时间;运动时间是指从出现可见运动到建立新平衡的时间。反应时间及运动时间是判定人平衡能力的重要指标。平衡反应受大脑皮质和中脑的控制,属于高级水平的发育性反应。

(二) 影响人体平衡能力的因素

1. 重心和支撑面　一个人的平衡功能正常时,能够始终保持重心垂直地落在支撑面上方或范围内。人体站立时,重心位于骨盆内,肚脐以下,腰腹中点。人体肢体形态不同,重心位置因人而异。支撑面是指人体在各种体位时(卧、坐、站立、行走)肢体与支撑物的接触面。站立时支撑面为包括双足底在内的两足间的面积。支撑面的大小、质地、平整程度和稳定性都会影响人体平衡。面积大、平整、稳定的支撑面,有利于身体维持平衡;反之导致平衡能力下降。

2. 平衡的维持机制　人体平衡的维持需要三个环节的参与:感觉输入、中枢整合和运动控制。

1) 感觉输入　感觉输入正常情况下,人体通过视觉、躯体觉、前庭觉的传入来感知站立时身体所处的位置及与地球引力和周围环境的关系。因此,适当的感觉输入,特别是躯体、前庭和视觉信息对平衡的维持和调节具有前馈和反馈的作用。视觉系统提供头部相对于环境的位置变化及头部相对于环境的定位信息;躯体感觉系统通过皮肤内的触、压觉感受器和肌梭、关节内的本体感受器,感知支撑面的信息及重心分布变化及身体的位置和运动;前庭系统向中枢传递加速度信息,感觉运动中头部在空间的位置,调节视觉和有关骨骼肌的张力,保持头位及正确姿势。三种定位感觉之一发生异常,人体都可能出现定向障碍和运动病症,其姿势平衡调节会受到影响。

2)中枢整合　三种感觉信息在脊髓、前庭核、内侧纵束、脑干网状结构、小脑及大脑皮层等多级平衡觉神经中枢中进行整合加工,结合视空间关系、环境认知等知觉信息,形成运动的方案。当体位或姿势变化时,为了判断人体重心的准确位置和支撑面情况,中枢神经系统将三种感觉信息进行整合,迅速判断何种感觉所提供的信息是有用的,何种感觉所提供的信息是相互冲突的,从中选择那些提供准确定位信息的感觉输入,放弃错误的感觉输入。

此外,前庭神经系统,内侧纵束向头部投射影响眼肌运动,维持躯干和下肢肌肉的肌张力,能支撑身体并能抗重力运动,但又不会阻碍运动。交互神经支配或抑制可以使人体能保持身体某些部位的稳定,同时有选择性地运动身体的其他部位,产生适宜的运动,完成大脑所制订的运动方案,其中静态平衡需要肌肉的等长运动,动态平衡需要肌肉的等张运动。

3)运动控制　中枢神经系统在对多种感知信息进行分析整合后下达运动指令,运动系统以不同的协同运动模式控制姿势变化,将身体重心调整回到原来的范围内或重新建立新的平衡。保护性伸展反应及仰卧位、俯卧位、坐位、跪位等各种体位中的平衡反应都是常见的运动输出表现形式。在立位时,当姿势变化危及平衡时,人体主要采取以下形式应对:踝调节(人站在一个比较坚固且较大的支撑面上,受到一个较小的外界干扰或支撑面小幅度前后晃动时,身体重心以踝关节为轴进行前后转动以调整重心,保持身体的稳定性)、髋调节(人站在较窄小的支撑面上,受到一个较大的外界干扰或支撑物晃动时,通过髋关节的屈伸活动来调整身体重心以保持平衡)、跨步调节(当外力干扰过大,使身体的摇动进一步增加、重心超出稳定极限、以上调节机制不能应答平衡的变化时,人体自动地向用力方向快速跨出或跳跃一步,来重新建立支撑面,维持平衡)。

3. 运动系统正常功能　包括肌力与耐力、主动肌与拮抗肌的协调能力、关节的灵活度和软组织的柔韧度。

（三）平衡的分类

平衡可分为静态平衡和动态平衡两种。动态平衡又可分为自动态平衡和他动态平衡。临床上还将平衡分为:一级平衡,即静态平衡;二级平衡,即自动态平衡;三级平衡,即他动态平衡。

1. 静态平衡　静态平衡是指人体在无外力的作用下,保持某一静态姿势,自身能控制及调整身体平衡的能力,主要依赖于肌肉的等长收缩及关节两侧肌肉协同收缩来完成。

2. 自动态平衡　自动态平衡是指人体在自身重心移动而无外力作用下自身能控制及调整身体平衡的能力,主要依赖于肌肉的等张收缩来完成。

3. 他动态平衡　他动态平衡是指人体在外力作用下自身能控制及调整身体平衡的能力,主要依赖于肌肉的等张收缩来完成。

（四）平衡训练原则

1. 循序渐进　训练的难度和复杂程度要结合患者病情的改善情况逐渐调整,可以从以下几个方面进行,具体应用时,可以改变一个,也可以多个因素一起调整,增加训练难度。

1)支撑面改变　支撑面大,则稳定性高;支撑面小,则稳定性小。患者在平衡训练开始时,可以在支撑面较大或采用使用辅助器具较多的体位进行训练,当患者的稳定性提高后,则减小支撑面或减少辅助器具的使用。例如,先仰卧位训练,然后侧卧位训练、端坐位平衡训练,并逐步进展至站立位训练,站立位训练时两足之间距离由与肩同宽逐渐变小至并足,然后单足站立。逐渐增加训练的难度。除了支撑面由大变小外,还可以改变支撑面的质地和稳定程度。例如,坐位平衡训练开始时在治疗床上进行,平衡功能改善后,过渡到软垫上和治疗球上训练。

2)身体重心由低到高　重心低,则稳定性好;重心高,则稳定性差。治疗师可以通过改变患者的训练体位来变换身体重心的高度,使平衡训练的难度逐步提高。

3）从睁眼训练过渡到闭眼训练　训练开始时，要求患者两眼睁开，待平衡控制较好后则开始闭眼进行训练。

4）从静态平衡到动态平衡　平衡训练首先从稳定的静态姿势开始，然后过渡到动态平衡。只有这样，患者才有可能在坐位或立位的姿势下，灵活自如地完成日常的生活动作。自动态平衡和他动态平衡训练方式的选择也需要依据动作的难易程度，较小外力干扰的他动态平衡训练与较大幅度的自动态平衡训练要客观对待，不能单纯凭借训练形式的不同判定难易度。

5）逐渐增加训练的复杂性　可以把以上训练方法两种或多种形式相结合，例如，可以练习闭眼单足站立。还可以结合以下方式：在注意下和在不注意下的平衡训练，开始时告诉患者在推动时要求保持平衡，然后可在患者不注意的情况下突然发力推动患者，并要求患者保持平衡；影响前庭器官功能的平衡训练，例如，要求患者在转动身体后保持平衡，或者让患者在大转轮中进行训练。

2. 综合训练　存在平衡功能障碍的患者往往同时具有肌力、肌张力、关节活动度或步态等异常，其中头的稳定对平衡具有重要影响，需要有强有力的颈肌来维持。强有力的颈肌又可调节其他部位的肌张力以维持全身稳定性。如果是中枢神经系统病变的患者还可能存在认知、言语等功能障碍，因此，在平衡训练的同时，也要进行肌力、言语、认知、步态等综合性训练，如此才能促进平衡功能的改善，促进患者日常生活活动能力的恢复。

3. 注意安全　平衡功能障碍的患者，在重心较高的体位下训练或活动时，都有可能出现扑倒，由于自身控制能力差，出现意外损伤较健康人会更加严重。训练平衡功能的原则是在监护下，先将患者被动地向各个方向移动到失衡或接近失衡的点上，然后让患者自行返回中位或平衡的位置上。训练中要注意从前面、后面、侧面或在对角线的方向上推或拉患者，让患者达到或接近失衡点；要密切监控以防出现意外，但不能扶牢患者，否则患者因无须做出反应而失去效果。一定要让患者有安全感，否则因害怕而诱发全身痉挛出现联合反应，加重病理模式。在训练结束后也要进行宣教，提高患者自身安全意识和自身运动能力的认知水平，多环节预防意外损伤的出现。

三、训练方法

进行平衡训练时，不论处于什么体位，首先需要控制头部的稳定，其次是颈部和躯干肌肉的协同收缩，来保持躯干的稳定性。训练中尽量借助矫形镜，利用视觉反馈随时观察异常的姿势进行调整。

（一）坐位平衡训练

坐位平衡训练包括长坐位平衡训练和端坐位平衡训练。偏瘫患者多采用端坐位平衡训练，而截瘫患者多采用长坐位平衡训练。两种体位训练内容大致相同。

1. 静态平衡训练　患者取坐位，治疗师位于患者的后方，用手扶持患者肩部、背部，辅助患者保持静态平衡，逐渐减少辅助力量，让患者能够独立保持静态平衡。

2. 自动态平衡训练　治疗师在患者身旁进行监护并指导。指示患者向左右或前后等各个方向倾斜，躯干向左右侧屈或旋转，单侧或双侧上肢向各个方向伸展或上举，并保持坐位平衡。例如治疗师位于患者的对面，手拿物体放于患者的正前方、侧前方、上方、侧上方、正下方、侧下方等不同的方位，让患者来触碰治疗师手中的物体。

3. 他动态平衡训练　患者取坐位，治疗师站在患者前面或背后。治疗师向侧方或前后方推动患者，逐渐加大推动的幅度和速度。还可进行抛接球训练，治疗师从各个方向各个角度向患者抛球，并逐渐增加抛球的力度来增加训练的难度。最后可以在平衡板或 Bobath 球上进行以上训练（图 3-1-1）。

平衡训练

Note

（二）手膝位平衡训练

1. 静态平衡训练　患者手部和膝部作为体重支撑点，治疗师站在患者一侧，帮助患者完成手膝位，然后松手让患者独立保持平衡。当患者有较好的静态平衡后，可以开展动态平衡训练。

2. 自动态平衡训练　在治疗师监护下，患者自己向前、后、左、右各个方向活动身体并保持平衡，随着功能提高，可指示患者抬起上肢或下肢并保持平衡，还可将一侧上肢和另一侧下肢同时抬起并保持平衡，逐渐增加训练的难度（图 3-1-2、图 3-1-3）。

3. 他动态平衡训练　患者取手膝位，治疗师向各个方向推动患者，患者对抗外力并保持平衡。

（三）跪位平衡训练

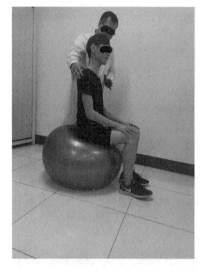

图 3-1-1　Bobath 球上坐位平衡训练

跪位分为双膝跪位和半跪位。根据支撑面大小不同，一般双膝跪位平衡掌握后，再进行半跪位平衡训练。

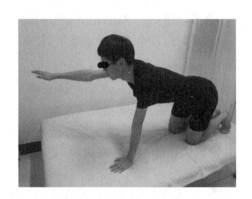

图 3-1-2　手膝位平衡训练（一）

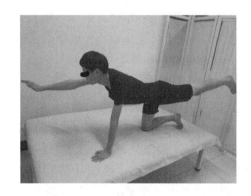

图 3-1-3　手膝位平衡训练（二）

1. 静态平衡训练　患者取跪位，治疗师站在患者一侧，让患者独立保持平衡。

2. 自动态平衡训练　患者取跪位，患者自己向各个方向活动身体或向各个方向上举手臂，进行重心摆动。

3. 他动态平衡训练　患者取跪位，治疗师向各个方向推动患者，患者抵抗外力并维持平衡。也可进行幅度、强度不同的上肢活动。如抛接球、取放物品等。最后还可在平衡板上训练，提高训练的难度（图 3-1-4）。

（四）立位平衡训练

1. 静态平衡训练　患者尚不能独立站立时，双手抓住平行杠，治疗师站于患者背后帮助患者维持立位。静态平衡稍微改善后，则可以减少辅助的程度，不需要辅助站立后，则开始进行平行杠外站立平衡训练。

2. 自动态平衡训练　患者面对镜子站立，治疗师站于患者旁边。根据患者平衡功能不同，可进行以下训练：站立时足保持不动，身体交替向侧方、前方或后方倾斜并保持平衡；身体交替向左右转动并保持平衡；左右侧下肢交替负重；治疗师手拿物体，放于患者的正前方、侧前方、正上方、侧上方、正下方、侧下方等各个方向，让患者来触碰物体；弯腰伸手去拿地上物体（图 3-1-5）；或利用平衡训练系统，完成显示屏上不同的任务，主动调整重心位置。

Note

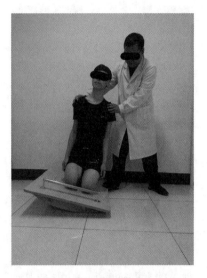

图 3-1-4　平衡板跪位平衡训练

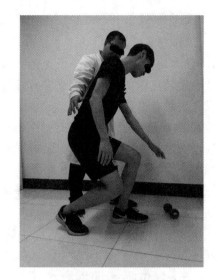

图 3-1-5　弯腰取物

3. 他动态平衡训练　患者面对镜子保持独立站立位。治疗师站于患者旁边,向不同方向推动患者,可以逐渐增加推动的力度和幅度,增加训练的难度。随着平衡功能的改善,可以由硬的支撑面改为软的支撑面,例如站在气垫上或软的床垫上。也可以缩小支撑面,由双足分开站立换为并足站立,或单足站立。还可以在平衡板上站立。然后治疗师向各个方向推动患者,使其保持平衡。进一步增加训练的难度。

（五）前庭功能训练

前庭主要是感受人体运动时的加速度或减速度。前庭功能训练时主要是改变患者头的运动方向和速度,灵活采取各种方式。对于前庭功能障碍的患者,其平衡功能的训练方法有其独特性。双侧前庭功能完全丧失的患者或前庭功能障碍合并视觉或本体感觉障碍时,疗效较差。部分功能损伤的患者则可以通过训练得到改善。

1992 年 Susan 等设计了一套提高前庭适应性的训练方法,在平衡训练中诱发视觉和本体感觉参与,具体方法如下。

（1）患者双足尽可能靠拢,必要时双手或单手扶墙保持平衡,然后左右转头,再单手或双手不扶墙站立,时间逐渐延长并仍保持平衡,双足再靠拢些。

（2）患者步行,必要时他人给予帮助。

（3）患者练习在行走中转头。

（4）患者双足与肩同宽站立,直视前方目标,逐渐使支撑面变窄,即双足间距离缩短至 1/2 足长,在进行训练时,双眼先断续闭拢,然后闭眼时间逐渐延长,同时,前臂先伸展,然后放置于体侧再交叉于胸前,在进行下一个难度训练之前,每一体位至少保持 15 s,训练时间总共为 5～15 min。

（5）患者站立于软垫上,可从站立于硬地板开始,逐渐过渡到在薄地毯、薄枕头或沙发垫上站立。

（6）患者在行走中转圈练习,从转大圈开始,逐渐变得越来越小,两个方向均应练习。

此外,还可以让患者坐在可转动的椅子上进行前庭旋转训练。开始患者靠坐在椅子上,头直立,脚放在踏板上身体放松,分别在胸部、下腰部和脚踝部充分固定。通过治疗师控制旋转的速度,使患者被动感受加速度的变化。适应后患者睁眼坐或平躺于转椅上,转椅逆时针或顺时针转动,患者按治疗师口令,头部进行左右主动转动或前屈后伸运动,轮椅转速逐渐增加,建议每秒的转动不超过 180°,时间先短后长,一般维持 5 min,结束时逐渐降低转速至停止。

四、注意事项

(1) 严格遵守训练原则,尤其是注意保护患者安全,防止意外发生。

(2) 密切关注患者心血管等不良反应及疲劳、疼痛等治疗反应,及时调整训练方式。

(3) 训练一定要目标明确,针对患者平衡障碍原因进行治疗。

(梁志刚)

能力检测

选择题

1. 下列关于平衡训练的基本原则错误的是(　　)。

A.支撑面由大变小　　　　　　　　　　　　B.从静态平衡到动态平衡

C.从训练时睁眼过渡到闭眼　　　　　　　　D.打破前庭器官的平衡来保持身体平衡

E.身体重心逐步由高到低

2. 下列关于平衡分类错误的是(　　)。

A.静态平衡　　　　　　　B.他动态平衡　　　　　　　C.自动态平衡

D.四级平衡　　　　　　　E.动作中平衡

3. 下列哪种情况属于他动态平衡?(　　)

A.保持坐姿　　　　　　　B.保持站立姿势　　　　　　C.站起

D.坐下　　　　　　　　　E.步行时被人撞了一下仍能保持平衡,继续行走

4. 在立位时,当姿势变化危及平衡时,人体应对主要为(　　)。

A.踝调节、膝调节、跨步调节　　　　　　　B.踝调节、髋调节、跨步调节

C.踝调节、髋调节、膝调节　　　　　　　　D.髋调节和膝调节

E.踝调节和髋调节

真题精选

1. 平衡的关键环节不包括(　　)。

A.听觉系统　　　　　　　B.本体感受器　　　　　　　C.前庭系统

D.视觉系统　　　　　　　E.高级中枢对平衡信息的整合能力

2. 在维持人体平衡中不起作用的是(　　)。

A.听觉系统　　　　　　　B.躯体感觉系统　　　　　　C.视觉感觉系统

D.前庭感觉系统　　　　　E.运动系统

3. 平衡训练中提供不稳定支撑面的设备为(　　)。

A.治疗球　　　B.座椅　　　C.治疗台　　　D.平行杠　　　E.体重秤

4. 下列属于静态平衡训练方法的是(　　)。

A.站在平衡板上,维持不动　　B.转移动作　　　　　　　C.从地上捡东西

D.穿脱袜子　　　　　　　　　E.步行

5. 有关平衡训练的基本原则,错误的是(　　)。

A.从静态平衡训练开始　　　　B.逐步增大支撑面　　　　C.逐步提高重心

D.逐步增加头颈和躯干活动　　E.从睁眼训练过渡到闭眼训练

能力检测
答案

真题精选
答案

Note

任务二 协调训练

协调训练是让患者在意识控制下,训练其在神经系统中形成自动的、多块肌肉协调运动的记忆轨迹,从而使患者能够随意再现多块肌肉协调主动运动形式的能力,比单块肌肉随意控制所产生的动作更迅速、更准确、更有力。协调能力直接关系各种运动的准确和美观,因此影响患者日常生活较大。协调训练是利用残存部分的感觉系统以及利用视觉、听觉和触觉来管理随意运动,其本质在于集中注意力,进行反复正确的练习。协调训练适用于具有协调功能障碍的患者,如小脑病变患者等,也适用于正常人提高运动能力。

一、场地及仪器设备

1. 场地 运动治疗室、作业治疗室。

2. 仪器设备 治疗床、靠背椅、日常用品等。

二、知识准备

(一) 基本概念

1. 协调 协调是指人体进行平稳、准确、有控制的运动的能力。

2. 协调运动 协调运动是指在中枢神经系统的控制下,与特定运动或动作相关的肌群以一定的时空关系共同作用,从而产生平稳、准确、有控制的运动。

评判运动的质量应遵循一定的方向和节奏,采用适当的力量和速度,移动恰当的距离,达到准确的目标等几个方面的要求。协调功能障碍是多肌运动障碍,涉及多系统,又称为共济失调。

(二) 协调训练的分类及表现

小脑、大脑、脊髓和锥体外系共同参与完成精确的协调运动,因此,根据中枢神经系统的病变部位不同而将协调功能障碍(共济失调)分为以下三个类型:小脑性共济失调、大脑性共济失调和感觉性共济失调。

1. 小脑性共济失调 小脑是重要的运动调节中枢。小脑半球损害导致同侧肢体的共济失调。小脑性共济失调的特点是与视觉无关,不受睁眼与闭眼的影响,无感觉、位置与振动觉障碍。患者由于对运动的速度、力量和距离的控制障碍而产生辨距不良和意向性震颤、快速及轮替运动异常、大写症、行走时酩酊步态。

2. 大脑性共济失调 额桥束和颞枕桥束是大脑额、颞、枕叶与小脑半球的联系纤维,其病变可引起共济失调,但较小脑病变的症状轻。根据发病部位不同,可包括以下几种类型:①额叶性共济失调:类似小脑性共济失调,表现为平衡障碍、步态不稳、肌张力增高、腱反射亢进和出现病理征,伴额叶症状(如精神症状、强握反射等);②顶叶性共济失调:对侧肢体出现不同程度的共济失调,闭眼时明显,深感觉障碍不明显或呈一过性;③颞叶性共济失调:表现较轻,呈一过性平衡障碍,早期不易发现。

3. 感觉性共济失调 脊髓后索的病变会造成深感觉障碍,从而引起感觉性共济失调。此类患者不能辨别肢体的位置和运动方向,协调障碍主要表现为站立不稳、两脚分开较宽、摇摆不定、高抬腿、步距不等、落地有声、走路看脚、在黑暗处则难以行走。检查时会发现震动觉、关节位置觉缺失,闭目难立征阳性等。

（三）影响协调功能的因素

协调训练强调动作的完成质量,保持人体协调与平衡一样,也需要三个环节的参与:感觉输入,中枢整合,运动控制。因此,影响协调的因素主要有以下几个。

1. 感觉系统　与平衡有所不同,协调的感觉输入主要包括视觉和本体感觉,而前庭觉所起的作用不大。视觉对协调功能有补偿作用,本体感觉同样有益于协调的维持。

2. 中枢系统　协调运动的产生需要小脑、基底节和脊髓后索的参与。小脑的主要功能是反射性地维持肌张力、姿势平衡及运动协调。基底节主要在复杂的运动、姿势控制及维持正常肌张力方面发挥作用。脊髓后索主要是维持运动有关的深感觉。后索病变的特征为同侧精细触觉和意识深感觉减退或消失,而痛觉、温度觉保存。

3. 运动系统　肌肉骨骼系统的功能越接近正常,则协调功能越接近正常。

4. 动作的频率　协调动作的频率越低,越易保持协调,反之,协调动作的频率越高,则越易失去协调性。

5. 其他因素　患者的精神、心理状态、认知水平和训练主动性等会影响协调训练的效果,认知功能差则训练效果可能不明显,精神状态不好、主动性差也会影响训练效果。

（四）协调训练的原则

引起协调功能障碍的因素很多,为了改善协调功能,训练也应遵循一定原则,否则很难达到预期效果。基本原则如下。

1. 循序渐进　训练动作先简单后复杂,影响因素由一项到多项,逐渐提高训练的难度和复杂性。

2. 重复性训练　为了形成多块肌肉协调运动的记忆,每个动作需大量重复练习,以达到强化的效果,从而促进大脑的功能重组,形成记忆轨迹,改善协调功能。

3. 因人而异　针对每一个患者具体的协调障碍而进行针对性的训练,从而取得更好的训练效果。

4. 综合性训练　协调功能的影响因素很多,协调训练不应是独立进行的,在进行针对性训练的同时,也要考虑到所有因素进行相应的训练,如肌力训练、平衡功能训练、认知训练等。

三、训练方法

（一）上肢协调性训练

上肢协调性训练包括轮替动作练习、定位方向性动作练习、节律性动作练习和手眼协调练习。根据患者病情需要可进行以下训练。

1. 双上肢交替上举　双上肢交替举过头顶高度,手臂尽量保持伸直,并逐渐加快练习的速度。

2. 双上肢交替摸肩上举　双上肢交替屈肘、摸同侧肩,然后上举(图 3-2-1)。

3. 双上肢交替摸肩前伸　上肢要前伸至水平位,前臂旋后,左右交替屈肘拍肩、伸肘,速度可逐渐加快。

4. 交替屈肘拍肩　双上肢起始位为解剖位,然后左、右侧交替屈肘,手拍同侧肩部。逐渐加快速度。

5. 前臂旋前、旋后　肩关节中立位,肘屈曲90°,左、右侧同时进行前臂旋前和旋后的练习。或一侧练习一定时间,再换另一侧练习(图 3-2-2)。

6. 腕屈伸　双侧同时进行腕屈伸练习,或一侧练习一定时间,再换另一侧练习。

7. 双手交替掌心拍掌背　双手放于胸前,左手掌心拍右手掌背,然后右手掌心拍左手掌背,如此交替进行,逐渐加快速度。

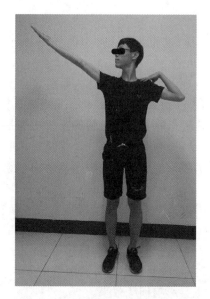

图 3-2-1　双上肢交替摸肩上举

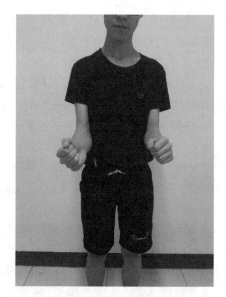

图 3-2-2　前臂旋前、旋后

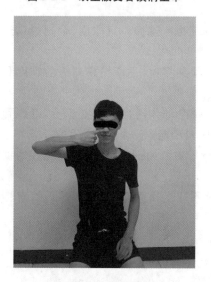

图 3-2-3　指鼻练习

8. 掌心掌背拍手　双手在胸前掌心互击，然后两手手背相击，交替进行。

9. 指鼻练习　上肢外展 90°，肘伸直，左、右侧交替以食指指鼻，或一侧以食指指鼻，逐渐加快速度练习（图 3-2-3）。

10. 对指练习　双手相应的手指互相触碰，由拇指到小指交替进行；或一只手拇指分别与其余四个手指进行对指，逐渐加快速度。

11. 指敲桌面　双手同时以五个手指依次轮流敲击桌面，要求发出稳定、有节奏的声音。

12. 插、拔木棒　从大到小依次将木棒插入指定孔中，然后按要求将木棒逐一拔出。

13. 抓物训练　将铁珠、豆粒放在桌子上，让患者抓起，然后放在指定的位置。

14. 画画或写字　开始可以在已有的字、画上描写，然后在白纸上写或画。

15. 文娱活动　下棋、打扑克、拼拼图、堆积木等均有助于提高手眼协调能力。

（二）下肢协调性训练

下肢协调性训练包括轮替动作练习、整体动作练习和节律性动作练习。根据患者病情需要可进行以下训练。

1. 交替屈髋　仰卧于床上，膝关节伸直，左右交替屈髋至 90°，逐渐加快速度。

2. 交替伸膝　坐于床边，小腿自然下垂，左右侧交替伸膝，逐渐加快速度。

3. 坐位交替踏步　坐位时左右侧交替踏步，并逐渐加快速度。

4. 拍地练习　足跟触地，脚尖抬起做拍地动作，可以双脚同时或交替进行，逐渐加强节奏感。

5. 交叉腿　坐位，两腿伸直、外展，内收时两腿交替在上，逐渐加快速度。

6. 交替进退　立位，双足交替前进后退，逐渐加快速度。

7. 一字直行　立位，足跟碰足尖轮替触碰向前直行。

124

8. 横向行走 向左移动时,左腿向左横向迈步后,右腿轮流在左腿前、后横向迈步。向右移动时,与此相反。

(三) 全身协调性训练

很多日常生活活动都需要很好的全身协调性,因此全身协调性训练也是必要的训练内容。

1. 原地踏步走 踏步的同时双上肢交替摆臂,逐渐加快速度。

2. 原地高抬腿跑 高抬腿跑的同时双上肢交替摆臂,逐渐加快速度。

3. 其他 打太极拳、跳舞、跳绳、游泳、踢毽子等。

(四) Frenkel体操

Frenkel体操是为改善下肢本体感觉控制而逐渐增加难度的一组训练。在开始时是没有重力的简单的运动,而后逐渐发展到使用髋和膝部运动并在抗重力下进行更为复杂的运动。它对由中枢神经系统病变引起的本体感觉障碍特别有用。反复练习能帮助患者形成各种有用的本体感觉。假如患者没有完整的本体感觉,就必须将患者置于他能用视觉看见其动作的位置。

训练开始时,强调动作要慢、准确,位置要适当,应在治疗师监护下进行。为避免疲劳,每一课的每节体操不要超过4次,应在最初的简单运动完成后,再逐渐进行较困难的动作,患者自己进行每节体操后,应让其每3～4 h练习1次。

1. 仰卧位练习 患者躺在表面光滑的床上或垫子上,足跟能很容易地沿着床面滑动,头部枕起,使其容易看到小腿与足跟。

（1）沿床面滑动足跟,屈曲一侧下肢的膝、髋部,尔后恢复到原位。对侧下肢重复这一动作。

（2）同上屈曲髋、膝部,然后外展已屈曲的髋部,再恢复到屈曲位,最后恢复原位。

（3）髋、膝部半屈,然后恢复到伸直位。以后逐渐加入外展和内收。

（4）屈曲一侧下肢的髋、膝部,按口令在屈曲或伸直的任何部位停顿(图3-2-4)。

（5）同时同等地屈曲双下肢,再包括外展、内收、伸直。

（6）同时使双下肢的髋、膝部呈半屈位,再加入外展和内收、伸直。按口令停留在某一姿势。

（7）屈曲一侧下肢的髋、膝部,并将足跟抬离床面5 cm,恢复到原来位置。

（8）屈曲一侧下肢的髋、膝部,将足跟置于对侧髌骨上。连续增加运动项目,使足跟能接触到胫骨的中间、踝部、对侧足趾、膝关节以及小腿两侧的床面。

（9）屈曲一侧下肢的髋、膝部,然后使足跟接触髌骨、胫骨、踝部和足趾。反向重复上述运动(图3-2-5)。

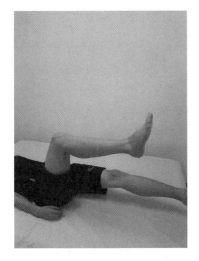

图3-2-4 控制下肢

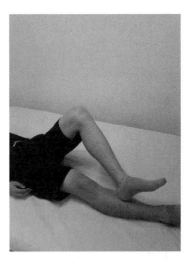

图3-2-5 下肢移动

（10）屈曲一侧下肢的髋、膝部，然后按口令将足跟接触治疗师所指的某一点。

（11）屈曲一侧下肢的髋、膝部，并将足跟抬离床面 5 cm。将足跟置于对侧髌骨上，再沿胫骨嵴慢慢地滑到踝部。反向重复上述动作。

（12）屈曲一侧下肢的髋、膝部，将足跟沿对侧胫骨嵴下滑，跨过踝部和足直至足趾。若足跟即将滑到足趾，对侧膝关节在做这一节操时应轻度屈曲。按口令停留在某一姿势。

（13）双踝双膝处同一位置，双侧足跟抬离床面 5 cm，同时屈曲双下肢，恢复到原来位置。按口令停留在某一姿势。

（14）在足跟接触床面的情况下，双下肢交互屈曲和伸展。

（15）足跟抬离床面 5 cm，双下肢交替屈曲和伸展。

（16）足跟抬离床面 5 cm，双下肢同时屈曲、外展、内收、伸直。

（17）将足跟准确地置于治疗师在床上或对侧下肢指定的位置。

（18）联合各种下肢运动，并使患者足跟随治疗师手指运动。

2. 坐位练习

（1）在一张有靠背和踏板的扶椅上，练习维持正确坐位姿势 2 min。在没有扶手的椅子上重复上述动作。再在无靠背的椅子上重复上述动作。

（2）治疗师仅计算足跟抬离地面的时间，逐渐练习轮流将整个足抬离地面，然后准确地将足再放到地面指定的位置。

（3）用粉笔在地下画两个"十"字标记，轮流使足顺所画的"十"字向前、后、左、右滑动。

（4）按治疗师的节奏，练习从椅子上起身和坐下：屈曲膝关节，将足置于坐椅前缘下方；躯干在大腿上方向前屈曲；伸直髋、膝部，站起来，然后伸直躯干；向前稍屈曲躯干；屈曲髋、膝部坐下；伸直躯干，再坐回椅上。

3. 站位练习

（1）侧走：侧走时容易平衡，因为患者不需要以足趾或足跟为枢轴，那样会减小其支撑的基底面。这一练习应有节奏地进行：先将体重转移到左足；再将右足移 30 cm，将体重转移到右足；最后使左足向右足靠近。向右或左，每步的大小可以不同。

（2）在 35 cm 宽的平行线之间向前走：将右足恰好置于右边线的内侧，左足亦恰好置于左边线的内侧，强调位置要正确，走 10 步后休息。

（3）向前走：将每步都踏在地板上绘好的足印上，足印应平行且离中线 5 cm，进行1/4步、1/2步、3/4 步及一整步的练习。

（4）转弯：抬起右足趾，右足以足跟为轴向外转动；抬起左足跟，使左小腿以足趾为轴向内旋转；将左足提到右足旁。

四、注意事项

（1）遵守训练原则，注意及时调整训练方式。

（2）协调训练应贯穿于日常生活中，长期坚持。

（3）下肢和全身性协调都需要一定的平衡能力，二者相互影响，因此要注意训练的安全防护。

平衡与协调
训练操作规范

（梁志刚）

能力检测
答案

能力检测

选择题

1. 下列关于协调功能训练的适应证错误的是（　　）。

A.小脑性共济失调　　　　　　　B.感觉性共济失调　　　　　　　C.大脑性共济失调

D.周围性眩晕急性期　　　　　　E.深部感觉障碍

2. 下列关于协调功能训练顺序错误的是（　　）。

A.从单块肌肉训练到多块肌肉训练

B.从单侧动作到双侧动作

C.从闭眼到睁眼

D.先卧位再立位

E.从简单到复杂

3. 关于平衡训练和协调训练,下列叙述错误的是（　　）。

A.两者完全不同

B.平衡训练侧重身体重心的控制

C.协调训练侧重动作的灵活性、稳定性和准确性

D.平衡训练以粗大动作、整体动作训练为主

E.协调训练以肢体远端关节的精细动作、多关节共同运动的控制为主

真题精选

真题精选
答案

1. 下列有关协调训练的叙述中,哪一项是正确的?（　　）

A.若动作无法做正确时,患者也应尽量尝试去做,以利于动作模式的形成

B.动作已能基本正确后,要反复多次进行

C.练习时患者要集中注意力,尽量用力去完成

D.重症患者往往难以从个别肌群的控制开始,此时应从多组肌群的协调训练开始

E.协调训练目的性强、节奏快

2. 共济失调的表现为（　　）。

A.醉汉步态　　　B.舞蹈样运动　　C.手足徐动　　　D.肌痉挛　　　　E.强直

3. 指鼻试验,睁眼做无困难,闭眼时则发生障碍,可能是（　　）。

A.动作性震颤　　　　　　　　　B.感觉性共济失调　　　　　　　C.意向性震颤

D.辨距不良　　　　　　　　　　E.小脑或迷路病损

项目小结与框架

　　各种感觉的准确输入、中枢神经系统的信息整合、运动系统完美控制是维持平衡协调功能的主要机制。本案例患者由于小脑病变,导致平衡协调功能的降低,患者在此状态下,首先在日常生活中面临摔倒外伤、操作失误等各种危险。其次在接受教育、娱乐等方面也将受到严重影响。由于患者正处于生长发育阶段,如不能及时纠正功能障碍,最后会影响身体的生长,对家庭、社会也都会造成不良影响。根据患者目前功能障碍水平及家长康复意愿,可进行坐位平衡训练,跪位平衡训练,立位平衡训练,上、下肢协调性训练,步行功能训练等。现阶段可进行的治疗有以下几种:坐位下各方向的轻推、抛接小而质轻的球;跪位下摆动身体,改变重心;利用站立架或平行杠

Note

等支撑练习站立；通过患者感兴趣的文娱活动或动作模仿游戏练习上肢协调性；通过仰卧位下Frenkel体操练习下肢协调性。随着患者功能改善，在保证安全的前提下，进行更多、难度进一步提高的训练。为提高训练效果，训练内容多以游戏和日常需要活动为主。为保证安全，家庭环境可适当改造，以预防摔倒等意外发生。此外，家长密切关注患者心理变化，及时消除疾病导致的负面影响。

本项目的主要内容框架见下图。

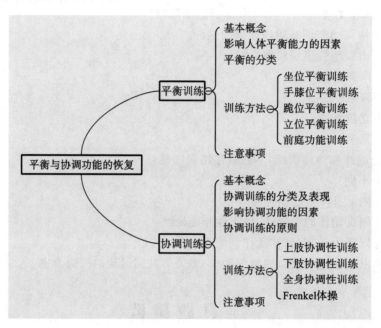

项目四　体位与移行的训练

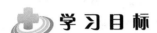

学习目标

一、能力目标

（1）能对患者进行正确的体位摆放。

（2）能帮助并指导患者掌握正确的转移方法，包括床上转移、卧坐转移、坐站转移、轮椅与床（椅）之间的转移等。

（3）能对患者进行步行训练并纠正异常步态。

二、知识目标

（1）掌握体位摆放的作用，体位摆放的注意事项及偏瘫患者典型的痉挛模式。

（2）掌握体位转移的基本原则，治疗师对患者进行搬移的正确姿势，体位转移方法的选择及注意事项。

（3）掌握步行周期，步行的基本运动成分，步行训练的条件及注意事项。

（4）熟悉常见的异常步态。

（5）了解脊髓损伤平面与体位转移及完全性脊髓损伤患者应用步行矫形器的适应证。

任务引入

　　案例：患者，女，69 岁，因"左侧肢体瘫痪 3 天"入院。患者 3 天前清晨起床时被发现意识不清，呼之不应，伴左侧肢体瘫痪。CT 检查：右侧基底节区脑出血并破入脑室系统。运动功能检查：左侧肢体肌力 1 级，右侧肢体功能正常。不能独立翻身、坐起、站起。本次住院希望生活可以自理，能独立步行。

　　引导语：患者发病后出现肢体瘫痪，瘫痪肢体如何摆放？哪种体位更有利于患者功能恢复？不良体位有何不利影响？患者如何进行体位的转换？如何完成床椅间的转移？步行训练的时机及如何进行步行训练？患者的异常步态如何纠正？此一系列问题贯穿患者从发病到恢复的整个阶段。本项目通过对偏瘫患者、脊髓损伤患者的体位摆放、体位转移、步行训练回答上述问题。

　　　　任务一　体位摆放训练

　　　　任务二　体位转移训练

　　　　任务三　步行训练

Note

体位摆放
训练 PPT

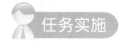

任务一 体位摆放训练

体位是指人的身体所保持的姿势或某种位置。常见的体位有卧位（仰卧位、侧卧位、俯卧位）、坐位（长坐位、端坐位）、跪位（单膝跪位、双膝跪位）、立位（单足立位、双足立位）等。体位摆放是为了保持肢体的良好功能而将其摆放成一种体位或姿势。在临床上通常是指患者根据治疗、护理及康复的需要所采取并能保持的身体姿势和位置。早期康复患者大部分时间都是在床上渡过的，因此采取正确的体位非常重要。常用的体位摆放技术有良肢位、功能位等。

一、场地及仪器设备

1. 场地 病房病床旁。

2. 仪器设备 PT床、软枕、靠背垫、可调桌、轮椅等。

二、知识准备

1. 体位摆放的作用 正确的体位摆放有助于预防和减轻挛缩或畸形的出现，使躯干和肢体保持在良好的功能状态，并能维持良好血液循环，对抗肢体挛缩，促进瘫痪肢体功能的恢复。定时更换体位有助于预防压疮、肺部感染等并发症。体位的摆放是康复工作中的重要部分，应根据疾病的种类及疾病的发展阶段，协助并指导患者采取正确的体位。

2. 偏瘫患者典型的痉挛模式 上肢是肩胛骨下沉后缩、肩关节内收或内旋、肘屈曲、前臂旋前、腕关节掌屈、手指屈曲、拇指内收；下肢是髋、膝关节伸展伴有外旋，足下垂内翻。

三、训练方法

（一）偏瘫患者

1. 仰卧位 此体位易受紧张性颈反射和迷路反射影响，异常反射活动最强，易强化患者上肢的屈肌痉挛和下肢的伸肌痉挛，且易出现压疮，因此要尽量减少仰卧的时间或与其他体位交替使用。

摆放方法：头部居中或转向患侧置于高度合适枕头上，避免颈部过度后仰和前屈，患侧肩部和上肢垫一长软枕，防止肩胛骨后缩，肩关节自然外展，肘关节伸展，前臂旋后，腕关节背伸，手指自然伸展，平放在软枕上。髋关节下垫枕头，防止骨盆后撤，膝关节下垫枕头，使膝关节轻度屈曲，防止髋外旋、膝过伸（图4-1-1）。

2. 患侧卧位 患侧卧位对偏瘫患者来说是首选体位。该体位可以伸展患侧肢体、减轻或缓解痉挛，使瘫痪关节韧带受到一定压力，促进本体感觉的输入，同时利于自由活动健侧肢体。

摆放方法：枕头高度适当，使颈椎略向健侧屈。躯干略为后仰，背后靠背垫或枕头支撑。患侧肩关节向前平伸，使肩胛骨着床，上肢和躯干成90°，肘关节尽量伸直，手掌向上，手指伸展，健侧上肢放在躯干上。患侧髋关节略后伸，膝关节略屈曲，舒适放置，患侧踝关节屈曲90°，防止足下垂的发生，健侧下肢屈曲，放置软枕上（图4-1-2）。

3. 健侧卧位 躯干略为前倾，背后靠背垫或枕头支撑。患侧上肢放置于胸前软枕上，肩关

Note

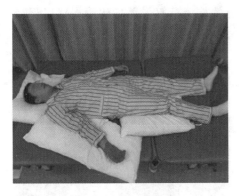

图 4-1-1　偏瘫患者仰卧位

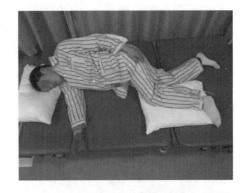

图 4-1-2　偏瘫患者患侧卧位

节向前平伸,肘关节伸直,腕关节避免屈曲,手指伸展,健侧上肢自然放置。健侧下肢髋关节伸直,膝关节略屈曲,舒适平放在床上,患侧下肢髋关节、膝关节尽量前屈 90°,跨过健侧肢保持迈步姿势放置于长软枕上。注意患侧踝关节不能内翻悬在软枕边缘,以防造成足内翻下垂(图 4-1-3)。

4. 床上坐位　当病情允许,应鼓励患者尽早在床上坐起。但是床上坐位难以使患者的躯干保持端正,容易出现半卧位姿势,助长躯干的屈曲,激化下肢的伸肌痉挛。因此,在无支持的情况下应尽量避免这种体位。

摆放方法:取床上坐位时,患者背后给予多个软枕垫实,使脊柱伸展,髋关节屈曲近 90°,达到直立坐位的姿势,重量均匀分布于臀部两侧。头部无须支持固定,以利于患者主动控制头的活动。患侧上肢抬高,放置于软枕上,有条件的可给予一个横过床的可调节桌子,桌上放一软枕,让患者的上肢放在上面(图 4-1-4)。

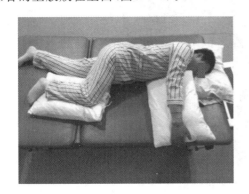

图 4-1-3　偏瘫患者健侧卧位

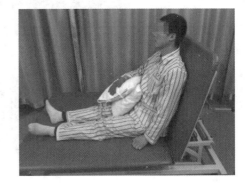

图 4-1-4　偏瘫患者床上坐位

5. 轮椅坐位　臀部尽量向后坐,躯干尽量靠近轮椅靠背,调整脚踏高度,使髋、膝、踝关节尽量保持 90°,无外展、外旋和内收;患侧上肢伸展,前臂旋后放在轮椅餐桌板上,并保持肩胛骨向前伸展。

(二)脊髓损伤患者

1. 仰卧位

1)颈髓损伤四肢瘫患者　颈部两侧固定,将头固定于枕头上,避免过伸、过屈和侧屈;肩胛骨下面垫软垫,防止双肩后缩;双上肢放于身体两侧软枕上,使肘关节保持伸展位,腕关节背伸约 40°;前臂旋后,掌心向上;手指自然伸展略分开,拇指外展(图 4-1-5)。

2)截瘫患者　双上肢功能正常,自然舒适放置即可。双侧髋关节轻度外伸,两腿间放一软枕,防止内收肌痉挛;双侧膝关节伸展下垫软枕,防止髋关节旋转和膝关节过伸展;足底横置一软枕,保持踝关节背屈,预防足下垂。

2. 侧卧位　患者枕在与肩同高的枕头上,双肩前伸,下方肩胛骨着床,肩关节屈曲、肘关

Note

131

屈曲、前臂旋后放置于床面上;上方上肢伸展放置胸前软枕上。躯干用长枕等支撑以保持侧卧位。下方髋、膝关节伸展,踝关节自然背屈;两腿间放置软枕,上方髋、膝关节屈曲放在枕头上,上方踝关节下垫一软枕防止下垂内翻(图 4-1-6)。

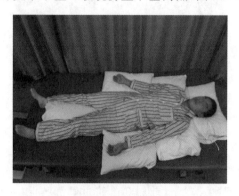

图 4-1-5　脊髓损伤患者仰卧位

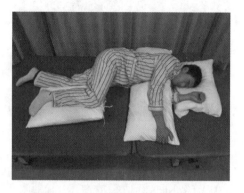

图 4-1-6　脊髓损伤患者侧卧位

3. 俯卧位　脊髓损伤患者俯卧位有利于抑制下肢屈肌反射,缓解腹部肌肉张力,以及在身体背侧发生压疮时选择应用,但操作时往往不便,可短时间应用。

摆放方法:患者俯卧时双侧肩关节外展 90°,肘关节屈曲,手和前臂旋前支撑于床面上;将软枕置于双侧膝关节及踝关节下方(图 4-1-7)。

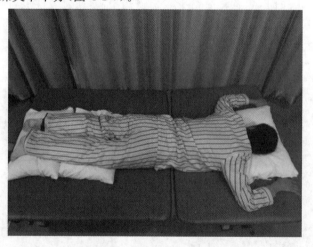

图 4-1-7　脊髓损伤患者俯卧位

四、注意事项

(1) 尽量减少仰卧位的时间,因其受颈紧张性反射和迷路反射的影响。

(2) 避免某一体位长时间摆放,以免出现压疮,2 h 翻身一次,骶尾部、髋部、足跟和外踝等易发生压疮的部位要保持干净、干爽。

(3) 避免使用过高的枕头,头部不要有明显的左右偏斜。

(4) 手腕呈背伸位,防止手屈曲在枕头边缘;足不能内翻悬在枕头边缘,避免被子太重而压迫偏瘫足造成足尖的外旋。

(5) 侧卧位躯干应稍稍后仰,偏瘫侧肩部被动前伸,避免偏瘫侧肩部过多承受身体压力而引起疼痛,影响患侧上肢循环。

(6) 摆放良肢位时绝对不能直接牵拉患侧肢体,尤其是肩关节,以避免对患侧肩关节造成损伤。

Note

(王辉)

任务二　体位转移训练

体位转移是指人体从一种姿势转移到另一种姿势的过程,包括卧→坐→站→行走等。体位转移训练是指为提高患者体位转移能力而进行的训练,包括床上体位转移、卧坐转移、坐站转移、轮椅与床(椅)之间的转移等。

一、场地及仪器设备

1. 场地　病房病床旁、治疗室。

2. 仪器设备　病床、PT床、PT凳、轮椅、升降机、靠背椅等。

二、知识准备

1. 体位转移的分类　体位转移一般分为独立转移、辅助转移和被动转移三大类。

1)独立转移　患者独自完成、不需要他人帮助的转移方法。

2)辅助转移　由治疗师或护理人员协助的转移方法。

3)被动转移　即搬运,是指患者因瘫痪程度较重而不能对抗重力完成独立转移及辅助转移时,完全由外力将患者整个抬起从一个地方转移到另一个地方。被动转移分为人工搬运和机械搬运。

2. 体位转移的基本原则

1)独立转移的基本原则

(1)水平转移时,相互转移的两个平面之间的高度应尽可能相等,特别是四肢瘫患者的体位转移。

(2)相互转移的两个平面的物体应稳定。

(3)相互转移的两个平面应尽可能靠近。

(4)床垫和椅面应有一定的硬度。

(5)应当教会患者利用体重转移。

(6)转移时应注意安全。

(7)患者学习独立转移的时机要适当。

(8)有多种转移方法可供选择时,以最安全、最容易的方法为首选。

2)辅助转移的基本原则

(1)辅助者与患者之间应互相信任。

(2)辅助者应熟知患者病情。

(3)转移前辅助者必须准备好必要的设施与空间。

(4)辅助者需要相当的技巧而不能单独依靠体力。

(5)辅助者必须穿防滑的鞋子或赤脚。

(6)辅助者的指令应简单、明确。

(7)在转移过程中,辅助者应留意患者突然或不正常的动作,以避免意外发生。

(8)随着患者功能的恢复,帮助应逐渐减少。

3. 治疗师对患者进行搬移的正确姿势　转移时应遵循的人体力学的原则是物体靠近身体重心,有较宽的支撑基底面。举起物体时身体应避免扭转,足部的位置应随运动方向而调整,转移者使用最有利姿势。利用上述原则,治疗师对患者进行搬移的正确姿势如下。

Note

（1）治疗师尽量靠近患者，双脚分别向前后或外侧分开，屈髋屈膝，上身前倾、腰背伸直、头抬起，维持重力线于基底面范围内。

（2）治疗师双手放在患者的臀部或腰部（在患者重心附近着力是最省力的方法）用力上抬，伸膝伸髋，治疗师应利用股四头肌的力量而不是单纯的腰背肌力量站起，旋转时用足的转动而不要用转腰来实现，同时身体要循着转移方向移动。

4. 体位转移方法的选择

（1）患者能够独立转移时则尽量不要帮助，能提供少量帮助时则不要提供大量帮助，被动转移应作为最后选择的转移方法。

（2）患者残疾程度较重或存在认知障碍时不要勉强训练其独立转移活动。

（3）转移距离过远时难以依靠一个人的帮助，转移频繁时不便使用升降机。

5. 脊髓损伤平面与体位转移　脊髓损伤平面及损伤程度决定了脊髓损伤患者体位转移的能力。

（1）C_4 及 C_4 以上的完全性脊髓损伤：只能依靠被动转移技术完成体位转移。

（2）C_5 完全性脊髓损伤：患者不能独立完成翻身、坐起、从床到轮椅等各项转移，但可以在辅助下完成体位转移。

（3）C_6 完全性脊髓损伤：患者可独立翻身、利用上肢屈肘勾住吊环可以坐起。

（4）C_7 完全性脊髓损伤：能独立翻身、坐起和移动。

（5）$C_8 \sim T_2$ 完全性脊髓损伤：能在床上活动和进行各种转移，能在轮椅上独立活动。

（6）T_3 以下完全性脊髓损伤：能较为容易地独立完成翻身、坐起及各种转移活动。

三、训练方法

（一）偏瘫患者

1. 床上转移训练

1）床上平移　患者健侧下肢屈曲，插入患侧腿下，带动患侧腿移动；健侧下肢从患侧抽出并屈髋屈膝，抬起臀部，以头部和肩部为支撑，移动躯干；以头部和肘部为支撑，移动肩部，完成平移动作（图 4-2-1）。

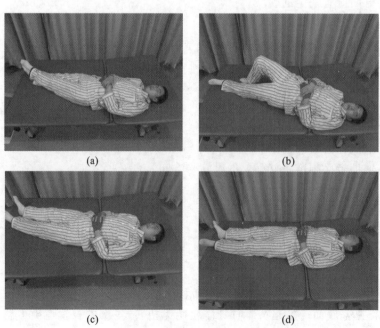

(a)　　　　　　　　　　　(b)

(c)　　　　　　　　　　　(d)

图 4-2-1　偏瘫患者床上平移

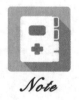

2）向患侧翻身　患者身体向健侧平移，为翻身后肢体摆放留下空间，双手交叉，患手拇指在上（Bobath 握手），向上伸展，保持肩关节屈曲 90°；头转向患侧，健侧下肢屈曲成膝立位。翻身时，利用健侧上肢带动患侧上肢向患侧摆动的惯性，同时健侧下肢用力，使躯干、骨盆和下肢旋转，完成向患侧的翻身动作（图 4-2-2）。

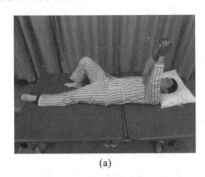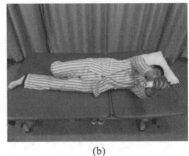

(a)　　　　　　　　　　　　　　　(b)

图 4-2-2　偏瘫患者向患侧翻身

3）向健侧翻身　患者身体向患侧平移，为翻身后肢体摆放留下空间，双手交叉，患手拇指在上（Bobath 握手），向上伸展，保持肩关节屈曲 90°；健侧脚从患侧腘窝处插入，并沿小腿下滑至跟腱处，将患侧腿置于健侧腿上。翻身时患者上肢左右摇摆，逐步增大幅度，利用躯干的旋转和上肢摆动的惯性，将身体翻向健侧。开始训练时，治疗师可以扶持健侧肩胛骨、骨盆以协助患者完成向患侧的翻身过程（图 4-2-3）。

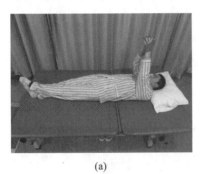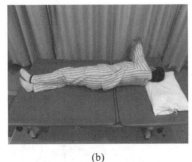

(a)　　　　　　　　　　　　　　　(b)

图 4-2-3　偏瘫患者向健侧翻身

4）床上坐位转移　根据手放置的位置不同，移动方向也不同。健侧手将患侧手置于身体前方，健侧手放在身体前方（后方或者侧方），支撑身体；健侧下肢屈曲向健侧手处移动；以健侧膝关节为支点，移动臀部，完成身体的运动（图 4-2-4）。

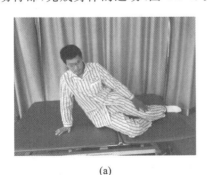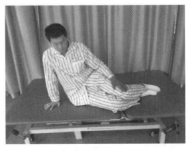

(a)　　　　　　　　　　　　　　　(b)

图 4-2-4　偏瘫患者床上坐位转移

2. 卧位-坐位转移训练

1）从患侧坐起　患者向患侧翻身呈患侧卧位，将健侧腿插入患侧腿下，利用健侧腿将患侧腿移到床外。健侧上肢横过胸前用健侧手支撑床面，伸直健侧上肢，撑起身体从患侧坐起（图4-2-5）。

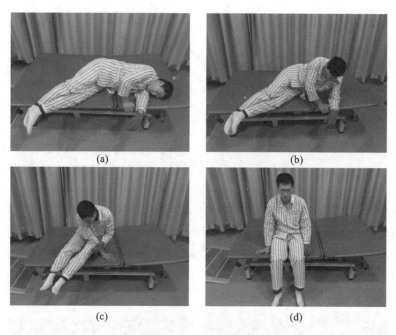

图 4-2-5　偏瘫患者从患侧坐起

2）从健侧坐起　患者向健侧翻身，保持健侧卧位，健侧手抓握患侧手至胸前，避免坠落在身后；患者头、颈、躯干尽量向前上方倾斜，由健侧肘支撑起身体，用健侧腿将患侧下肢移到床边；伸直肘关节，健侧肘支撑转为健侧手支撑使躯干旋转直立，完成坐起动作（图4-2-6）。

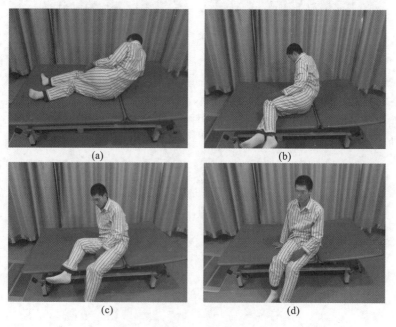

图 4-2-6　偏瘫患者从健侧坐起

3. 坐位-站立位转移训练

患者坐于床边，双足平放于地面上与肩同宽，足跟略落后于双膝，以利于负重和防止健侧代偿。治疗师坐在患者患侧，患者 Bobath 握手，双臂充分前伸，躯干前倾，重心前移，当双肩向前超过膝关节位置时，治疗师一手放在患膝上，沿着胫骨下推，另一手放在患者腰部帮助抬起体重，患者抬臀离开床面，伸髋伸膝站起。治疗师帮助控制患者身体重心，保证患侧下肢充分负重。随着患者力量的恢复和动作的熟练，治疗师逐渐减少辅助量，直至患者能独立地站起来（图 4-2-7）。

由站立位到坐位转换方法与上述顺序相反。需要注意的是在这些过程中，要学会向前倾斜躯干，保持脊柱伸直。

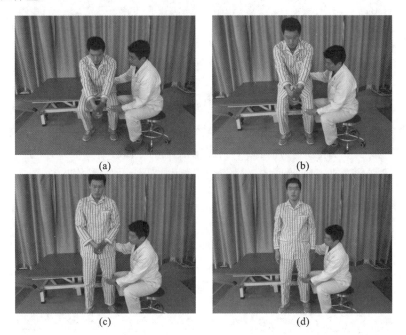

图 4-2-7　偏瘫患者辅助下由坐位到站立位

4. 轮椅与床（椅）之间转移训练

1）被动由轮椅到床的转移　将轮椅放在利于治疗师转移的一侧，与床成 45°夹角，关闭轮椅两侧手闸，移开踏板。治疗师面对患者站立，双膝微屈，用自己的双膝夹住患者双膝；将患者双上肢放在治疗师双肩上，使患者身体前倾，依靠在治疗师身体上；治疗师双手兜住患者背部，向后上方用力，使患者身体离开轮椅，向床侧旋转，待患者双腿后侧贴住床沿后将患者放在床上（图 4-2-8）。

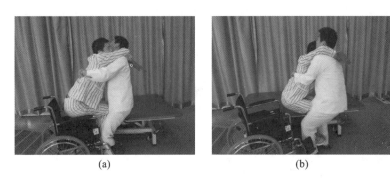

图 4-2-8　偏瘫患者被动由轮椅到床的转移

2）辅助下由轮椅到床的转移　轮椅与床成 45°夹角，患者的健侧靠近床沿，关闭轮椅两侧手闸，移开踏板，双足平放地面上。治疗师面对患者站立，双膝微屈，一足向前放在患者双足中间，用自己的膝关节抵住患膝，防止患膝过度前移或侧移；治疗师一手从患者腋下穿过置于患者患侧肩胛上,然后将患侧前臂放于自己的肩上,并抓住肩胛骨的内缘,另一手抓握患者腰部,助其躯干前屈和站立;患者用健侧手兜住治疗师颈部,身体前倾,健侧腿用力慢慢站起;治疗师引导患者以健侧腿为轴,旋转身体坐到床上(图 4-2-9)。

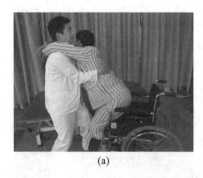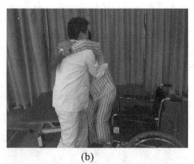

(a)   (b)

图 4-2-9　偏瘫患者辅助下由轮椅到床的转移

3)独立由轮椅到床的转移　轮椅与床成 45°夹角,患者健侧靠近床沿,关闭轮椅两侧手闸,移开踏板,双足平放于地面上。患者健侧手抓握床沿,躯干前倾,健侧肢体用力支撑身体,抬起臀部离开轮椅,以健侧足为支点旋转身体,确信双腿后侧贴住床沿后缓慢坐下(图 4-2-10)。

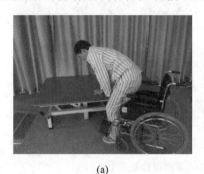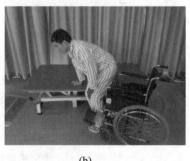

(a)   (b)

图 4-2-10　偏瘫患者独立由轮椅到床的转移

以上为由轮椅到床的过程,而床到轮椅的方法与上述顺序相反;轮椅到椅的转移方法与轮椅到床的转移方法相同。

5. 轮椅移乘(驱动)训练　将患侧足放在轮椅踏板上,收起健侧轮椅踏板,健侧足放在地面上。用健侧手脚驱动和控制轮椅方向,在宽阔平整的地面训练轮椅的前进、后退和转弯。

(二)截瘫患者

1. 床上转移训练　翻身的原则是绝对防止脊柱受伤部位出现扭转及弯曲偏斜。床上转移训练一般在受伤早期进行,至少需两人;4 周后截瘫进入晚期,骨折局部已趋稳定,只需一人即可协助患者翻身。具体的翻身方法又分为二人翻身法及三人翻身法。

1)二人翻身法　此方法适用于胸腰段骨折截瘫患者。

(1)平卧位改侧卧位:两人面向准备翻身的床侧,一人托住患者肩胸,另一人托住患者腰髋,同时用力抬起患者,移向近身侧,将患者翻成侧卧位。切记勿使受伤部位扭转弯曲。翻身后肢体良肢位摆放。

(2)侧卧位改平卧位:两人同样站在床的一侧,先将枕头去除,扶着患者的肩、背、腰、臀同时后倾逐渐睡平,然后同样托住肩、背、腰、髋,将患者移向床中央。翻身后肢体良肢位摆放。

2)三人翻身法　此方法适用于颈椎骨折高位截瘫患者。与二人翻身法大致相同,但多一人专门负责头颈,翻身时始终保持头部与躯体在同一平面,并随躯干同时旋转。

3)辅助下翻身　利用布带进行翻身,患者取仰卧位,治疗师将布带环系于一侧床架或床栏上手腕附近,长度以利于患者发力为宜,让患者腕部勾住布带,肘关节用力屈曲,用屈肘的力量带动身体旋转。松开布带,将位于上方的上肢前伸,完成翻身动作。

4)独立翻身 患者头、肩屈曲,双上肢伸展上举向身体两侧同方向用力摆动,利用惯性,头转向翻身侧,同时双上肢用力摆向翻身侧,带动躯干旋转完成翻身动作(图 4-2-11)。

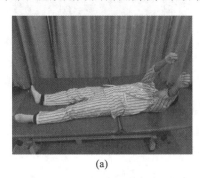 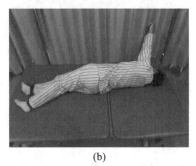

(a) (b)

图 4-2-11 截瘫患者独立翻身

5)床上坐位转移 患者取长坐位,双手置于身体两侧;颈髓损伤肱三头肌麻痹患者,可外旋肩关节,使前臂旋后,以保持肘关节稳定伸展;双肘伸展,双手支撑体重,将臀部抬离床面;移动身体,屈肘将臀部放至床面,反复进行完成移动(图 4-2-12)。

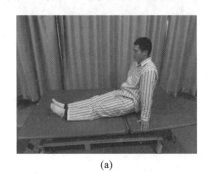 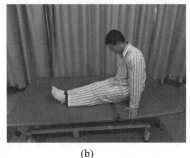

(a) (b)

图 4-2-12 截瘫患者床上坐位转移

2. 卧位-坐位转移训练

1)从侧卧位坐起 适用于四肢瘫患者。

患者先翻身至侧卧位,移动躯干使上身靠近下肢;用上侧上肢勾住膝关节,用力勾住膝关节的同时旋转躯干;将另一侧肘关节反复屈伸,将上身靠至双腿,继续向前上方旋转躯干;将双手置于身体两侧,伸展肘关节至坐位。如患者伸肘有力,可翻身后直接用肘支撑坐起(图 4-2-13)。

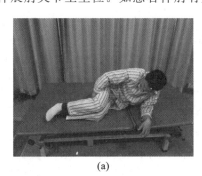 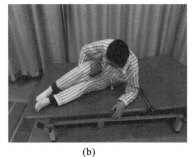

(a) (b)

图 4-2-13 截瘫患者从侧卧位坐起

2)从仰卧位坐起 适用于 C_7 以下脊髓损伤患者。

患者身体向两侧翻转,通过摆动使双侧肘关节向身体后移动,完成双肘支撑,直至支撑起上半身;再将身体重心左右交替变换,伸直肘关节变成手支撑;调整身体位置,完成坐起动作(图4-2-14)。

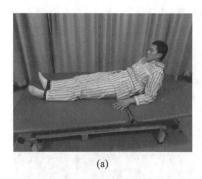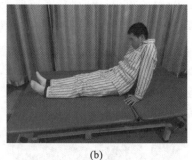

(a)　　　　　　　　　　　　　　　　(b)

图 4-2-14　截瘫患者从仰卧位坐起

3)从侧位坐起　适用于截瘫患者。

患者双上肢同时用力向一侧摆动,躯干转向一侧;上方手和下方肘关节支撑床面,抬起上半身;伸展肘关节,支撑躯干,移动支撑手至长坐位(图4-2-15)。

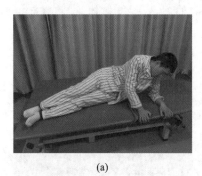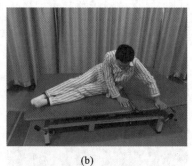

(a)　　　　　　　　　　　　　　　　(b)

图 4-2-15　截瘫患者从侧位坐起

4)由坐位躺下　C_6损伤患者在床上取长坐位,双手在髋后支撑,保持头、肩向前屈曲;身体向右后侧倾倒,用右肘承重;屈曲左上肢,将一半体重转移至左肘;仍然保持头、肩屈曲,交替伸直上肢直到躺平。胸、腰段脊髓损伤患者由坐位躺下的顺序与坐起的顺序相反。

3. 坐位-站立位转移训练

1)四肢瘫患者辅助站起　患者用双上肢勾住治疗师的脖子,治疗师用双手托住患者的臀部,用双膝固定住患者的双膝,重心向后移动站起;治疗师同时将患者的臀部向前上方托起,抱住患者臀部,使其伸髋伸膝保持站立。

2)截瘫患者佩戴矫形器双杠内站起　患者佩戴好矫形器坐于轮椅前部,将躯干尽量前倾,双手握杠;双手同时用力将身体拉起,臀部向前,将髋关节处于过伸展位,保持站立。

4. 轮椅与床(椅)之间转移训练

1)从轮椅到床的正面转移　驱动轮椅正面靠近床,其间距离约为30 cm,以便抬腿,然后制动。如患者躯干控制能力差,需用右前臂勾住轮椅把手以保持平衡。将左腕置于右膝下,通过屈肘动作,将右下肢抬起,放到床上。用同样方法将左下肢放到床上。打开轮椅手闸,向前推动轮椅紧贴床沿,再关闭手闸。双手扶住轮椅扶手向上撑起,同时向前移动坐于床上,此过程中要保持头和躯干屈曲。而后双手支撑于床面将身体移于床上正确位置,并用上肢摆正下肢的位置。注意床垫不要太软,必要时可使用滑板,以利于双腿在床上的滑动(图4-2-16)。

2)从轮椅到床的侧方转移(右侧身体靠床)　驱动轮椅与床平行靠置,制动;卸下近床侧扶手,患者将双腿抬上床;躯干向床沿方向前倾,将左腿交叉置于右腿上,应用侧方支撑移动的方

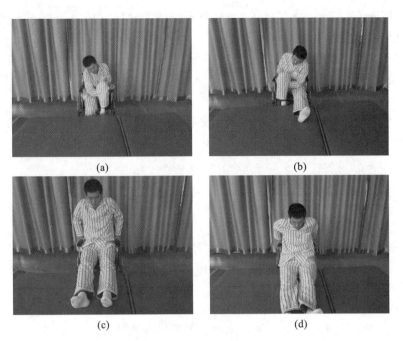

图 4-2-16　截瘫患者从轮椅到床的正面转移

法,右手支撑于床上,左手支撑于轮椅扶手上,头和躯干前屈,双手支撑抬起臀部并向床移动(图 4-2-17)。

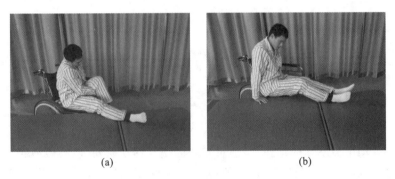

图 4-2-17　截瘫患者从轮椅到床的侧方转移

3)利用滑板由轮椅向床的侧方平行转移　驱动轮椅与床平行靠近,制动,卸下靠床侧扶手,将双下肢抬到床上;将滑板架在轮椅和床之间,滑板的一端插入患者臀下;患者一手支撑置于轮椅坐垫上的滑板一端,另一手支撑置于床垫上的滑板一端,抬起上身,将臀部通过滑板移至床上;撤去滑板。

4)利用上方吊环由轮椅向床的转移(右侧身体靠床)　轮椅从右侧平行靠近床,制动,卸下靠床侧扶手;先将双腿移到床上,再将右手伸入上方吊环,左手支撑轮椅扶手;在左手用力撑起的同时,右手腕或前臂向下拉住吊环,臀部抬起,向床上转移。

5)利用滑板由轮椅向床的后方转移　轮椅从后方靠近床沿,制动,拉下轮椅靠背上的拉链或卸下靠背;在轮椅与床之间架上滑板,滑板的一端插入患者臀下并固定好;患者用双手支撑床面将身体抬起,向后移动坐于床上;用双手将下肢抬起移至床上并摆正;撤去滑板。

由床到轮椅的过程与上述方法相反。轮椅和椅的转移方法与轮椅和床的转移方法相同。

5. 轮椅移乘(驱动)训练

1)前进、后退、转弯等驱动操作　四肢瘫患者在驱动轮椅时,应戴上橡胶无指手套,并将轮椅手轮缠上橡胶带或安上小把手等,以便于驱动。

Note

2）上下斜坡训练　上斜坡时,躯干前倾,双手握住手轮后方用力前推。下斜坡时,上身后仰,靠在靠背上,双手轻握手轮控制下行速度。

3）抬起前轮训练　患者双手握住手轮,将手轮向后轻拉,然后快速用力前推,将前轮抬起。治疗师位于轮椅后方用双手或绳索保护患者安全。待患者掌握平衡后,由患者独立上抬前轮,并进行前进、后退、转弯等动作练习。

4）上下宽台阶训练　上台阶时,将轮椅前轮抬起,向前驱动轮椅,将前轮放在台阶上;身体前倾,用力推动手轮,将后轮推上台阶。下台阶时,抬起前轮,驱动手轮将轮椅后轮推下台阶。

拓展阅读:
被动转移

四、注意事项

（1）治疗师首先应尽量消除患者的紧张、对抗心理,指导患者放松自身,对帮助者要有信心并能积极配合。

（2）治疗师在帮助转移患者前,先要熟知患者病情,对于患者的能力和缺陷做到心中有数,并由此设计合适的转移方法。治疗师在与患者沟通后,清楚说明转移的目的、方法和程序,以取得患者的信任。

（3）转移时要注意安全,避免患者被轮椅、家具等碰伤,甚至摔倒。

（4）患者学习独立转移时机要恰当。太早容易失败导致患者失去信心,太晚会因为依赖而失去兴趣。

（5）患者残疾较重或存在认知障碍时不要勉强训练独立转移活动。

（6）转移距离过远或转移困难时不要只依靠一位治疗师。

（王辉）

步行训练 PPT

任务三　步　行　训　练

步行是日常活动中最基本的动作,是通过双脚的交互移动来安全、有效地转移身体的一种活动,是躯干、骨盆、下肢各关节及肌群的一种规律、协调的周期性运动,也是一种典型的模式化运动。

一、场地及仪器设备

1. 场地　治疗室。

2. 仪器设备　PT床、PT凳、轮椅、双杠、站立架、楼梯、平衡板、电动起立床等。

二、知识准备

1. 步行周期　步行周期是指一个完整步行过程所需的时间,一条腿向前迈步时,从该足跟着地时起,至该足跟再次着地时止所用的时间,称为一个步行周期。在一个步行周期中,两侧足都要经历一个与地面接触并负重的支撑相及离地腾空向前迈步的摆动相。

2. 步行的基本运动成分

1）支撑相的基本运动成分　①髋关节伸展;②躯干和骨盆水平侧移;③膝关节在足跟开始着地时轻度屈曲,随之伸直,然后在脚趾离地前屈曲;④踝关节先背屈使足跟着地,再跖屈使足放平;⑤身体重心前移时被动背屈,摆动前再次跖屈蹬离地面。

2）摆动相的基本运动成分　①髋关节伸展,膝关节开始屈曲;②在足趾离地时骨盆从水平位向摆动侧下降倾斜;③髋关节屈曲,骨盆旋前;④在足跟着地前膝关节伸展及踝背屈。

步行障碍是指各种原因导致的或不能控制不随意运动等导致的身体移动受限或不能,或不行的方式异常。总之,将不能进行稳定的、协调的、节能的步行状态称为步行障碍。协调性、可动性和稳定性是步行的三要素。要建立正常的步行必须具备支撑体重、保持平衡和迈步的能力。

3. 步行训练的条件　步行训练前首先要评估有无步行的条件,包括躯干控制能力、下肢负重能力、下肢摆动能力、重心转移及心肺耐力等。具体应该进行步态分析,以确定躯干、髋关节屈曲、髋关节伸展、膝关节伸展、膝关节屈曲及踝关节等肌群的功能状况。

4. 异常步态　任何神经、肌肉及骨关节疾病均有可能导致步行障碍,出现异常步态。

1)中枢神经系统疾病所致的异常步态　主要包括偏瘫步态、截瘫步态、脑瘫步态、帕金森步态,下面重点介绍偏瘫步态及截瘫步态。

(1)偏瘫步态:因股四头肌痉挛、小腿三头肌痉挛,常在摆动相出现骨盆代偿性抬高,髋关节外展外旋,患侧下肢向外侧划弧迈步的姿势,即划圈步态。在支撑相,由于足下垂,限制胫骨前移,可出现膝过伸代偿性步态。如患侧肢体负重能力差,患者常代偿性缩短患侧肢体支撑相时间。如患者能屈髋屈膝,则采用拖行步态代偿。

(2)截瘫步态:如患者损伤平面在L_3以下,可以独立步行,但因小腿三头肌、胫前肌瘫痪,足下垂明显,摆动相常代偿性屈髋跨步,即跨槛步态。足落地踝关节控制差,常出现膝过伸步态。

2)外周神经损伤所致的异常步态　主要包括臀大肌步态、臀中肌步态、屈髋肌无力步态、股四头肌无力步态、踝背屈肌无力步态、腓肠肌/比目鱼肌无力步态。

3)骨关节疾病所致的步态　主要包括短腿步态、关节僵硬步态、疼痛步态。

5. 完全性脊髓损伤患者应用步行矫形器的适应证　一般情况下,颈髓损伤患者不能应用步行矫形器。无助动功能步行矫形器主要应用于T_{10}水平以下的脊髓损伤患者。任何患者的功能训练均应遵循循序渐进、由易到难的原则,脊髓损伤患者的步行功能训练也不例外,其步行训练的前提是患者的心肺功能、上肢的肌力、躯干的肌力、上下肢的关节活动度、站立平衡能力达到较好的程度时才能介入步行训练。程序如下:平行杠内立位保持训练→平行杠内步行训练→使用助行器的步行训练→安全跌倒与从地面起立的训练→使用双拐的步行训练→上下台阶的训练。T_{12}水平以上的完全性脊髓损伤患者应用无助动功能步行矫形器一般不能进行实用性步行。具体情况如下:①T_1～T_5:应用骨盆带、长下肢支具及腋拐进行支具站立训练;或应用助动功能步行矫形器及肘拐进行站立训练或训练性步行。②T_6～T_{10}:应用骨盆带、长下肢支具及腋拐进行训练性步行;或应用助动功能步行矫形器及肘拐进行社区近距离实用性步行(T_4以下)。③T_{11}～T_{12}:应用骨盆带、长下肢支具及腋拐试行室内实用性步行;或应用助动功能步行矫形器及肘拐进行社区实用性步行。④L_1～L_2:应用长下肢支具及腋拐进行室内实用性步行;或应用助动功能步行矫形器及肘拐进行社区实用性步行。⑤L_3～L_4:应用短下肢支具及肘拐进行社区实用性步行,无须应用助动功能步行矫形器。⑥L_5～S_1:用足托及单拐进行社区步行。⑦S_2:可以进行社区步行。

三、训练方法

(一)偏瘫患者步行训练

自动动态平衡能力是偏瘫患者开始步行的先决条件,下肢的负重能力及站位重心转移训练是步行训练的基础。踝关节没有背屈能力的患者,须使用适当的矫形器以代偿肌群的功能。

1. 独立步行训练

1)步行前的准备训练

(1)躯干控制训练:躯干是人体运动的核心部位,为四肢肌肉的发力建立支点,为上、下肢力量的传递创造条件,为身体的稳定和移动提供力量的能力。

①骨盆的控制训练(双桥运动):骨盆的控制是维持坐位和站立的重要基础。患者取仰卧位,双下肢屈曲立于床面,双膝分开约一拳宽,令患者抬起臀部,保持双髋平齐并维持。

②坐位下躯干稳定及保护反应训练:患者坐在巴氏球上,治疗师坐在患者前方,双手握住患者的小腿,向后方缓缓推球,诱导患者出现头屈曲,双下肢向前伸展,躯干前倾,提高坐位下躯干稳定协调、自我控制能力;然后治疗师再向前方把球拉回,诱发躯干伸展(图 4-3-1)。

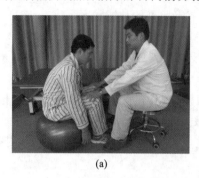
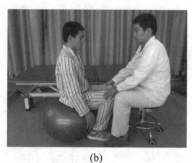

(a)　　　　　　　　　(b)

图 4-3-1　坐位下躯干稳定及保护反应训练

③跪立位训练:从双膝跪位开始,让患者保持双膝屈曲 90°跪立,双髋关节保持伸展姿势,在双膝跪位较好的基础上,可进行一腿跪地,另一腿同时抬起,保持单膝跪位的训练。

④站立位骨盆控制训练:患者取站立位,治疗师面向患者,双手控制患者的骨盆,对患者的髋部向前、后、左、右各个方向进行轻拉或轻推,使其重心移动,然后再让患者自行调整到原位,提高患者髋关节自我控制能力(图 4-3-2)。

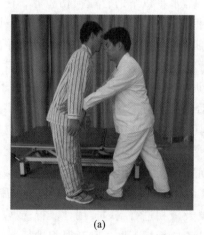
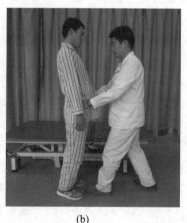

(a)　　　　　　　　　(b)

图 4-3-2　站立位骨盆控制训练

(2)站立、负重训练:安全迈步的基础。要想迈出另一下肢,支撑侧下肢的伸肌,特别是股四头肌肌力需达到 3 级以上,或单腿能够支撑体重的 3/4 以上,以保证支撑侧下肢有足够的负重能力,有利于迈步。

①电动起立床站立训练:对长期卧床患者进行适应性站立训练,预防体位性低血压,加强站立的感觉。训练时角度由小到大,站立时间由短到长(图 4-3-3)。

②站立架站立训练:患者适应站立后,可进行站立架站立训练,足下垂内翻者,可在脚下增加斜板加以纠正(图 4-3-4)。

③靠墙站立训练:患者靠墙挺髋伸膝站立,重心缓慢由健侧腿向患侧腿转移。提高伸髋和下肢负重能力,促进髋部和躯干控制。

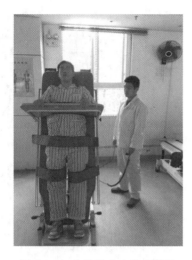

图 4-3-3 电动起立床站立训练

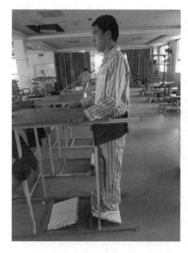

图 4-3-4 站立架站立训练

④站立位动态平衡训练:患者双足自然分开,均匀负重,挺胸伸髋伸膝站立。治疗师从旁辅助,纠正患者的身体姿势,以保证良好的对位对线和维护患者的安全。当可较好维持站立体位时,患者可以进行扭头、旋转身体、伸手够物等训练动态平衡,治疗师可向不同方向轻推或轻拉患者,训练患者保持或重建新的平衡(图 4-3-5)。

⑤单腿负重训练:一腿负重站立,另一腿踩在阶梯或矮凳上,然后再收回到中立位。训练时负重腿始终保持髋伸展膝伸直(图 4-3-6)。

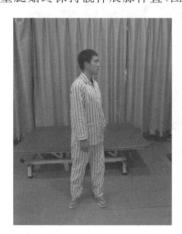

图 4-3-5 站立位动态平衡训练

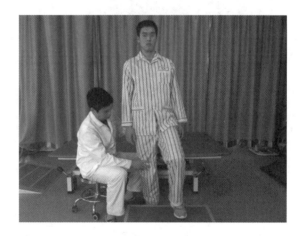

图 4-3-6 单腿负重训练

(3)重心转移训练:

①重心左右转移训练:患者取站立位,双腿负重,让患者先将重心从左腿转移到右腿,再将重心从右腿转移到左腿。训练时注意对位对线,防止躯体侧弯代偿,治疗师用手控制患者骨盆移动。患者能力提高后可在双杠内利用平衡板进行训练(图 4-3-7)。

②重心前后转移训练:双腿前后站立,患侧肢体在前,患者将重心移到前腿上,再回归原位。训练时防止躯干屈曲代偿,治疗师控制骨盆向前移动,患者负重时注意伸膝挺髋(图 4-3-8)。

(4)迈步训练:

①健侧腿迈步训练:患者取站立位,正确对线,先将重心由健侧腿转移到患侧腿,患侧腿伸膝挺髋充分负重后,健侧腿向前迈步(图 4-3-9)。

②患侧腿迈步训练:双杠内站立,健侧手扶双杠,正确对线,治疗师控制患者膝关节和踝关节,帮助患者屈髋屈膝进行向前迈步训练(图 4-3-10)。

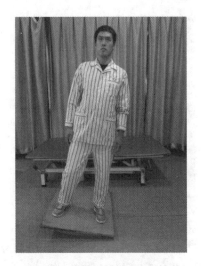

图 4-3-7 重心左右转移训练

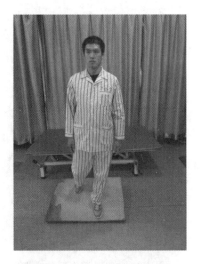

图 4-3-8 重心前后转移训练

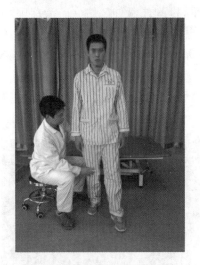

图 4-3-9 健侧腿迈步训练

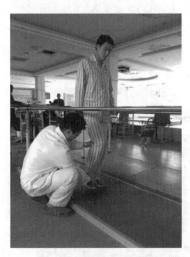

图 4-3-10 患侧腿迈步训练

2）行走训练

（1）辅助行走训练：先让患者进行双杠内行走练习，治疗师指导患者站在双杠内，可将其手放在杠上给予支持，先将重心转移至患侧腿后迈健侧腿，然后重心前移至健侧腿，再由治疗师辅助其患侧腿前移。如此反复，直到能独立迈患侧腿为止。也可短期内借助助行器、拐杖等进行训练，消除患者的恐惧心理。但不要依赖辅助具。

（2）控制骨盆行走训练：治疗师位于患者的前方或后方，双手置于患者骨盆上。在患者行走中，摆动相时辅助患者骨盆后倾前移，使患者向前迈步行走；支撑相时控制骨盆前倾侧移，将重心转移到支撑腿（图 4-3-11）。

（3）控制肩关节行走训练：治疗师位于患者的前方或后方，双手置于患者肩关节上，协助控制患者身体姿势，使患者胸部张开，躯干挺直；在患者行走时，辅助患者进行重心转移，并控制患者行走的节律（图 4-3-12）。

（4）独立行走训练：在室内平坦的地面上进行，治疗师在患者身旁指导、监督，保证患者安全，观察患者步行时存在的问题并及时纠正。

3）上、下楼梯及行走强化训练　偏瘫患者髋关节和膝关节控制能力达到上、下楼梯标准时，应该强化上、下楼梯训练。

（1）初期要遵循健侧腿先上、患侧腿先下的原则：治疗师可辅助患侧腿上抬与迈下，并帮助

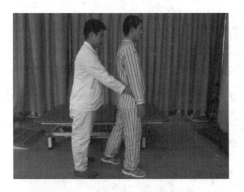

图 4-3-11　控制骨盆行走训练

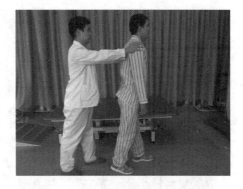

图 4-3-12　控制肩关节行走训练

其稳定膝关节。上台阶时,先将重心转移至患侧腿,患侧腿负重后健侧腿迈上台阶,再将重心移到健侧腿上,健侧腿伸膝上台阶同时抬患侧腿迈上台阶。下台阶时,患侧腿先下,患侧肢负重后,健侧腿再下。

（2）强化训练:可以进行横向行走训练、后退行走训练、绕障碍物行走训练、跨障碍物行走训练、不平路面行走训练、运动平板上行走训练等。

4）其他行走训练方法

（1）减重步态训练:利用悬吊减重系统和跑台系统进行步态训练。训练时先将患者悬吊起来进行减重,然后在跑台上进行行走训练,治疗师可以控制膝关节和踝关节纠正患者的步态。随患者行走能力提高减少减重程度和提高跑台速度。

（2）下肢机器人步行训练:利用双侧外骨骼和承靠模块,对患者躯干和下肢各个部位进行有效的姿势控制,按照机器提供的正确的行走模式,对患者进行强化而重复的正确的行走姿势训练,改善患者的划圈步态,提高患者的步行能力。

2. 使用辅助器具的步行训练　当患者负担自身体重的能力降低或身体的稳定性下降时,需要借助步行辅助器具才能行走。根据患者的不同情况,可选择适用于其自身条件的步行辅助器具,以实现在室外或室内行走的目的。步行辅助器具有手拐、腋杖和助行器等。手拐包括手杖、三足拐、四足拐、前臂支撑拐等。使用辅助器具进行步行训练,患者要具备较好的平衡能力和上臂支撑体重的肌力,一般应经过基本动作训练后方可进行。

1）手拐使用　适用于偏瘫及不完全性脊髓损伤患者,平衡能力较差者可以使用三足拐、四足拐。手拐是最简单、最常用的拐杖。手拐的高度调整方式:立位双上肢放松置于体侧,把手高度与大转子或桡骨茎突同高。

（1）基本动作训练:①拄拐站立训练:患者取站立位,健侧手拄拐,双脚分开平均负重,保持身体平衡。②重心转移训练:患者拄拐进行身体重心前后和左右方向转移训练。③移拐训练:患者以双足支撑体重,并保持较好的站立姿势,向身体的前后左右方向移动拐杖。④拄拐迈步训练:患者取站立位,健侧手拄拐,双足交替进行向前迈步训练。

（2）行走训练:在掌握身体平衡后,开始行走训练。

①三点步行:患者先伸出手拐,再迈患侧腿,最后迈健侧腿的步行方式。偏瘫患者多采用此种步态(图 4-3-13)。

②两点步行:手拐和患侧腿同时伸出并支撑身体,然后再迈出健侧腿。此种步速快,当患者具有一定的平衡能力或较好地掌握了三点步行方法后,可进行两点步行训练(图 4-3-14)。

2）助行器的使用　适用于站立平衡差、下肢肌力低下的患者或老人。助行器的高度调整方式:立位双手自然下垂,助行器把手高度与股骨大转子或桡骨茎突同高。

（1）迈步行走:先将助行器的一侧向前挪动,然后迈出对侧腿;再将助行器另一侧向前挪动,

Note

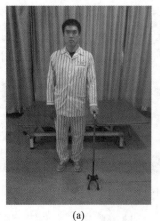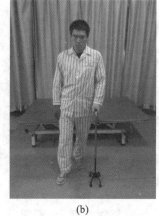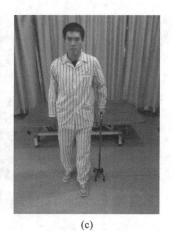

图 4-3-13　手拐三点步行

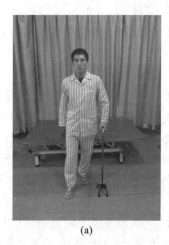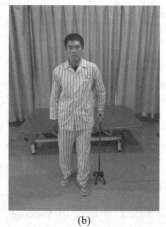

图 4-3-14　手拐两点步行

然后迈出另一侧腿。或者将助行器抬起,放至身体前方一步左右处。用支撑动作将身体撑起,将一侧腿向前迈出一小步;再将助行器抬起放至身体前方,迈另一侧腿(图 4-3-15)。

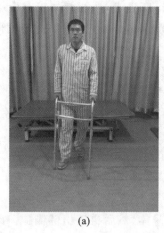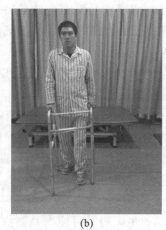

图 4-3-15　助行器迈步行走

(2)摆步行走:将助行器抬起,放至身体前方一步左右处,用支撑动作将身体撑起,将双下肢一起向前摆出一小步(图 4-3-16)。

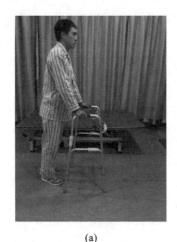　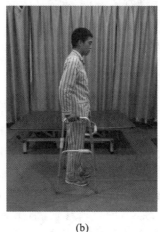

(a)　　　　　　　　　　(b)

图 4-3-16　助行器摆步行走

3. 常见异常步态矫治　偏瘫患者常见异常步态有划圈步态、膝过伸、拖行步态等。矫治方法：①手法牵伸股四头肌、小腿三头肌、腘绳肌、内收肌等；②躯干控制训练；③膝关节屈伸控制训练；④踝关节背屈训练；⑤步行分解训练；⑥退步上下台阶及侧方上下台阶训练。

（二）脊髓损伤患者步行训练

脊髓损伤患者主要应用步行矫形器的稳定支持及助动功能来进行站立及步行训练。步行训练的前提是患者的心肺功能、上肢的肌力、躯干的肌力、上下肢的关节活动度、站立平衡能力达到较好程度时才能进行介入步行训练。程序如下：平行杠内立位保持训练→平行杠内步行训练→使用助行器的步行训练→安全跌倒与从地面起立的训练→使用双拐的步行训练→上下台阶的训练。

1. 步行训练

1）平行杠内骨盆控制训练　骨盆控制能力直接影响脊髓损伤患者的步行能力，故患者在平行杠内能独立站立并具有一定的平衡能力后就可开始进行骨盆控制能力的训练，为步行提供良好的基础。在平行杠内进行步行训练时，其一端放置一面矫正镜，使患者能够看到自己的姿势、步态以便及时矫正。患者驱动轮椅到达平行杠前，自行穿戴好长腿矫形器后进行如下训练。

（1）骨盆左、右倾斜训练：以左侧倾斜为例，患者右手在右侧髋关节稍前方握住平行杠，左手在距离右手前方约 15 cm 处握住平行杠；右手用力向下撑，同时保持肘关节伸直；右肩下降，右下肢向上提起，将右脚抬离地面，向左倾斜。右倾斜训练与之相反。

（2）骨盆旋转训练：患者双手握住平行杠站稳后，左、右手在平行杠上同时向相反的方向移动，躯干旋转带动骨盆旋转。

（3）骨盆上抬训练：患者双手在髋关节稍前方握住平行杠，肘关节伸直、双肩同时下降，将身体支撑，双足抬离地面，然后放下，如此反复训练。随着患者能力的提高，治疗师可施加外力抵抗其骨盆上抬，以此来强化患者的站立平衡能力及躯干控制能力。

2）平行杠内步行训练　可进行摆至步训练、摆过步训练、四点步训练。

3）使用助行器的步行训练　助行器与肘拐相比，具有较高的稳定性，可在使用双拐步行训练之前进行助行器步行训练，但因其在室外使用不便，多在步行训练初期或室内行走时应用。

（1）使用助行器站起：将步行器稳定住，双手紧握扶手、躯干前倾；双上肢用力撑起身体；躯干伸展，双足支撑体重站起。

（2）迈步行走：将助行器的一侧向前，然后迈出对侧下肢；将助行器另一侧向前，然后迈出另一侧下肢。

（3）摆步行走：将助行器抬起，放至身体前方一步左右的地方；用支撑动作将身体撑起；将双下肢一起向前摆出一小步，双足落地站稳。

4）安全跌倒训练　患者在持拐步行过程中因各种原因可能跌倒，为了避免患者在跌倒时受伤，必须对患者进行安全跌倒的训练。要点如下：当患者感知无法避免跌倒时应将双拐往身体两侧挪开，以免拐杖对患者造成损伤；跌倒时患者在挪开拐杖后应双手撑地，上肢收于胸前，用肘和肩作为缓冲，以免摔伤。

5）使用双拐的步行训练　腋拐在拐杖中稳定性最高，但是如果高度调整不当或使用方法不当，腋托压迫腋窝血管和神经，会引起上肢血流不畅，导致末梢神经受损。腋拐高度调整方式：患者佩戴下肢矫形器挂拐站立，上肢放松置于体侧，肘关节屈曲20°～25°。拐杖头放于足前侧方15 cm处，腋托应与腋窝间保留2～3横指（大致为5 cm）的距离。把手高度应与桡骨茎突同高。

（1）基本动作训练：①重心转移训练：患者挂拐进行身体重心前后和左右方向转移训练。②交替举拐训练：拐杖交替向侧方、前方、后方上举。③交替伸拐训练：拐杖交替前伸、后伸。④同时伸拐训练：双拐同时前伸、后伸，躯干旋转，双拐同时向侧方伸出。⑤迈步训练：双手挂拐，单腿站立，另一侧下肢前后迈步训练。⑥双足离地训练：患者身体靠在墙壁或双杠上，将拐杖紧贴身体体侧，身体挺直，伸展时双足离地。

（2）行走训练：

①摆至步：将双腋拐同时放至身体前方，患者身体重心前移，躯干前倾，由腋拐支撑体重。利用上肢支撑力使双足离地，同时向前摆动落于腋拐附近（图4-3-17）。

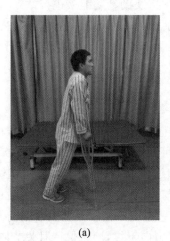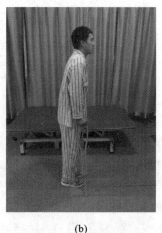

(a)　　　　　　　　　　(b)

图 4-3-17　腋拐摆至步

②摆过步：将双腋拐同时放至身体前方，患者身体重心前移，躯干前倾，由腋拐支撑体重。利用上肢支撑力使双脚离地，同时向前摆动落于腋拐前方（图4-3-18）。

③四点步行：先伸出左侧拐杖迈右侧下肢，再伸出右侧拐杖迈左侧下肢，往复前进（图4-3-19）。

④三点步行：患侧下肢和双拐同时伸出，双拐先落地，待患侧下肢落地支撑后，健侧下肢再向前迈步（图4-3-20）。

⑤两点步行：先将一侧拐和对侧下肢同时向前迈步，再将另一侧拐和下肢同时向前迈步（图4-3-21）。

6）上下台阶训练

（1）上台阶训练：患者靠近台阶扶手右侧站立，将右侧肘拐交于左手，右手前伸，在距脚趾前方约15 cm处握住扶手；患者将左拐提起并放于上一级台阶，与右手平齐；患者身体前倾，双肘伸

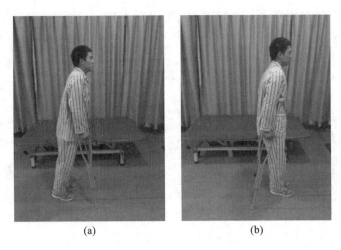

(a)　　　　　　　　　　(b)

图 4-3-18　腋拐摆过步

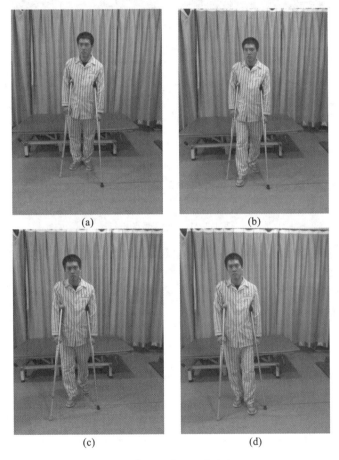

(a)　　　　　　　　　　(b)

(c)　　　　　　　　　　(d)

图 4-3-19　腋拐四点步行

直,将身体撑起,上提双脚并将骨盆向前甩动;患者双脚落到上一级台阶上之后,立即过伸髋关节,重新找到新的平衡点并保持平衡。

（2）下台阶训练:患者将右杖交于左手,右手握住台阶的扶手,将左拐支撑在同一级台阶边缘处,两手对齐;患者身体前倾,双肘伸直,将身体撑起,上提双脚并将骨盆向前甩动;患者双脚落于下一台阶上;患者右手沿扶手向下移动,并将左拐移至下一台阶上,过伸髋关节,重新找到新的平衡点并保持平衡。

151

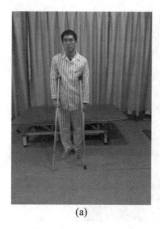
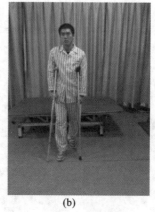
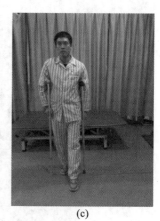

(a)　　　　　　　(b)　　　　　　　(c)

图 4-3-20　腋拐三点步行

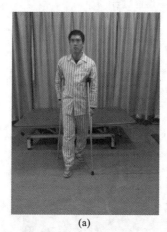
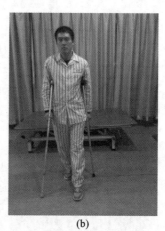

(a)　　　　　　　(b)

图 4-3-21　腋拐两点步行

2. 常见异常步态矫治　　患者足下垂明显,摆动相常代偿性屈髋跨步,即跨槛步态。足落地踝关节控制差,常出现膝过伸步态。矫治方法:①胫前肌肌力训练;②足下垂严重的患者有条件的可以佩戴踝足矫形器;③牵伸小腿三头肌、胫后肌;④踝关节控制训练;⑤合并足内翻,除上述训练外可配合站斜板等。

四、步行训练的注意事项

（1）步行时,要提供安全、无障碍的环境;衣物长度不可及地,以防绊倒;穿着合适的鞋及袜,鞋带须系牢,不宜赤足练习行走,严防摔倒。

（2）选择适当的行走辅助器具和行走步态,选择高度和长度适合的助行架、拐杖或手杖。

（3）如使用拐杖,要避免腋下直接受压,以防臂丛神经损伤。

（4）遵循循序渐进的原则,逐步延长距离和加快步行的速度;先选择在平整的路面行走,逐渐到较复杂的路面行走。

（王辉）

能力检测

能力检测
答案

选择题

1. 使用拐杖的步行训练不包括(　　)。

A. 两点步行训练　　　　　　B. 手杖三点步行训练　　　　　C. 四点步行训练

D. 摆至步训练　　　　　　　E. 摆过步训练

2. 平行杠内步行训练包括(　　)。

A. 起立训练、四点步行训练、摆至步训练　　　　B. 摆至步训练、摆过步训练、四点步行训练

C. 起立训练、摆至步训练、摆过步训练　　　　　D. 站立平衡训练、摆至步训练、摆过步训练

E. 站立平衡训练、四点步行训练、摆至步训练

3. 轮椅转移中,轮椅到床转移错误的是(　　)。

A. 床铺高度要与轮椅座接近　　B. 锁上轮椅制动器　　　　　　C. 轮椅朝向床头位置

D. 轮椅放在患者的健侧　　　　E. 轮椅与床尾成 30°~45°角

4. 偏瘫患者进行步行训练的基本要求错误的是(　　)。

A. 下肢必须有痛觉　　　　　　B. 能主动配合训练　　　　　　C. 患肢可以独立承担体重

D. 站立平衡达到 2 级以上　　　E. 必要时可以使用矫形器

5. 偏瘫患者坐位-站立位转移训练错误的是(　　)。

A. 先将足跟移动到膝关节重力线的前方　　　　B. 双手十指交叉,患侧拇指在上

C. 双臂前伸　　　　　　　　　　　　　　　　D. 上身前倾,重心前移,臀部离开座椅

E. 将手臂突然上举,利用惯性,完成站立动作

6. 步行训练前的准备训练不包括(　　)。

A. 起立训练　　　　　　　　　B. 肌力增强训练　　　　　　　C. 辅助工具的使用

D. 摆过步训练　　　　　　　　E. 站立平衡训练

7. "一侧腋杖和对侧足同时伸出,余下的腋杖和足再同时伸出"描述的是截瘫患者(　　)。

A. 同时拖地步行　　　　　　　B. 交替拖地步行　　　　　　　C. 四点步行

D. 三点步行　　　　　　　　　E. 两点步行

8. 偏瘫患者伸肘摆动翻身错误的是(　　)。

A. 伸肘　　　　　　　　　　　　　　　　　　B. 健侧拇指放在患侧拇指上方

C. 双手十指交叉相握　　　　　　　　　　　　D. 屈膝

E. 先将伸握的双手摆向患侧(或健侧),借助摆动的惯性翻向患侧(或健侧)

9. 偏瘫患者侧向移动训练不包括(　　)。

A. 先将健侧足伸到患侧足下

B. 用健侧腿抬起患侧腿向右(左)移动

C. 用健侧足和肩支起臀部,同时将臀部移向右(左)移动

D. 臀部右(左)移动完毕后,再慢慢将肩、头移向右(左)侧

E. 先坐起,然后用手将下肢移向一侧,再用手撑床面,将臀部移动到该侧

10. 截瘫患者坐位-站立位转移训练错误的是(　　)。

A. 不可使用矫形器坐起站立　　　　　　　　　B. 先用双手支撑椅子站起

C. 膝关节后伸,锁定膝关节　　　　　　　　　D. 保持站立稳定

E. 用膝踝足支具者,锁定膝关节后,可以开始步行

11. 摆动相的基本运动成分不包括(　　)。

A. 髋关节伸展,膝关节开始屈曲

Note

B.在足趾离地时骨盆从水平位向摆动侧下降倾斜

C.髋关节屈曲

D.骨盆旋后

E.在足跟着地前膝关节伸展及踝背屈

12.体位摆放的作用错误的是（　　）。

A.预防和减轻挛缩或畸形的出现　　　　　　B.能维持良好的血液循环

C.抑制瘫痪肢体功能恢复　　　　　　　　　　D.对抗肢体挛缩模式出现

E.有助于预防压疮、肺部感染等并发症的发生

13.偏瘫患者患侧卧位摆放错误的是（　　）。

A.肘关节尽量伸直，手掌向下　　　　　　　　B.背后用背垫或枕头支撑

C.患侧肩关节向前平伸，使肩胛骨着床　　　　D.患侧髋关节略后伸，膝关节略屈曲

E.患侧踝关节应屈曲90°，防止足下垂的发生

14.步行原则中错误的是（　　）。

A.适当使用辅助器具　　　　B.以步态异常为基础　　　　C.以病理结果为依据

D.以步态分析为依据　　　　E.同时注重关节、肌肉及其他运动训练

真 题 精 选

1.摆放脑卒中患者抗痉挛体位时，肩关节应（　　）。

A.外旋稍外展　　　　　　　B.内旋稍外展　　　　　　　C.外旋稍内收

D.内旋稍内收　　　　　　　E.外展90°

2.T_6脊髓损伤的患者最可能的移动方式为（　　）。

A.社区功能性步行　　　　　B.家庭功能性步行　　　　　C.治疗性步行

D.轮椅　　　　　　　　　　E.无法移行

3.独立从座椅站立，描述正确的是（　　）。

A.椅子高些较容易站立　　　　　　　　　　B.椅子坐垫软些较好

C.站立前尽量坐于椅子后方　　　　　　　　D.站立前力量较强的足靠前

E.椅子矮些较容易站立

4.偏瘫患者被动转移过程中，错误的扶抱法为（　　）。

A.肩胛后式　　　　　　　　B.肩关节上提式　　　　　　C.前臂式

D.骨盆式　　　　　　　　　E.双人式

项目小结与框架

　　偏瘫患者常出现单侧肢体运动功能障碍，急性期患者需安静卧床。不当的体位将导致痉挛、肩关节半脱位、压疮、肺部感染等并发症或继发损害，不利于患者功能恢复。但是可以通过对卧床患者进行合适的体位摆放（健侧卧位、患侧卧位、仰卧位），达到避免此类损害发生的目的。恢复期的患者尽可能地利用未丧失的功能完成不同体位（卧位、坐位、立位）和不同位置（床、轮椅、椅）的转移，尽可能地提高生活能力。不能行走的患者，通过训练（负重、平衡、迈步等），训练独立步行。如果仍不能步行或步行不安全的患者，可以通过不同的辅助器具（手杖、腋拐、助行器），不同的行走步法（二点步行、三点步行等），达到独立安全行走的目的。

　　本项目的主要内容框架见下图。

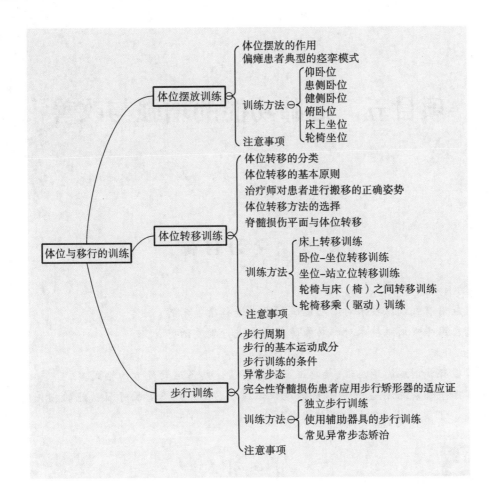

体位与移行的训练

体位摆放训练
- 体位摆放的作用
- 偏瘫患者典型的痉挛模式
- 训练方法
  - 仰卧位
  - 患侧卧位
  - 健侧卧位
  - 俯卧位
  - 床上坐位
  - 轮椅坐位
- 注意事项

体位转移训练
- 体位转移的分类
- 体位转移的基本原则
- 治疗师对患者进行搬移的正确姿势
- 体位转移方法的选择
- 脊髓损伤平面与体位转移
- 训练方法
  - 床上转移训练
  - 卧位–坐位转移训练
  - 坐位–站立位转移训练
  - 轮椅与床（椅）之间转移训练
  - 轮椅移乘（驱动）训练
- 注意事项

步行训练
- 步行周期
- 步行的基本运动成分
- 步行训练的条件
- 异常步态
- 完全性脊髓损伤患者应用步行矫形器的适应证
- 训练方法
  - 独立步行训练
  - 使用辅助器具的步行训练
  - 常见异常步态矫治
- 注意事项

Note

155

项目五 心肺功能的增强与改善

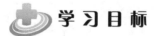

学习目标

一、能力目标

(1)能应用有氧训练技术对心功能障碍患者进行康复治疗。

(2)能应用呼吸训练技术对肺功能障碍患者进行康复治疗。

二、知识目标

(1)掌握有氧训练的适应证、禁忌证及注意事项。熟悉运动处方的格式。

(2)掌握呼吸系统评定、呼吸训练的适应证及禁忌证。熟悉影响呼吸功能的相关因素、呼吸训练的机制。了解主动循环式呼吸技术的组成。

任务引入

案例:患者,男,60岁,因"反复气促咳嗽12年,再发加重20余天"入院。12年前患者因受凉后开始出现咳嗽、咳痰,痰液色白、较黏稠、量不多,活动后气促,少许畏寒发热,无胸痛心悸,无咯血,无头晕头痛,天气变化时明显。后上述症状反复发作,并伴有明显胸闷不适感,在冬季多发,曾多次在当地医院治疗。20天前因天气转冷后患者出现气促加重,活动后明显,间有咳嗽、咳痰,痰液黏稠、量不多、较难咳出,伴有右侧少许胸痛,无心悸,无发热,无鼻塞流涕,无头晕头痛,无呕吐等不适,患者故前往当地卫生院治疗,症状缓解不明显,转入我院。入院症见:神清,精神疲倦,气促,胸闷不适以左侧明显,坐立、活动后症状加重,需平卧,少许咳嗽,痰不多,色白黏稠,难咳出,无血丝,无发热恶寒,无流涕,无心悸,无恶心呕吐,无腹痛腹泻,睡眠一般,食欲欠佳,二便正常。舌质红,苔白腻夹黄,脉滑数。既往有慢性支气管炎病史10年余,吸烟近40年,每天1包左右,已戒烟一年余。无饮酒嗜好。入院查体:体温36.5℃,脉搏72次/分,呼吸23次/分,血压120/70mmHg。神清,精神疲倦,营养偏差,急性病容,胸廓无畸形,呼吸运动较差,两侧对称,语颤对称,下肺胸膜摩擦感,双肺叩诊过清音,双肺呼吸音稍弱,双肺可闻及干啰音及痰鸣音,全肺可闻及少许哮鸣音。心前区无隆起,心尖搏动位置正常,无震颤及心包摩擦感。心率72次/分,律齐,各瓣膜区未闻及病理性杂音。腹平,未见胃型、肠型及蠕动波。腹软,无压痛及反跳痛,未扪及包块,肝脾肋下未触及。入院完善相关检查后给予低流量吸氧,头孢曲松静脉滴注抗感染,茶碱缓释片、沙丁胺醇雾化以解痉平喘及盐酸氨溴索稀释痰液等相关治疗,经过两周治疗病情稳定后转入康复医学科给予康复治疗。

临床诊断:

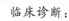

（1）慢性支气管炎急性发作。

（2）慢性阻塞性肺气肿。

（3）肺部感染。

主要功能障碍：

（1）肺功能：FEV_1/FVC 为 60%，FEV_1 占预计值 70%。

（2）日常生活活动能力 3 级：平地步行不气促，速度较快或上楼、上坡时气促。

综合功能评定：Ⅱ级慢性阻塞性肺疾病（COPD）。

引导语：本案例患者是慢性阻塞性肺气肿伴肺部感染，慢性支气管炎急性发作，经治疗后病情趋于稳定。经过肺功能测试，患者属于Ⅱ级慢性阻塞性肺疾病。

PT 治疗处方：有氧训练和呼吸训练。

针对该患者，主要完成如下训练任务。

任务一　有氧训练

任务二　呼吸训练

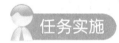任务实施

心肺功能的增强与改善 PPT

运动是良医，运动是良药

任务一　有氧训练

有氧训练（aerobic exercise）反映了心脏、血管与呼吸系统协同工作的能力，是指中等强度的大肌群节律性、持续一定时间的动力性运动，以提高机体氧化代谢能力的训练方法，该运动时的能量来源主要通过有氧代谢获得，又称耐力性运动。耐力性运动之初主要依赖无氧代谢，可产生较多乳酸。当肌肉持续收缩并进入稳定状态时，无氧代谢已明显降低，有氧代谢成为主要的供能形式。有氧训练包括器械有氧训练（如应用跑步机、登山机、楼梯机、功率自行车等）和无器械有氧训练（如步行、游泳及有氧舞蹈等），已成为 COPD、冠心病、高血压、糖尿病、肥胖症等康复治疗的主要方法。

一、场地及仪器设备

1. 场地　根据有氧训练方式不同，可选择室内或室外进行。

2. 仪器设备　运动平板、上下肢功率自行车和简单器械，安全防护可配备动态血压计、心电图机、血氧饱和度检测仪、心率监测仪和必要的急救设备。有条件的可配备监测最大耗氧量等的设备。

二、知识准备

1. 最大耗氧量（maximal oxygen consumption）　最大耗氧量是测量全身有氧系统的能力，即每分钟最大耗氧量，是评价心肺健康状况的金标准。最大耗氧量＝心率×每搏量×动静脉氧分压差。在呼吸功能尚在正常范围内工作时，虽然做功肌肉摄取氧的能力极为重要，但心脏是最大耗氧量的最大制约因素。同样，最大耗氧量受性别、遗传和有无疾病的影响。最大耗氧量也是衡

Note

量心血管储备和健康的最好指标,而且在有氧训练中可得到提高。但当达到一定高水平后,最大耗氧量则不再因训练而提高。

2. 无氧阈(anaerobic threshold,AT) 无氧阈是指人体在逐级递增负荷运动中,有氧代谢已不能满足运动肌肉的能量需求,开始大量动用无氧代谢供能的临界点。无氧阈是测定有氧代谢能力的重要指标,无氧阈越高,机体的有氧供能越强。无氧阈相当于一般人心率在140～150次/分或最大摄氧量的50%～60%时的运动强度。

3. 健化(conditioning) 健化是指通过运动训练后所能增强的能力容量。健化水平依靠足够强度、时间和频率的运动,因健化而出现机体的适应性则可反映个体的耐力水平。

4. 适应(adaptation) 适应是在经过长时间耐力运动训练后所出现的功能变化,能较好地完成做功而较少发生疲劳。如健康水平较低,则稍加运动即可出现适应性改变;倘若健康水平已经较高,则需要更大运动强度才能产生明显的适应性变化。

5. 失健(deconditioning) 失健是指因长期少动、不动或卧床休息所致的功能逐步退变。失健实际上具有两个不同的含义:一是经过健化运动而提高的功能发生退化;二是原有的心肺功能发生退化。由于这两个过程很难截然区分,所以这里的所谓失健是个泛指的名词。

6. 有氧训练的适应证

(1)心血管疾病:陈旧性心肌梗死、稳定型心绞痛、隐性冠心病、轻度-中度原发性高血压病、轻症慢性充血性心力衰竭、心脏移植术后、冠状动脉腔内扩张成型术后、冠状动脉分流术后等。

(2)代谢性疾病:糖尿病、单纯性肥胖症。

(3)慢性呼吸系统疾病:慢性阻塞性肺疾病和慢性支气管炎、肺气肿、哮喘(非发作状态)、肺结核恢复期、胸腔手术后恢复期。

(4)其他慢性疾病状态:慢性肾功能衰竭稳定期、慢性疼痛综合征、慢性疲劳综合征、长期缺乏体力活动及长期卧床恢复期。

(5)中老年人的健身锻炼。

7. 有氧训练的禁忌证

(1)各种疾病急性发作期或进展期。

(2)心血管功能不稳定。

(3)严重骨质疏松,活动时有骨折的危险。

(4)主观不合作或不能理解运动,精神疾病发作期间或严重神经症。

(5)肢体功能障碍而不能完成预定运动强度和运动量。

(6)感知认知功能障碍。

三、训练方法

(一)热身运动

热身运动使肌肉、关节、韧带、心血管逐步适应训练期的运动应激,防止损伤。柔韧性训练虽然对提高最大耗氧量价值较小,但作为有氧训练的准备活动,可提高机体的温度和兴奋性,进而使有氧训练能安全、有效地进行。有氧训练前重点加强双侧胸大肌(图 5-1-1)和腘绳肌(图5-1-2)的主动或被动牵伸训练,5～10 min。

(二)运动训练

有氧训练作为运动训练的一种,应按照运动处方进行。运动处方即为指导运动训练的准则,其内容包括运动类型、运动强度、时间和频率。运动试验是有氧训练运动处方制定的重要依据,包括极量运动试验和亚极量运动试验。国际上一般常采用改良 Bruce 方案运动平板法进行极量运动试验,直接测定最大耗氧量。临床上,6 min 步行试验是确定 COPD 患者有氧训练效果较简

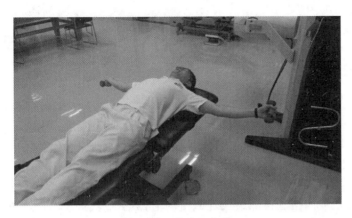

图 5-1-1　胸大肌牵伸

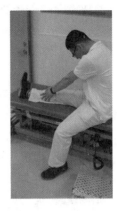

图 5-1-2　腘绳肌牵伸

单、实用的方法。在有氧训练中,要遵循循序渐进、持之以恒的原则。

1. 运动类型的选择　应根据危险性分类选择适当的运动方式,同时还应考虑患者的病情、体力、康复目标、运动习惯、监护条件及训练场地的环境和条件等。在没有监护的条件下,除了健康人可随意选择有氧训练类型(如爬山、太极拳和健身跑等)外,其余的如心血管疾病患者的有氧训练一般建议采用步行的方式。在有监护的条件下,高危训练者因体力差、病情较重且变化快,多采用运动强度易于控制、能量消耗少的运动类型,如运动平板步行(图 5-1-3)、功率自行车训练(图 5-1-4)等以下肢运动为主的训练方式。

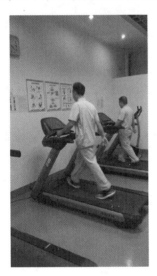

图 5-1-3　运动平板步行

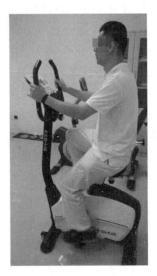

图 5-1-4　功率自行车训练

2. 运动强度　运动强度是运动处方的核心部分,也是最困难的部分。通常根据症状限制心电分级运动试验结果中所取得的最高心率、最大耗氧量或代谢当量(METs),以及患者的疾病、病程、储备功能、过去运动习惯等因素,制订适合个体的运动强度。

1)用心率限定运动强度　这是国际通用的方法,因为心率和运动强度之间存在着线性关系,并且是最便于检测的指标。事实上即使采用最大耗氧量或代谢当量为指标,其心率亦与之相关。通常把运动中允许达到的心率作为靶心率。计算靶心率的常用方法如下。

(1) Jungman 法:靶心率=180(170)—年龄(岁)。180(170)是从大量检测结果中获得的常数。180 用于年龄在 60 岁以下、无明确心血管疾病,过去有劳动或活动习惯者。若为年龄超过 60 岁,曾患有心血管疾病但又无条件进行心电分级运动试验的患者,或过去为静坐工作,且无运动或劳动习惯者,其心率数可用 170 减去年龄。

Note

（2）Karvonen 法：靶心率＝（年龄预计最高心率－安静心率）×（60%～80%）＋安静心率。按国际通用年龄预计最高心率的方法，年龄预计最高心率为 220 减去年龄（岁）后的余数。该公式与 Jungman 公式相比，优点在于考虑到原先心脏功能状态，但此两公式均未充分考虑个体的差异。

（3）心电运动试验法：按症状限制心电运动试验中停止运动时的最高心率，即运动中出现不适症状时的最高心率；心电图出现 ST 段缺血性下移；随着负荷增大，血压不上升反而下降 1.33kPa(10 mmHg)；虽不出现上述情况，但达到了按年龄允许达到的最高心率。取最高心率 70%～85% 的值为靶心率。

2）用最大耗氧量百分数表示运动强度　这是比较常用的运动强度指标。根据心电分级运动试验结果或在运动试验中用直接法或间接法检测最大耗氧量的值，然后取其 50%～70% 的值作为运动处方适宜的强度范围。大量观察证实，运动强度小于 70% 最大耗氧量的持续运动中乳酸浓度不增高，血液中肾上腺素和去甲肾上腺素保持在较低水平，若高于或大于 80% 最大耗氧量则列为大强度运动，对患有疾病者或老年人来说是有危险的。若运动强度小，如小于 50% 最大耗氧量常较难达到训练效果，但据文献报道，在这一强度下运动一段时间对一些疾病的风险因素有缓解作用，因而对经常处于静坐状态的中年人、老年人或患有心脏疾病的患者，刚开始运动时采用低强度仍有好处。

3）用代谢当量值作为运动强度的指标　通常用与检测最大耗氧量同样的方法，以其结果除以 3 为代谢当量值。在具体应用中取其值的 60%～70% 作为运动中允许达到的强度。其优点是可用于指导日常生活和各种家务劳动，如穿、脱衣服为 2METs。

4）用自觉用力程度分级（RPE）判断运动强度　RPE 又称为 Borg 量表，利用运动中的自我感觉来判断运动强度，在 6～20 级中每一单数级各有不同的感觉特征，尤其适用于发病早期不适于做运动试验或无条件做心电分级运动试验的情况。RPE 与心率和耗氧量具有高度相关性，各级乘以 10 常与达到该点的心率大体上一致（应用影响心率药物的除外）。一般运动锻炼的 RPE 分级在 12～15 之间，说明运动强度是合理的。

3. 运动持续时间　有效运动持续时间为 15～60 min，一般为 20～30 min。运动时间可与运动强度相互调节，在康复治疗中通常采用中等量的运动。例如，运动强度大了，可用缩短运动时间来调整运动量至中等；反之，如果运动强度偏小，则延长运动时间，使之保持中等的运动。症状并不明显者，第一周可在中等运动强度下运动 20～30 min；如能适应，经 1～2 周规律运动后，第 3 周可逐渐增至 45 min 左右。

4. 运动频率　若每次有足够的运动练习，一次训练效应可维持 2～3 天，如按此标准，每周练习 2～3 次即可。但是，由于患者通常每次运动强度不足，而且对于无运动习惯者来说若规定每周运动 2～3 次，常常无形中会中断运动。因此，以坚持每天运动为宜，且要养成运动的习惯。

（三）整理运动

整理运动能防止运动后的不良反应。在运动后不要马上停止运动，而应做一些放松的运动，以保持良好的静脉回流，维持一定的心输出量，从而防止出现体位性低血压或诱发心血管意外。整理运动的方法有轻松的体操、散步、自我按摩等，运动时间为 5～10 min。

（四）提高运动量和过量运动的判断

提高运动量时首先延长运动持续时间或增加运动频率，待心率的运动反应下降后可以逐渐增加运动强度。运动持续时间每 2～3 周可延长一次。每隔 4～6 周应复查运动试验，以调整运动处方。

下列情况提示运动量过大：①不能完成运动；②活动时因气喘而不能自由交谈；③运动后无力或恶心；④持续性疲劳；⑤运动当日失眠；⑥运动后持续性关节酸痛；⑦运动次日清晨安静，心率明显变快或变慢，或感觉不适。

四、注意事项

（1）选择合适的运动处方，注意训练的量和强度，以患者能承受为度。

（2）注意运动环境和运动的合适时间，中、重度患者不要进行举重、爬山、游泳等运动。强度太大和水中运动容易导致肺容量减少，血氧饱和度下降明显，通气血流比失调明显。

（3）运动前的体格检查、功能检查，对患者在运动中出现的发绀、四肢发冷、呼吸增快、颈肩部肌肉紧张、出汗要密切注意，及时给氧。

（4）因人而异、循序渐进、持之以恒，避免竞赛性运动。

（孙天宝）

任务二　呼吸训练

呼吸训练的目标是改善通气，增加咳嗽机制的效率，改善呼吸肌的肌力、耐力及协调力，保持或改善胸廓的活动度，建立有效呼吸模式，促进放松，增强患者整体功能。具体的呼吸训练包括膈肌呼吸训练、呼吸肌训练、局部呼吸训练、吹笛式呼吸训练、预防及解除呼吸急促、胸廓松动训练、咳嗽训练、体位引流训练等。

一、场地及仪器设备

1. 场地　病房病床旁或治疗室内。

2. 仪器设备　PT床、PT凳、椅子、枕头、听诊器、血压计、血氧饱和度检测仪（手指式）、痰杯等。

二、知识准备

（一）影响呼吸功能的相关因素

呼吸系统由鼻、咽、喉、气管、支气管和肺等器官构成，其主要功能是从外界摄取氧气，并向外界排出二氧化碳。机体与外界环境之间的气体交换过程称为呼吸，其过程包括外呼吸、气体在血液中的运输和内呼吸。外呼吸包括肺通气与肺换气两个过程，前者是肺与外界环境之间的气体交换过程，后者是肺泡与肺毛细血管血液之间的气体交换过程。内呼吸也称为组织换气，是组织毛细血管血液与组织、细胞之间的气体交换过程，有时也将细胞内的生物氧化过程包括在内。由于肺通气是整个呼吸过程的基础，其动力来源于呼吸运动，因此狭义的呼吸一般指呼吸运动。正常呼吸功能的实现必须具备畅通的气道、完整而扩张良好的胸廓、健全的呼吸肌、富有弹性的肺组织及与之相匹配的肺循环、调节灵敏的呼吸中枢与神经传导系统。任何一个环节的异常都可能导致通气或换气的功能障碍。

1. 呼吸肌　呼吸运动的完成主要靠呼吸肌的作用，呼吸肌的功能直接影响肺通气过程。呼吸运动通过改变胸腔容积使胸腔内压产生相应的变化，从而导致肺泡的扩张和回缩，驱动气体出入。平静呼吸时，吸气是主动的，呼气是被动的，中等量呼吸肌深长快速呼吸时，呼气和吸气均有主动肌和辅助肌的参与。具体的呼吸肌根据其功能可分为四类：吸气主动肌、吸气辅助肌、呼气主动肌、呼气辅助肌。

吸气主动肌包括横膈肌、肋提肌、肋间外肌。平静呼吸中吸气 1/3 由横膈活动完成，其余通过胸廓活动完成,即通过肋提肌、肋间外肌收缩提升肋骨来完成。膈肌呼吸不是单纯通过提高每分通气量来增加通气的,而是通过增大横膈活动范围以及提高肺的伸缩性来增加通气的。横膈活动每增加1 cm,可增加肺通气量250～300 mL。此外,膈肌较薄,活动时耗氧少,因而呼吸效率较高,是呼吸训练的重要内容。

吸气辅助肌包括胸锁乳突肌、斜角肌。在安静呼吸时不参与作用,在通气增强时,可通过升高胸骨和锁骨以抬高胸腔起作用。

呼气主动肌主要指肋间内肌。平静呼气时,呼气肌不参与活动,只是呼气肌的张力略微增高,即当吸气肌转入抑制、呼气肌张力增高时,呼气动作即已完成。但在做中等量运动或深长快速呼吸时,肋间内肌主动参与呼气。

呼气辅助肌包括腹直肌、腹内斜肌、腹外斜肌、腹横肌等。收缩时压迫腹腔,腹内压增高,间接加大胸膜腔内压,促进呼气。

2. 肺组织　呼吸膜与肺泡壁的面积和厚度变化会影响肺换气。呼吸膜是指肺泡腔与肺毛细血管腔之间的膜,呼吸膜面积的减少或呼吸膜厚度的增加和纤维化,可使气体扩散减少。肺泡壁炎症反复发作之后肺泡壁会增厚,降低肺换气效率。肺气肿时,小的肺泡囊会逐步融合为大肺泡,实际的肺泡壁面积减少,影响气体向血管弥散。正常成人安静状态下的通气血流比例为0.84,其值无论升高或降低均导致机体缺氧。如卧位时肺上部血流量增加,下部血流减少,而通气变化不大,导致局部肺组织的通气血流比例失调,这是卧位呼吸困难症状加重的原因之一。

3. 血液循环　血液循环和血液质量影响气体在血液中的运输。慢性呼吸系统疾病患者经常伴有造血功能障碍,出现贫血。严重贫血时血红蛋白减少,影响气体运输,造成呼吸困难。

4. 组织代谢与血流量　组织代谢与组织血流量的多寡影响组织换气。慢性呼吸系统疾病患者往往因为呼吸困难而缺乏运动,导致肌肉功能减退,肌肉内氧化代谢的酶减少,其氧化代谢能力下降。因此,运动时不能有效地进行氧化代谢,限制了机体的内呼吸,加剧了呼吸困难的症状。呼吸系统疾病不仅会出现肺和支气管功能障碍,同时可以合并心功能障碍。心力衰竭时,血液循环发生障碍,血氧运输能力减弱,影响呼吸过程。呼吸系统疾病常伴有焦虑、紧张、抑郁等精神心理症状,这些因素会加重呼吸困难。

（二）呼吸系统的评定

进行任何康复治疗前都要先执行康复评定,呼吸系统评定的目的在于了解呼吸功能损伤的原因,拟订个性化的治疗计划,评估患者治疗效果,决定停止治疗的时机。康复评定的步骤通常包括主观评定和客观评定。

1. 主观评定　评估时,首先须了解患者目前状况,因此先详细阅读患者医疗记录,可获得病史及诊断的相关资料。这些资料包括与呼吸系统相关的重要实验室检查,如肺功能检查、影像学检查、动脉血气分析、支气管镜检查、痰液或细菌培养等。然后通过与患者或家属面谈,治疗师能了解患者的主诉及就诊原因,获得职业及社会史方面的信息,如工作需求、工作环境、影响患者健康状态的社会习惯(如吸烟、喝酒等)。同时,也可评估患者居住环境与家庭照顾支持系统等。

2. 客观评定

1) 生命体征与意识状态　接诊患者后,首先应评估患者的生命体征是否稳定,测量并记录患者的体温,休息时心率、血压、呼吸。另外,以Glasgow昏迷指数评估患者意识状态,这将影响治疗师的治疗计划。

2) 望诊　治疗师可观察患者缺氧情况,如嘴唇或指甲床附近是否呈现发绀现象、手指和脚趾末端是否出现杵状指(趾)。观察患者呼吸模式与肩颈部,可了解患者是否使用辅助肌。正常的胸廓左右径为前后径的1.5倍,很多慢性阻塞性肺疾病患者出现桶状胸,有些患者可能有漏斗胸或鸡胸等先天性胸廓变形,导致呼吸功能受影响。

治疗师还可观察患者是否出现鼻翼扇动等呼吸窘迫现象,或是出现异常呼吸模式。常见的异常呼吸模式包括以下几种。①呼吸困难:患者感到呼吸短促、需费力呼吸,可用 Borg 量表评估。②呼吸急促:呼吸频率增加,超过 24 次/分,通常是快浅呼吸,潮气量减少。这经常与限制性或阻塞性肺疾病有关,且吸气时常会用到辅助肌。③呼吸徐缓:慢速呼吸,呼吸频率低于 12 次/分,呼吸深度可能稍浅或正常,这可能和药物剂量过大有关。④过度换气:深而快速的呼吸;潮气量及呼吸频率增加。⑤端坐呼吸:患者仰卧时呼吸困难,需端坐保持呼吸。⑥间停呼吸:表现为有规律地呼吸几次后,突然停止一段时间,又开始呼吸。⑦长吸式呼吸:吸气期中呼吸停止。⑧潮式呼吸:一种特殊的呼吸模式,潮气量逐渐增加,接着逐渐减少,之后有一段时间呼吸暂停,并循环此模式,可见于严重脑外伤患者。

3)触诊　评估胸廓运动对称性时,治疗师可将双手置于患者胸廓上以评估吸气及呼气时胸廓的扩张度。检查上叶扩张度时,治疗师面向患者,将拇指尖端置于胸骨颈静脉切迹,其余手指在锁骨上张开,请患者完全呼气后深吸气。检查中叶时,则将拇指尖端置于剑突,其余手指向侧方环绕肋骨,再一次请患者深呼吸。检查下叶扩张时,拇指尖端放在患者下胸椎棘突上,手指环绕肋骨,请患者深呼吸。

4)听诊　听诊要分析呼吸音的性质、强度及是否有附加呼吸音。正常呼吸音可依位置、音调及强度不同分为气管音、支气管音、支气管肺泡音、肺泡音。这些呼吸音可能因气道完全阻塞缺乏进气而完全消失,也可能因支气管痉挛、气道崩塌或气道被分泌物塞住而变弱。常见异常呼吸音包括湿啰音、干啰音等。

5)痰液及咳嗽　呼吸系统疾病患者经常分泌过多痰液,因此必须仔细评估痰液状态。比如,患者是否有足够能力自己咳痰,以及痰液的颜色、黏稠度和量。正常的痰液是清澈无色的,若呈现黄色或绿色则表示感染,若痰中带血则称为咳血。临床上评估咳嗽主要是了解患者的咳嗽力量,如果患者无法有效咳痰,则必须吸痰。

6)呼吸肌评估　呼吸系统疾病患者由于不活动或长期使用类固醇,可能导致呼吸肌无力,这些肌肉无力将造成日常生活活动能力受限。呼吸肌的评估可用徒手肌力检查辅助肌,而整体呼吸肌肌力则以最大吸气压表示,呼吸肌耐力可用简单的最大自主通气量表示。

7)肺功能测定　肺功能测定被广泛应用于呼吸系统疾病的呼吸功能评定。评价肺功能损害的常用指标有肺活量(VC)、残气量(RV)、功能残气量(FRC)、肺总量(TLC)、时间肺活量(FVC)、最大通气量(MVV)、每分通气量(MV)、第一秒用力呼吸容量(FEV1),以及动脉血氧分压、二氧化碳分压等。根据肺功能的测定结果,可以判断疾病对肺的损害程度、类型,有助于诊断和治疗方案的制订。

8)活动能力评估　除了呼吸相关评估外,患者可能因为长期不活动,出现关节活动度受限、疼痛、肌力和耐力下降,需要使用辅助性呼吸设备,导致功能独立性下降等现象。因此除了胸腔检查之外,也必须检查活动能力。有许多测试方法可评估肺部疾病患者的最大摄氧量和功能,其中 6 min 步行试验被认为是评估活动能力的良好指标。

(三)呼吸训练的机制

1. 提高呼吸交换效率

1)改善呼吸模式　腹式呼吸和缩唇呼吸可以减少呼吸频率,增加潮气量,缓解 COPD 呼吸困难症状。

2)减少气道阻力　COPD 患者由于气道狭窄、肺组织弹性回缩力减小、呼吸肌负荷增加,造成呼吸不适。研究显示,采用 100 Hz 的频率快速振动胸壁可不同程度地缓解呼吸困难症状。

2. 改善吸气肌功能

1)变换姿势　COPD 患者改变体位可以改善呼吸困难症状,增加腹压可以改善呼吸肌本身

163

功能。向前倾斜的姿势可改善全部呼吸肌的强度,增加膈肌复原,减少颈部和上肋肌的参与,减少腹部矛盾呼吸,进而改善呼吸困难。

2)吸气肌训练 吸气肌训练可以改善吸气肌耐力和肺功能,从而改善呼吸困难症状。

3)部分通气支持 采用无创的通气支持可以使神经病变或严重 COPD 患者的呼吸肌休息。

3. 减少通气需要

1)运动训练 运动训练是恢复肺功能的首要方法。运动平板、功率自行车、上下肢肌力耐力训练,可以改善运动耐力和呼吸功能。另外,运动训练可以调整心理、认知、行为等,对增加自我训练效果和自信、改善焦虑症状等都有促进作用。

2)运动期间辅助氧疗 COPD 患者运动期间辅助氧疗,可以使血液乳酸和运动通气量减少,使呼吸困难症状减轻。

3)能力保持技术 通过合理安排社会活动和日常生活活动等,达到节省体力,降低代谢负荷,减少呼吸用力、每分通气量和疲劳的目的。能量保持技术包括根据呼吸困难程度决定活动强度、控制步行速度、分阶段多流质进食、采用缓解呼吸困难的姿势、使用缩唇呼吸技术等。

(四)呼吸训练的适应证与禁忌证

1. 适应证 中枢神经系统损伤后肌无力,慢性阻塞性肺疾病,慢性限制性肺疾病,哮喘及其他慢性呼吸系统疾病伴呼吸功能障碍,因手术或外伤所造成的胸部或肺部疼痛,支气管痉挛或分泌物滞留造成的继发性气道阻塞,严重脊柱畸形等。

2. 禁忌证 临床病情不稳,感染未控制,合并严重肺动脉高压,充血性心力衰竭或呼吸衰竭,训练时可导致病情恶化的其他临床情况。

三、训练方法

(一)膈肌呼吸训练

膈肌呼吸训练也叫腹式呼吸训练,是用来鼓励患者使用膈肌,使膈肌充分升降,从而增大肺通气量的练习,这是目前应用最广泛的呼吸训练。膈肌呼吸使横膈的活动增加,胸锁乳突肌、斜角肌等呼吸辅助肌活动减少,从而使呼吸频率、每分通气量减少,增加潮气量、肺泡通气量,提高动脉血氧饱和度。膈肌较薄,活动时耗氧不多,又减少了辅助呼吸肌不必要的使用,因而呼吸效率提高,呼吸困难缓解。膈肌呼吸训练可在卧位、坐位、立位、步行、上下楼梯等日常生活活动中使用,让患者在各种体位(坐位、立位)及活动(步行、上下楼梯)中练习膈肌呼吸。训练时间每次 5～10 min。

1. 半卧位膈肌呼吸训练 患者取半卧位,略屈髋屈膝,全身处于舒适体位。治疗师将手掌轻放于患者的上腹部、横膈下方(腹直肌上)(图 5-2-1)。要求患者用缩唇呼吸(鼻吸气、口呼气)的方式缓慢呼吸,肩部及胸廓保持平静,允许腹部抬高。当吸气时,要求患者放松,让空气进入肺底,并让患者感觉胸内的空气慢慢膨胀推动治疗师的手。当呼气时,治疗师的手要向内上方轻推患者胸廓,以协助排出残气,并牵伸膈肌以利于下次吸气。重复上述动作 3～4 次后休息,不要让患者换气过度。让患者将双手置于腹部,体会腹部的运动,吸气时手上升,呼气时手下降(图 5-2-2)。

2. 坐位膈肌呼吸训练 坐位膈肌呼吸的基础是仰卧位膈肌呼吸。患者坐在床边或椅子上,足跟着地,让患者脊柱伸展并保持前倾坐位。患者一手放在膝外侧支撑体重,另一手放在腹部。治疗师一手放在患者的颈部,触及斜角肌的收缩;另一手放在患者的腹部,感受横膈的收缩。正确的膈肌呼吸是吸气时横膈膜开始收缩,然后斜角肌等呼吸辅助肌收缩,呼气时吸气肌放松处于迟缓状态(图 5-2-3)。

3. 站立位膈肌呼吸训练 患者单手扶床栏或其他支撑物,上身取前倾位。治疗师按照坐位方式指导患者训练。

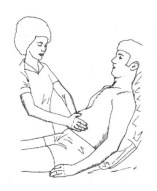

图 5-2-1　半卧位膈肌呼吸训练图

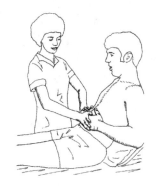

图 5-2-2　患者感觉膈肌正确的呼吸活动

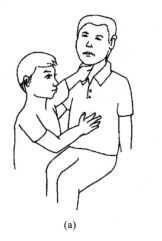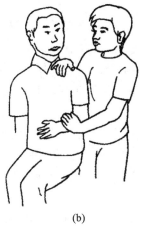

(a)　　　　　　　　　　　　(b)

图 5-2-3　坐位膈肌呼吸训练

4. 平地步行时的膈肌呼吸训练　在平地进行短距离步行,将呼吸类型与行走的步数协调起来。行走时吸气和呼气的比例为 1∶2,也就是两步吸气、四步呼气(图 5-2-4),临床上也可按2∶3、1∶1 比例进行。

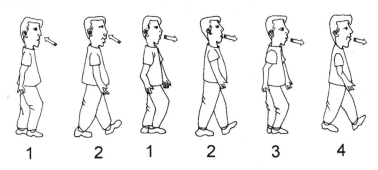

图 5-2-4　步行时的膈肌呼吸训练

5. 上下台阶、陡坡时的膈肌呼吸训练　以步行为基础,在上台阶、坡道时呼气迈步、吸气停止迈步(图 5-2-5)。下楼梯时与平地步行一样,吸气和呼气比例为 1∶2。先从一级楼梯练习,逐渐到两级、三级楼梯。

6. 膈肌呼吸训练的注意事项

(1)尽可能在安静的环境中进行训练。充分向患者说明呼吸训练的目的和合理性。

(2)指导患者穿着轻便的衣服,尽可能保持全身放松。仰卧位时,可采取膝下垫枕。适时选择坐位、立位等其他体位进行治疗。

(3)对于呼吸困难的患者,首先考虑辅助呼吸法并给予氧气吸入,维持呼吸的顺畅。

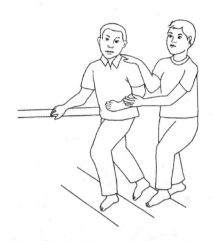

图 5-2-5　上下台阶时的膈肌呼吸训练

（4）如果在治疗开始时，患者最初的呼吸模式在吸气时运用了辅助呼吸肌，要教会患者如何放松这些肌肉，如可采用肩部环转和耸肩运动来放松。

（5）如患者在吸气时运用膈肌呼吸非常困难，可通过鼻嗅动作完成吸气，这个动作也能易化膈肌。

（6）训练时须把握患者的呼吸节奏，顺应患者的呼吸节律进行呼吸指导。

（7）膈肌呼吸不是膈肌深呼吸，膈肌呼吸的指导应在肺活量 1/3～2/3 通气量的程度上进行训练。开始训练时不要进行深呼吸，否则可加重患者呼吸困难。熟练后鼓励患者在活动时或紧张时使用深呼吸。

（8）治疗师应以患者的斜角肌的收缩把握患者的呼吸类型。

（9）可使用姿势镜等通过视觉反馈进行患者自我训练。

（10）当患者理解和掌握了膈肌呼吸后，可在不同体位（半卧位、坐位、立位）以及活动中（走、爬楼梯）使用此呼吸模式。

（11）患者不要快速行走，尽量采用不出现呼吸急促的步行速度。

（12）可利用计步器进行有目的的行走，其优点是可使患者容易设立目标和设定运动处方，患者运动量明确。

（二）呼吸肌训练

改善呼吸肌的肌力和耐力的过程称为呼吸肌训练。重点是进行吸气肌肌力训练，并以建立膈肌呼吸方式为呼吸肌肌力训练的前提。适用于各种急性和慢性肺疾病。

1. 横膈肌阻力训练　横膈肌阻力训练原则与骨骼肌肌力训练相似，步骤如下：①患者取仰卧位，头稍抬高。②确认患者能够进行横膈吸气。③在患者上腹部放置 1～2 kg 的沙袋。④让患者深呼吸，并试着保持上胸廓平静。阻力必须以不妨碍膈肌活动并有上腹部鼓起为宜。⑤逐渐延长患者呼吸时间，当患者可以保持横膈肌呼吸模式且呼气不会使用到辅助肌约 15 min 时，则可增加重量。⑥徒手阻力训练也可增强横膈肌肌力。

2. 吸气肌阻力训练　可使用吸气阻力训练器进行吸气肌阻力训练。吸气阻力训练器通过各种不同直径的管子或弹簧提供吸气时的阻力（图 5-2-6）。气道管径越窄则阻力越大，通过改变训练器的管径大小，可调整呼吸训练强度。①患者经由口中的吸气阻力训练器吸气。②每次训练时间逐渐延长到 20～30 min 以增加吸气肌耐力，每天 2～3 次。③当患者的吸气肌肌力和耐力有所改善时，逐渐将吸气阻力训练器的直径减小或增加弹簧阻力。

3. 诱发呼吸训练　诱发呼吸训练是一种强调持续最大吸气的低阻力训练方式。其目的是增加气体吸入量，预防术后发生肺泡塌陷，同时也能增强神经-肌肉疾病患者无力的呼吸肌。诱发呼吸训练器可为患者提供视觉和听觉反馈(图 5-2-7)。其具体方法如下:①让患者处于放松舒适体位(仰卧或半卧位)。②让患者做 3~4 次缓慢、轻松的呼吸,之后做最大呼气。③将诱发呼吸训练器放入患者口中,经由吹嘴做最大吸气并且持续数秒。④重复 5~10 下,每天练习数次。

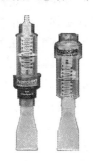
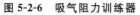

图 5-2-6　吸气阻力训练器

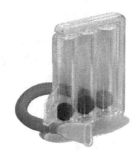
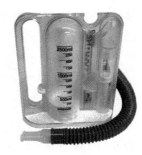

图 5-2-7　诱发呼吸训练器

(三) 局部呼吸训练

局部呼吸训练也称为胸廓扩张训练,此方法是对特定的肺部组织进行扩张训练,特别是手术后疼痛及防卫性肺扩张不全或肺炎等原因导致的肺部特定区域换气不足,扩张的部位是胸壁和有病变的肺叶部分。

1. 单侧或双侧肋骨扩张　患者取坐位、屈膝仰卧位或半卧位。治疗师双手置于患者下肋骨外侧,让患者集中注意力在此部位(图 5-2-8、图 5-2-9)。在患者吸气前,快速向下、向内牵张胸廓,从而诱发肋间外肌收缩。在患者吸气时,指导患者对抗治疗师手掌的阻力,以扩张下肋。在患者呼气时,治疗师的手向内侧移动并轻压患者肋骨辅助呼气。指导患者自行训练时,患者可将双手置于肋骨上或利用布带提高阻力(图 5-2-10、图 5-2-11)。

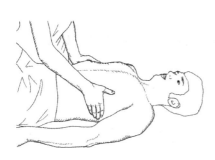

图 5-2-8　仰卧位双侧肋骨扩张

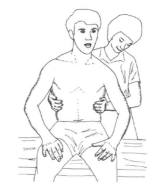

图 5-2-9　坐位双侧肋骨扩张

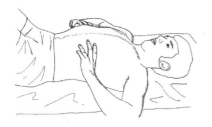

图 5-2-10　自我双手施压行肋骨扩张

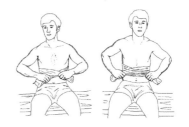

图 5-2-11　利用布带行侧肋扩张

2. 后侧底部扩张　患者取前倾坐位。治疗师双手置于患者下肋后侧,训练方法与单侧或双侧肋骨扩张相同。此种方法适用于术后需长期半卧位患者,因为分泌物很容易堆积于后侧肺底部。

Note

167

（四）吹笛式呼吸训练

吹笛式呼吸也叫缩唇呼吸，是吸气时用鼻子，呼气时嘴呈缩唇状，如同吹笛，使气体缓慢、均匀地吹出的方法（图5-2-12）。使用该方法时，可增加呼气时的阻力，使气道内保持一定压力，防止小气道过早塌陷，有利于肺泡内气体排出，减少肺内残气量，从而可以吸入更多新鲜空气，缓解缺氧症状。此方法应在自然呼气而非用力呼吸的情况下使用。吹笛式呼吸训练的方法如下：患者处于舒适放松体位，如半卧位、前倾位等，COPD患者通常采用前倾位。向患者解释在呼吸时应放松，不要引起腹部肌肉收缩。同时治疗师将手放于患者腹部，感觉腹部肌肉是否收缩。患者深而慢地用鼻吸气，缩唇将气体缓慢呼出。吸气与呼气比例在1：2时进行，慢慢调整比例以达到1：4的目标。

（五）预防及解除呼吸急促训练

预防及解除呼吸急促训练适用于患者正常的呼吸模式被干扰而产生的呼吸短促，如慢性阻塞性肺疾病（肺气肿、气喘）的周期性呼吸困难发作、患者用力过度或接触过敏原。预防及解除呼吸急促训练的方法如下：患者处于放松体位，多采用身体前倾位，该体位可刺激膈肌呼吸（图5-2-13、图5-2-14、图5-2-15）。按医嘱使用支气管扩张剂。让患者采用吹笛式呼气，同时减慢呼气速度，呼气时不要用力。呼吸采用腹式呼吸模式，不要使用辅助肌。

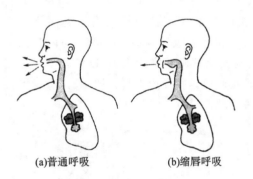

(a)普通呼吸　　　　　(b)缩唇呼吸

图5-2-12　普通呼吸与缩唇呼吸

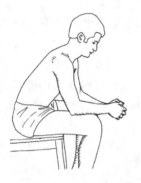

图5-2-13　患者取坐位，身体前倾，前臂放于大腿

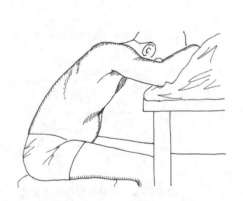

图5-2-14　患者取坐位，身体前倾，趴在枕头上

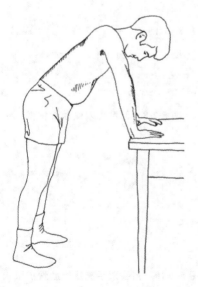

图5-2-15　患者取站立位，身体前倾，上肢支撑

（六）胸腔松动训练

胸腔松动训练是躯干或肢体结合深呼吸所完成的主动运动，其作用是维持或改善胸壁、躯干及肩关节的活动度,增强吸气深度或呼气控制,达到增强体力、提高肺功能的目的。可将胸腔松动练习配合音乐编成体操来练习,一种胸腔松动训练可重复5~10次,一天可多次进行。

1. 松动单侧胸腔　患者取坐位,在吸气时朝紧绷的相反侧弯曲,以拉长紧绷的组织(图5-2-16(a))。然后,患者朝紧绷侧侧屈并在呼气时将握拳的手朝胸腔侧边推(图5-2-16(b))。患者以渐进的方式将紧绷侧的手臂高举过头,并弯向对侧,这会让紧绷侧组织做额外的牵张。

2. 松动上胸腔及牵张胸肌　患者取坐位,两手在头后方交叉相握(图5-2-17(a))。深吸气时手臂水平外展,呼气时将手、肘并拢,低头含胸,且身体向前弯(图5-2-17(b))。

3. 松动上胸腔及肩关节　患者取坐位,吸气时两手臂高举过头(图5-2-18(a)),之后呼气时弯腰屈髋,同时两手尽量下伸(图5-2-18(b))。还可采用体操棒运动,运动时强调吸气合并肩关节屈曲。

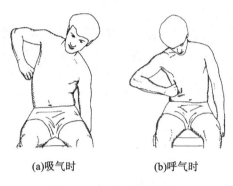

(a)吸气时　　　　　　(b)呼气时

图 5-2-16　松动单侧胸腔

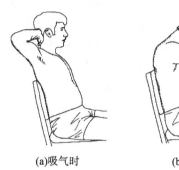

(a)吸气时　　　　　　(b)呼气时

图 5-2-17　松动上胸腔及牵张胸肌

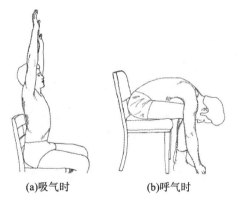

(a)吸气时　　　　　　(b)呼气时

图 5-2-18　松动上胸腔及肩关节

4. 深呼吸时增加呼气练习　患者于仰卧屈膝姿势下先吸气,然后呼气时将双膝屈曲靠近胸部(一次屈曲单侧膝关节以保护下背部)。该动作将脏器推向横膈以协助呼气。

（七）咳嗽训练

有效的咳嗽可以排出呼吸道阻塞物并保持肺部清洁,无效的咳嗽只会增加患者痛苦和消耗体力。因此,应教会患者正确的咳嗽方法,以促进分泌物排出,减少反复感染的机会。正常咳嗽包括一系列动作:深呼吸;吸气后短暂闭气;声门关闭且声带紧绷;腹肌收缩且横膈上升,使腹内压增大;声门开放,瞬间爆发呼气动作。其中任一步骤出现困难都可能降低咳嗽效率。

1. 有效的咳嗽训练

（1）评估患者能否进行自发性或反射性的咳嗽。

（2）让患者处于放松舒适姿势,坐位,身体前倾,颈部稍微屈曲。

（3）指导患者膈肌呼吸,强调深吸气。

Note

（4）治疗师示范双重咳嗽及腹肌收缩。

（5）让患者双手置于腹部，且在呼气时做3次哈气，以感觉腹肌收缩。

（6）患者练习发字母"K"音以感觉声带紧绷、声门关闭及腹肌收缩。

（7）当患者将这些动作结合时，指导患者做深而放松的吸气，接着进行急剧的双重咳嗽。单独呼吸时的第2个咳嗽比较有效。

（8）注意训练中不要让患者因喘气而吸进空气，因为这样易使呼吸功增加，患者更容易疲劳，从而有增加气道阻力及乱流的倾向，导致支气管痉挛。同时，会将黏液或外来物向气道深处推进。

2. 诱发咳嗽训练

1）手法协助咳嗽　适用于腹肌无力者（如脊髓损伤患者）。手法压迫腹部可协助产生较大的腹内压，进行强有力的咳嗽。手法可由治疗师或患者自己操作。

（1）治疗师协助方法：①患者取仰卧位，治疗师双手叠加置于患者上腹区，手指张开或交叉；患者尽可能深吸气后，治疗师在患者要咳嗽时向内、向上压迫腹部，将横膈往上推（图 5-2-19（a））。②患者坐在椅子上，身体稍前倾，治疗师站在患者身后，双手穿过患者腋下，手指交叉置于剑突下方，在患者开始咳嗽时，治疗师给予向上、向内手法压迫（图 5-2-19（b））。

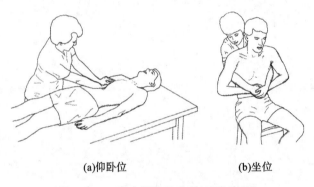

(a)仰卧位　　　　　　(b)坐位

图 5-2-19　治疗师协助咳嗽（手法协助）

（2）患者自我操作法：患者手臂交叉置于腹部或者手指交叉置于剑突下方。深吸气后，双手将腹部向内、向上推，且在想要咳嗽时身体前倾。

2）伤口固定法　适用于手术后因伤口疼痛而咳嗽受限者。咳嗽时，患者用双手紧紧地压住伤口，以固定疼痛部位。如果患者触及不到伤口部位，则治疗师给予协助（图 5-2-20）。

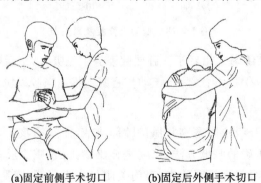

(a)固定前侧手术切口　　　(b)固定后外侧手术切口

图 5-2-20　治疗师协助咳嗽（伤口固定法）

3）气雾剂吸入方法　适用于分泌物浓稠者。可使用手持气雾器或超声雾化器等，产生的微粒，大的沉着于喉及上呼吸道，小的沉着于远端呼吸性支气管肺泡。气雾剂有黏液溶解剂、支气管扩张剂，也可用抗生素类，使水分充分到达气道并减少痰的黏滞性，使痰易咳出。临床上使用乙酰半胱氨酸或 2% 碳酸氢钠 1～2 mL,沙丁胺醇或氯丙那林 0.2～0.5 mL,每天 2～4 次,至少在起床后或入睡时吸入。气雾剂吸入后鼓励患者咳嗽。治疗后立即进行体位引流排痰效果更好。

注意:避免阵发性咳嗽;有脑血管破裂、栓塞或血管瘤病史者应避免用力咳嗽,最好多次哈气来去除分泌物。

(八)体位引流训练

体位引流是去除呼吸道中分泌物的一种方法,其作用是为了去除呼吸道上分泌物的潴留,减轻空气在呼吸道中的流通障碍,减少细菌繁殖,从而达到净化呼吸道、改善肺通气的目的。痰含有呼吸道中流动空气带来的尘埃和细菌,可随纤毛的摆动排出体外。比如,上呼吸道感染引起的痰多症状,为了清洁呼吸道,常咳出比平时多的痰量。但是,因吸烟造成的呼吸道反复感染,是因为纤毛摆动减弱,咳痰费力,痰残留在呼吸道中,妨碍空气流通,成为细菌滋生的温床,造成反复感染。此时有效的排痰有助于纤毛的摆动、痰的咳出。体位排痰技术包括体位引流、叩击、振动和摇动,以及分泌物的清除等。

体位引流的原理是根据气管、支气管树的解剖特点,将患者摆放于一定的体位,借助重力作用促使各肺叶、肺段支气管内痰液向中央大气道移动。所以,病变部位应处于高处,以利于痰液从高处向低处引流。机械的刺激有助于痰的排出,咳嗽使痰从气管排出。体位引流主要包括以下几个步骤。

1. 评估患者,判断痰液部位　治疗师使用听诊器听诊,通过啰音判断痰液部位(图 5-2-21),同时参考医生的临床诊断和 X 线诊断。

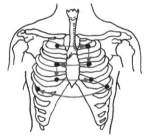 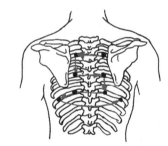

(a)肺部前面听诊区域　　　(b)肺部后面听诊区域

图 5-2-21　判断痰液部位

2. 摆放引流体位　引流的体位主要取决于病变的部位,尽量让病变部位在上,引流支气管开口向下,受重力的影响使痰液向口腔移动。体位引流是依据肺、气管和支气管的解剖位置而定。肺上叶引流可取坐位或半卧位,中、下叶各肺段的引流取头低脚高位,并根据各引流部位的不同转动身体角度(各肺叶的引流姿势见图 5-2-22～图 5-2-33,阴影部分表示叩击、振动的部位)。治疗师为了防止吸入患者咳出的飞沫,应注意采用不同的站立位置和确定患者的卧位的朝向。患者咳出的痰液应吐在痰杯中,注意观察痰液的性质和痰量。尽可能让患者的体位舒适放松,随时观察患者的脸色与表情,避免疲劳。

3. 叩击胸壁　叩击是通过机械原理移出呼吸道中的浓痰、黏液。治疗师的手呈杯状,以手腕为支点(图 5-2-34),借助上臂力量有节奏地叩击引流部位的胸壁,发出"嘭嘭"的声音。叩击幅度以 10 cm 左右为宜,频率为每秒 2～5 次,每个治疗部位重复 3～5 min。操作时,治疗师应保持肩、肘、腕关节灵活放松,可双手(图 5-2-35)或单手操作。重点叩击需引流部位,沿着支气管走向由外周向中央叩拍。对老人、外科手术后患者的叩击力度不能过大。叩击不应引起痛感或不适感,可隔着单层衣服操作以减少皮肤感觉刺激,但不宜过厚。

4. 振动、摇动胸壁　振动与体位引流和叩击合并使用。在患者深呼气时采用,以便将分泌物移向大气道。治疗师双手掌交叉重叠放在引流肺区的胸壁上,双肘关节保持伸直,嘱患者深吸

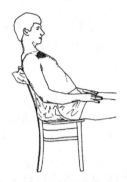

图 5-2-22　上叶尖段前部:直接叩击于锁骨下

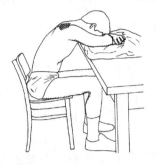

图 5-2-23　上叶尖段后部:在肩胛骨上叩击

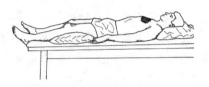

图 5-2-24　上叶前段:直接在两侧乳头或乳房上叩击

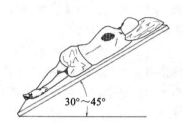

30°~45°

图 5-2-25　左上叶后段

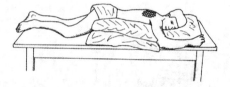

图 5-2-26　右上叶后段

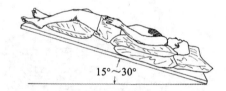

15°~30°

图 5-2-27　左肺舌叶

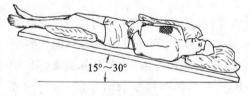

15°~30°

图 5-2-28　右中叶

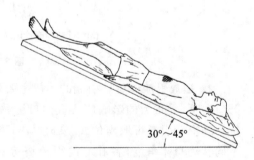

30°~45°

图 5-2-29　下叶前底段

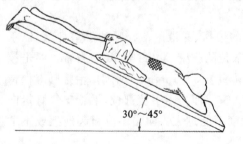

30°~45°

图 5-2-30　下叶后底段

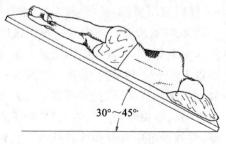

30°~45°

图 5-2-31　左下叶外侧底段

Note

172

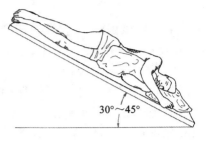

图 5-2-32　右下叶外侧底段

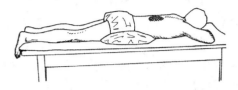

图 5-2-33　左右下叶上段

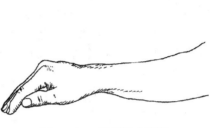

图 5-2-34　手部叩击姿势

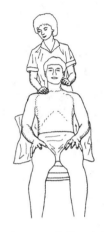

图 5-2-35　治疗师双手交替叩击进行肺叶引流

气,在呼气的同时借助上肢重力快速振动胸壁,频率为每秒 12～20 次,每个治疗部位振动 3～5 min(图 5-2-36)。治疗师对患者的振动动作以上肢的等长收缩的形式完成。摇动是一种较剧烈的振法,是在患者呼气时,治疗师的手以大幅度的动作形成一个间歇性的弹跳手法。

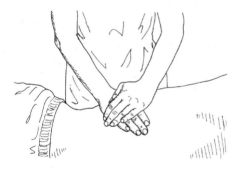

图 5-2-36　体位引流时手部振动放置方式

5. 确认排痰和移动部位　痰液咳出后再进行听诊,确认痰液是否排出。若排痰不畅,应反复进行叩击胸壁,振动、摇动胸壁过程。若排痰充分,可变换体位进行其他部位的排痰。

6. 评估效果并记录　记录内容包括分泌物性状、颜色及量,患者对排痰的耐受性,患者血压、心率,排痰后听诊呼吸音的改变,呼吸模式等。

7. 体位引流的注意事项

1) 治疗时机选择　宜在饭前进行,应与气雾剂吸入结合使用,操作时间可选择清晨或傍晚。夜间咳嗽次数减少,痰液容易潴留,故清晨行体位引流效果较好;傍晚做体位引流可使睡前肺较干净,有利于患者睡眠。

2) 治疗次数与时间　排痰时间不宜过长,分泌物少时体位引流以每天 2 次为宜,分泌物多时可每天 3～4 次,每个部位 5～10 min。如果痰液较多且患者能耐受,可适当延长时间或增加引流次数。如多个部位需体位引流,则不得超过 45 min。

3) 治疗监测内容　痰液的量和性状;患者的主观感受,如胸痛、呼吸困难等;精神状况;呼吸动度、频率及节律,是否存在胸部矛盾运动、辅助呼吸肌参与;血流动力学状况,如心率、血压等;氧合状况,如口唇及皮肤颜色,SpO_2 等;颅脑外伤患者需监测颅内压。

4) 体位引流效果评估内容　患者的主观感受,如胸痛、呼吸困难是否有所改善;呼吸困难症状是否有所改善,如胸腹矛盾运动、辅助呼吸肌参与是否减轻;听诊呼吸音是否变清晰,干、湿啰音是否减少;呼吸力学指标是否有所改善;治疗后咳痰量和性状情况;治疗前后的血气分析、胸部 X 线片对比。

5) 终止体位引流的指征　胸部 X 线纹理清楚;患者体温正常,并维持 24～48 h;肺部听诊呼吸音正常或基本正常。

6) 体位引流的适应证　气道痰液过多、过于黏稠,咳痰无力患者;慢性阻塞性肺疾病急性加重、肺不张、肺部感染患者;长期不能清除肺内分泌物,如支气管扩张、囊性肺纤维化伴大量咳痰患者;年老体弱、长期卧床患者;建立人工气道、行机械通气患者。

7) 体位引流的禁忌证　明显的呼吸困难、高热、疼痛等;颅内压＞20 mmHg,头颈部损伤;近期脊柱外伤或手术、肋骨骨折、食管手术及严重的骨质疏松;活动性出血伴血流动力学不稳,严重的心脏病和高血压;近期咯血,支气管扩张造成的急性感染除外;肺水肿、肺栓塞、支气管胸膜瘘、气胸以及胸腔积液;烦躁、焦虑或年老体弱不能忍受体位改变。

（王小兵）

知识拓展:主动呼吸循环技术

能力检测答案

能力检测

选择题

1. 下列哪个项目属于有氧训练?(　　)
A. 100 m 短跑　B. 200 m 短跑　C. 拳击　　D. 健身长跑　E. 跳高

2. 根据 Jungman 法,65 岁最适宜运动的靶心率为(　　)。
A. 105 次/分　B. 110 次/分　C. 115 次/分　D. 120 次/分　E. 125 次/分

3. 患者无心率药物应用史,在有氧训练过程中自觉用力程度 PRE 分级为 14,此时患者心率估计为(　　)。
A. 130 次/分　B. 135 次/分　C. 140 次/分　D. 145 次/分　E. 150 次/分

4. 对 COPD 患者进行有氧训练时,一般用(　　)来表示运动强度。
A. 运动前心率　B. 靶心率　C. 运动的距离　D. 安静心率　E. 最大心率

5. 缩唇呼吸训练的目的是(　　)。
A. 提高支气管内压,避免塌陷　　　　B. 降低胸腔内压
C. 增加肺活量　　　　D. 提高膈肌肌力
E. 改善肺循环

6. 慢性肺疾病患者坐位放松训练最合适的体位为(　　)。
A. 正坐位　　　B. 前倾依靠位　　　C. 后倾依靠位
D. 左侧倾依靠位　　　E. 右侧倾依靠位

7. 下列不属于有氧训练的是(　　)。
A. 步行　　B. 骑车　　C. 手摇车　　D. 游泳　　E. 深呼吸训练

8. 下列不属于有氧训练中运动量过大的表现是(　　)。
A. 持续性疲劳　　　　B. 运动后持续性关节酸痛

C. 运动当日失眠　　　　　　　　　　　　　D. 运动后大汗

E. 运动次日清晨安静心率明显变快或变慢或感觉不适

9. 下列哪种疾病患者不适合进行呼吸训练？（　　　）

A. 慢性支气管炎　　　　　　B. 胸部手术后　　　　　　C. 哮喘

D. 大叶性肺炎　　　　　　　E. 肺尘埃沉着病（尘肺）

10. 两个代谢当量的耗氧量数值为（　　　）。

A. 3.5 mL/(kg·min)　　　　B. 7.0 mL/(kg·min)　　　　C. 10.5 mL/(kg·min)

D. 14.0 mL/(kg·min)　　　　E. 17.5 mL/(kg·min)

真题精选

真题精选
答案

1. 吹球囊呼吸的方法为（　　　）。

A. 腹式呼吸练习法　　　　　B. 上胸式呼吸练习法　　　　C. 下胸式呼吸练习法

D. 局部呼吸练习法　　　　　E. 对抗阻力呼吸法

2. 吹瓶呼吸的方法为（　　　）。

A. 腹式呼吸练习法　　　　　B. 上胸式呼吸练习法　　　　C. 下胸式呼吸练习法

D. 局部呼吸练习法　　　　　E. 对抗阻力呼吸法

3. 吸气时需要用手在局部对抗加压的方法为（　　　）。

A. 腹式呼吸练习法　　　　　B. 上胸式呼吸练习法　　　　C. 下胸式呼吸练习法

D. 局部呼吸练习法　　　　　E. 对抗阻力呼吸法

4. 腹式呼吸练习要求（　　　）。

A. 缓慢吸气,缓慢呼气　　　　B. 缓慢吸气,快速呼气　　　　C. 快速吸气,快速呼气

D. 快速吸气,缓慢呼气　　　　E. 收缩腹肌

5. 腹式呼吸训练正确的描述为（　　　）。

A. 强调膈肌呼吸为主　　　　B. 主要用嘴吸气　　　　C. 吸气时,腹部塌陷

D. 呼气时,胸部扩张　　　　E. 呼吸过程中,腹压维持不变

6. 关于腹式呼吸训练的描述正确的是（　　　）。

A. 以膈肌呼吸为主,吸气时经鼻,呼气时经口

B. 治疗师或患者把手放于需加强部位,在吸气时施加压力

C. 适用于处于低氧血症时的慢性阻塞性肺疾病患者

D. 呼气时间与吸气时间的比例大致为1∶1,尽量深呼吸,每次练习次数多些

E. 用于增强胸部局部的呼吸能力

7. 亚极量运动试验通常指靶心率达最大心率的（　　　）。

A. 60%　　　　B. 75%　　　　C. 80%　　　　D. 85%　　　　E. 95%

8. 代谢当量在康复医学中的用途,以下哪项叙述不正确？（　　　）

A. 判断体力活动能力和预后　　　　　　B. 判断心功能及相应的活动水平

C. 判断肺功能状况　　　　　　　　　　D. 表示运动强度,制订运动处方

E. 区分残疾程度,一般将 METs<5 作为残疾标准

9. 衡量心血管储备和健康的最好指标为（　　　）。

A. 心率　　　　　　　　　　B. 心搏出量　　　　　　　　C. 心排血量

D. 最大耗氧量　　　　　　　E. 动静脉氧分压差

10. 运动处方的最核心部分为（　　　）。

A. 运动程序　　　　　　　　B. 运动方式　　　　　　　　C. 运动强度

Note

D. 运动持续时间　　　　　　　　E. 运动频度

11. 中国传统的拳术等运动训练方法属于（　　）。

A. 肌力训练　　　　　　B. 关节活动度训练　　　　　　C. 有氧训练

D. 放松性训练　　　　　　E. 协调性训练

12. 在给男性患者确定处方强度时，运动中绝对不能超过的最高强度应相当于最大功能（按梅脱计）的（　　）。

A. 75%　　　　B. 80%　　　　C. 85%　　　　D. 90%　　　　E. 95%

项目小结与框架

COPD 患者常伴有行动困难，耗氧量增加。本案例患者是 COPD 伴肺部感染，慢性支气管炎急性发作，出现胸闷、气促，活动后加重的症状，进一步会导致运动量下降、肌力、耐力随之下降，引起失用性综合征。长此以往，会形成恶性循环。有氧运动的目的在于提高患者全身的耐力、改善心肺功能，防止上述恶性循环的发生。可给予该患者运动处方，内容包括运动类型（运动平板步行）、运动强度（靶心率 125～142 次/分，分级为 11～15）、运动时间（每次持续 20～30 分）、运动频率（每周 3 次）。患者长期咳嗽、咳痰，出现咳痰困难，须进行呼吸功能训练。如优化呼吸模式（膈肌呼吸、缩唇呼吸），提高呼吸肌力量（吸气肌阻力训练），松动痰液、降低黏稠度（体位引流、胸部叩击与振动），指导患者咳痰（咳嗽技术）。同时，教授患者预防及解除呼吸急促的方法。另外，为提高肺功能，给患者制订适当的运动方案（上肢、下肢运动，必要时进行吸氧），以及心理干预（情绪控制、焦虑和烦躁的治疗）。

本项目的主要内容框架见下图。

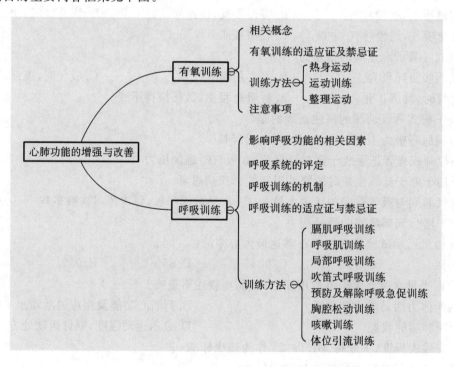

项目六　神经肌肉的促通

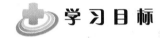

学习目标

一、能力目标

（1）能使用 Bobath 技术对脑卒中患者进行康复训练。

（2）能使用 Brunnstrom 技术对脑卒中患者进行康复训练。

（3）能使用 Rood 技术诱发肌肉收缩或抑制肌紧张。

（4）能使用 PNF 技术诱发正确的运动模式，提高运动的控制和协调性。

（5）能使用运动再学习技术对脑卒中患者进行康复训练。

二、知识目标

（1）掌握 Bobath 技术及新 Bobath 技术的定义，治疗原则，基本技术，常用关键点及其作用。熟悉 Bobath 技术及新 Bobath 技术的主要观点。

（2）掌握 Brunnstrom 技术的治疗原则，Brunnstrom 偏瘫运动功能恢复阶段的特点，联合反应的定义、特点及形式，共同运动的定义及运动模式。熟悉原始反射。

（3）掌握 Rood 技术的治疗原则，注意事项，人体运动发育顺序。熟悉感觉训练的顺序。了解 Rood 技术的基本理论。

（4）掌握 PNF 运动模式的特征、命名，常见运动模式，基本技术。熟悉运动模式的类型。了解 PNF 技术特征及相关理论。

（5）掌握运动再学习技术的基本原则，运动再学习方案，脑卒中后上肢、口面部等七个方面常见问题。熟悉上肢、口面部等七个部位基本功能及基本成分。了解运动再学习基本理论。

 任务引入

　　案例：患者，男，67 岁，主因左侧肢体活动不利 5 天入院。既往有高血压 12 年，冠心病 5 年。患者于 5 天前晨起发现左侧肢体无力，急到本区医院就诊，行头颅 CT 检查，未见异常。给以"脉通、丹参"等静脉滴注，病情仍进一步加重，复查头颅 CT 示右侧基底节区脑梗死。患者于 4 天前左侧肢体完全瘫痪，近 3 天病情无明显变化。发病以来无发热，无头痛，无恶心、呕吐，无意识障碍，无抽搐发作，无视物不清，无视物成双，无耳鸣，精神状态可，饮食睡眠近 2 天较差，二便正常。

　　查体：血压 160/90 mmHg，心肺查体大致正常。神志清楚，语言流利，智力正常，左鼻唇沟浅，左侧腱反射稍弱，左侧霍夫曼征及巴宾斯基征阳性。

　　主要功能障碍：左侧肢体肌力 0 级；右侧肢体肌力 V 级；左侧肢体肌张力低；不能保持坐位；Brunnstrom 分级 I 级；左侧肢体无针刺感；ADL35 分。

Note

临床诊断：右侧基底节区脑梗死；高血压；冠心病。

综合功能评估：左侧肢体偏瘫，左侧肢体感觉障碍，不能独立坐，日常生活严重受损。

引导语：患者目前处于脑卒中发病后的早期（1周内，平均2周左右），肌力、肌张力低下，患者运动能力严重受损。随着病情的发展，患者的主动运动开始恢复，但由于联合反应、共同运动等异常运动模式的存在，以及抗重力肌痉挛等问题，严重影响正常运动模式的出现、姿势控制及平衡能力，患者无法以正常的方式去完成日常动作。针对脑卒中等中枢神经系统受损的患者，可采用一系列的神经-肌肉促通技术，按照人体神经正常生理及发育过程，促进正常运动模式、姿势控制力及平衡反应的形成，抑制和避免异常运动模式，针对中枢神经受损的患者可以进行以下训练。

任务一　Bobath技术的使用

任务二　Brunnstrom技术的使用

任务三　Rood技术的使用

任务四　PNF技术的使用

任务五　运动再学习技术的使用

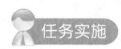

任务实施

Bobath技术
的使用PPT

任务一　Bobath 技术的使用

Bobath技术由英国的物理治疗师Berta Bobath和她丈夫神经学家Karel Bobath在20世纪40年代共同创立，是一种治疗小儿脑瘫和成人脑卒中后偏瘫的康复技术。Bobath夫妇1991年辞世后，国际Bobath指导者培训协会（IBITA）承担了其大量研究工作，成为现代Bobath技术发展的重要核心。

一、场地及仪器设备

1. 场地　病房床边或治疗室。

2. 仪器设备　PT床、PT凳、平行杠、训练用阶梯等。

二、知识准备

（一）Bobath 技术概述

1. 定义　Bobath技术是通过抑制不正常的姿势、病理反射或异常运动，尽可能诱发正常运动，提高患者日常生活活动能力的方法。

2. 主要观点　通过关键点的控制及设计的反射抑制模式（RIP）和肢位的恰当摆放来抑制肢体痉挛，待痉挛缓解之后，通过反射、体位平衡诱发其平衡反应，再让患者进行主动的、小范围的、不引起联合反应和异常运动模式的关节运动，最后进行各种运动控制训练，逐步过渡到日常生活动作的训练而取得康复效果。

Note

（二）新 Bobath 技术概述

Bobath 技术随着现代运动控制理论、运动学习和神经可塑性及生物力学的理论知识发展而不断发展。最新的理论观点来自国际 Bobath 指导者培训协会（IBITA）和英国 Bobath 教师协会（BBTA）。

1. 定义　Bobath 技术是对中枢神经系统损伤所引起的姿势肌紧张、运动功能障碍进行评价和解决问题的方法。

2. 主要观点　通过促进姿势控制和改善选择性运动，发挥患者最大功能。康复治疗围绕五个环节展开，即身体图示（决定瞬间身体部位的空间位置及身体各部分间的相互位置关系）、前馈、姿势控制、运动控制及运动反馈。从五个环节分析患者的潜能，可以从改变患者异常身体图示、姿势控制、运动控制、加强感觉输入等方面进行分析和突破，挖掘患者的潜能。

（三）治疗原则

1. 强调患者学习运动的感觉　Bobath 认为运动的感觉可通过后天的学习、训练而获得。治疗师须根据患者的具体情况及存在的问题，设计训练活动，这些活动不仅诱发有目的性的反应，而且要充分考虑到是否可以为患者提供相同运动重复的机会。反复刺激和重复动作可促进和巩固动作的学习。

2. 强调患者学习基本姿势与基本的运动模式　每一种技能活动均是以姿势控制、翻正反应、平衡反应及其他保护性反应等模式为基础而发生的。依据人体正常发育过程，抑制异常运动模式，同时通过关键点和关键区域的控制诱导患者逐步学会正常的运动模式，诱发高级神经系统反应使患者克服异常动作和姿势，逐步出现正常的运动感觉和活动。

3. 按照运动的发育顺序制订训练计划　患者的训练计划必须与患者的发育水平相对应。一般运动发育顺序：仰卧位→翻身→侧卧位→肘支撑位→手膝跪位→坐位→双膝跪位→立位→行走。

4. 将患者作为整体进行治疗　治疗时要将患者作为一个整体，不仅要治疗患者的肢体运动功能障碍，还要鼓励患者积极参与治疗，掌握肢体在进行正常运动时的感觉。

（四）基本技术

1. 关键点/关键区域　人体的某些特定部位对身体其他部位或肢体的肌张力具有重要影响。治疗中治疗者通过在关键点/关键区域上的手法操作来抑制异常的姿势反射和肌张力，引出或促进正常的肌张力、姿势反射和平衡反应。人体关键点/关键区域包括以下几处：①中部关键点，如头部、躯干、胸骨中下段（T_7、T_8位置）；②近端关键点，如上肢的肩峰、下肢的髂前上棘；③远端关键点，如上肢的拇指、下肢的足趾。常用关键点及其作用见表 6-1-1。

表 6-1-1　常用关键点及其作用

关　键　点	操　作	抑　　制	促　通
头部	伸展	屈曲	伸展
	屈曲	伸展	屈曲
	回旋	全身屈曲和伸展模式	体轴回旋
肩胛带	回缩	屈曲	伸展
	前突	伸展	屈曲
上肢	内旋和内收	伸展	屈曲
	上举、外旋和外展	屈曲	伸展
	外展和拇指外展	屈曲	伸展

Note

续表

关　键　点	操　作	抑　制	促　通
躯干	前屈	伸展	屈曲
	后屈	屈曲	伸展
	回旋	全身屈曲和伸展模式	轴回旋
骨盆带	坐位时自然后倾	上半身伸展,下肢屈曲	上半身屈曲,下肢伸展
	坐位时前倾,躯干向前	上半身屈曲,下肢伸展	上半身伸展,下肢屈曲
	立位时后倾	屈曲	伸展
	立位时前倾	伸展	屈曲
下肢	屈曲		髋外展和外旋,足背屈
	伸展和外旋		髋外展,足背屈
	足趾的背屈	伸展	足背屈及下肢外旋、外展

2. Bobath 握手　患者双手掌心相对,十指交叉握手。患侧指在掌指关节处伸展,促进伸腕指。患侧拇指在上,目的是防止臂旋前,使拇指有较大的外展。

3. 反射抑制模式　对抗原有的痉挛引起的异常姿势而进行的一种被动运动,用力不能过度,要和患者的耐力一致以达到松弛痉挛即可。进行 RIP 时要注意充分运用头、肩胛、骨盆等关键点。

4. 促进技术　对翻正反应、平衡反应和上肢伸展防护反应的促进,重点是对平衡反应的促进。

5. 触觉和本体感觉的刺激　主要包括轻拍、肢体负重、关节压缩、空间定位放置和控住。

三、训练方法

本案例患者,右侧基底节区脑梗死,左侧肢体偏瘫,肌张力低下,不能独立坐。患者处于软瘫期,随着病变的发展,患者必将出现抗重力肌痉挛、共同运动等异常运动模式,然后摆脱共同运动出现分离运动,出现选择性功能动作,进入疾病的恢复期。本任务主要介绍脑卒中患者(软瘫期和恢复期)的 Bobath 训练方法。

1. 软瘫期的训练　这一期的训练目标主要是防止并发症和二次损伤,保持关节的活动范围,改善躯干和近端关节的控制能力,尽快提高肌力和平衡肌张力,改善功能活动能力。

1) 良好肢位的摆放　具体方法见项目四任务一。

2) 被动关节活动度训练　具体方法见项目二任务一。

3) 床上体位转移　翻身、平移等体位转移有利于避免一种姿势造成的压疮,对于预防关节挛缩、深静脉血栓形成及肺部感染均起作用。具体方法见项目四任务二。

4) 骨盆和躯干控制性训练　骨盆和躯干的核心稳定性和控制能力对偏瘫患者的姿势控制和选择性运动的恢复至关重要。

(1) 骨盆前倾后倾的训练:早期可通过牵张反射、手法接触等方法诱发骨盆前倾后倾的训练,激活骨盆周围的肌群。

(2) 选择性腹肌控制训练:此训练是为激活腹内外斜肌,促进髋内收外展的训练。将患者的足放在床上,互相靠近与躯干成直线,治疗师一手帮助患者一条腿横过另一条腿,并有节律地向两边运动患者的膝而促进其髋的内收和外展,另一手稳定患者胸部,轻轻地向下压其胸骨。让患者主动配合左右运动,然后两腿交换(图 6-1-1)。

(3) 选择性伸髋训练:桥式运动。患者取仰卧位屈膝,足支撑在治疗床上,患者将臀部从治

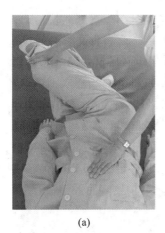
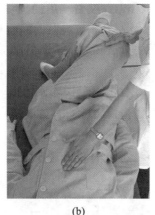

(a)　　　　　　　　　　　　　(b)

图 6-1-1　选择性腹肌控制训练

疗床上抬起,并保持骨盆水平位。治疗师一手放在患侧大腿上,用其前臂下压膝关节,同时向足前方拉股骨内外侧髁,另一手轻拍患者臀部,刺激其活动,帮助其伸髋(图 6-1-2)。

随着患者能力的增强,让患者将健侧足从治疗床上抬起一些,使患侧负重,重复该运动,以接近正常步行的节律抬起、放下(图 6-1-3)。注意必须保持骨盆水平,每次都应将足完全平放在床面上。另外,两足之间的距离越大,患者伸髋时保持屈膝所需要的选择性运动成分就越多。

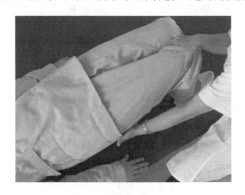
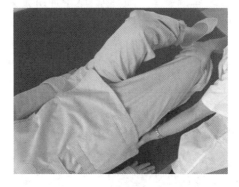

图 6-1-2　选择性伸髋训练(双侧)　　　　　图 6-1-3　选择性伸髋训练(患侧)

5) 肩胛带控制训练　对患者进行诱发肩胛带前伸、肩关节屈曲运动的训练,并引导患者维持肩胛带处于正确的对位对线。

6) 床边坐起训练　当患者自己能在床上完成翻身和桥式动作后,可逐渐训练从卧位转为坐位,为预防体位性低血压,床头的高度应逐渐抬高,脑梗死患者发病后 2 周左右、脑出血的患者发病后 4 周左右,可以开始进行这项练习。先从健侧卧位坐起,然后过渡到患侧卧位坐起;从需要他人帮助到自己独立坐起。具体方法见项目四任务二。

7) 矫正坐姿及坐位选择性屈伸腰椎训练　调整髋和骨盆的体位,治疗师一手放在腰椎部向前拉,直到髋充分屈曲,躯干垂直于骨盆,另一手使其伸展胸椎,引导患者主动屈伸躯干,保证骨盆良好的对位对线。

8) 坐位平衡训练　坐起后可以进行坐位 1～3 级的平衡训练,对于软瘫期的患者坐位平衡达到 1 级即可。治疗师引导患者保持正确坐姿,坐位时患侧上肢最好采用伸肘、伸腕、伸手指向体侧外后方支撑的抗痉挛负重体位(图 6-1-4),通过反复练习,使其患侧负重,提高坐位平衡反应水平。随着患者功能改善,康复治疗师应尽量减少帮助。

2. 恢复期的训练　此期的训练目标主要是抑制痉挛、抑制异常的运动模式,促进正常运动和正常运动模式的出现,按照人体的运动发育顺序,重获姿势控制能力、步行能力,恢复上肢与手

Note

181

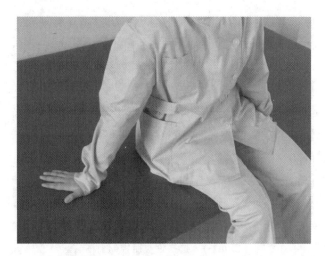

图 6-1-4　患侧上肢抗痉挛负重

的功能。

1）抑制痉挛训练　Bobath 技术常将关键点控制与反射抑制技术综合应用,抑制痉挛。

（1）抑制躯干屈肌痉挛:躯干屈肌张力增高时,可将头部放置在过伸位,促进伸肌张力,抑制屈肌痉挛。

（2）抑制躯干伸肌痉挛:躯干伸肌张力增高时,可将头部放置在屈曲位,促进屈肌张力,抑制伸肌痉挛。

（3）抑制躯干肌痉挛:躯干伸肌与屈肌的张力均增高,可通过以下操作抑制痉挛。①保持骨盆固定,旋转躯干,抑制痉挛（图 6-1-5）。②患者取坐位,治疗师在患者身后,双手放在胸骨柄的中下段,带动患者做出柔和的"∞"形运动。重复数次,降低躯干肌张力。③治疗师一手放在患者胸骨柄中下段向下挤压,使患者塌胸,另一手放在背部向前上方推,使患者挺胸,重复数次,可降低躯干的肌张力（图 6-1-6）。

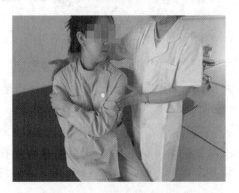

图 6-1-5　躯干旋转抑制痉挛

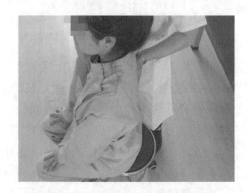

图 6-1-6　胸骨柄关键点抑制痉挛

（4）抑制上肢屈肌痉挛:上肢屈肌张力高,可通过以下方法抑制痉挛。①在前臂旋后、肘关节伸展状态下,肩关节完全外旋。②在前臂旋后、肘关节伸展、肩关节外旋位上（手心向上）使上肢水平外展或对角线伸展,可抑制屈肌痉挛（特别是胸部肌群和颈部屈肌群）,并促进手与手指的自发伸展。

（5）抑制下肢伸肌痉挛:患者取仰卧位,双腿屈曲,双手抱住双腿,将头抬起,身体轻轻翘起,进一步屈曲,降低下肢伸肌张力。

（6）抑制躯干与髋屈肌痉挛:患者取站立位,将上肢上举过头,促进躯干和髋的伸展,抑制屈肌痉挛。

（7）抑制躯干、头、肢体伸肌痉挛：躯干、头、肢体伸肌张力增高时，让患者髋屈曲外展、膝关节屈曲，促进屈肌张力，抑制伸肌痉挛。

2）促进正常运动模式训练

（1）上肢与躯干控制训练：上肢和手功能的恢复与肩胛带、躯干的稳定性和正确的对位对线有着密切的关系。训练应先重点改善患者肩胛带、躯干伸肌（抗重力伸展）的活动，并引导患者维持良好的对位对线，然后逐步恢复上肢和手功能。

①体位转换时保证良好的对位对线：患者在体位转换时，矫正其不良的姿势，保证躯干处于良好的对位对线。

②通过感觉输入和稳定性改善躯干的对位对线和身体图式：如患者在坐位时有一侧塌陷，可以在该侧坐骨结节后方给予毛巾支持，维持躯干伸展的对位对线。足后跟处给予垫高支持，增加足部的感觉输入，通过感觉刺激，学习身体正常的图式（图 6-1-7）。

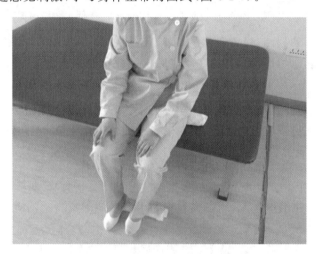

图 6-1-7　感觉输入和稳定性改善躯干的对位对线和身体图式

③手法激活腹斜肌、腹横肌、多裂肌等核心肌群，促进躯干抗重力伸展。

④上肢主动伸展，并进行控住训练。

⑤上肢伸展并上举过头。

⑥前臂旋前旋后训练。

⑦激活内在肌和蚓状肌活动：从手掌向拇指方向拔伸，活化和刺激内在肌，提高手腕、大拇指及各手指的稳定性。

⑧选择性对指和拇指外展活动：给予稳定支持，手保持在中立位，并防止手指屈曲，拇指外展，进行对掌，然后再外展。

⑨掌指和指间关节伸展状态下拇指外展。

⑩手抓握释放训练。

（2）下肢与躯干控制训练：步行是躯干和肢体共同参加的有节律的活动。骨盆、躯干的控制是步行的基础，下肢的负重、肌肉的交替运动、关节活动范围等是行走的重要条件，训练应从骨盆的控制、躯干的稳定性入手，围绕步行的分期、行走的成分进行训练。下肢控制训练仅以一种体位为例，患者可以在不同体位进行训练。

①体位转移时，选择性屈伸腰椎训练：由卧到坐、由坐到站时，进行选择性屈伸腰椎，调整髋和骨盆的体位，保证正确的对位对线。

②躯干的抗重力伸展训练。

③下肢全活动范围的控制与控住：患者取仰卧位，患侧髋膝屈曲，治疗师一手握住患侧足（足

背屈外翻),另一手保持髋的位置,引导患者的患腿向下伸直,患者主动负担下肢的体重,保持髋不内收内旋(图 6-1-8)。引导患者屈髋屈膝,要保持髋不外展外旋(图 6-1-9)。

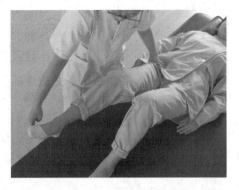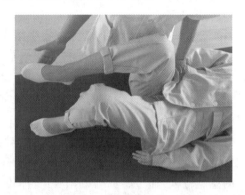

图 6-1-8　下肢全活动范围的控制与控住(患侧伸直)　　图 6-1-9　下肢全活动范围的控制与控住(患侧屈曲)

④髋关节内收外展的控制:患者取仰卧位,足支撑在治疗床上,患侧膝做外展或内收的运动,健侧膝保持稳定。患者学习平稳地做这项活动,并能在指定的位置停住。也可练习活动健侧膝,保持患侧膝稳定。

⑤伸膝分离运动训练:患者取仰卧位,足跟放在床上,治疗师用身体使患侧足充分背屈,让患者绷紧大腿肌肉,不让膝关节屈曲,不要用足或足趾蹬治疗师。可以先用健侧下肢示范(图 6-1-10)。

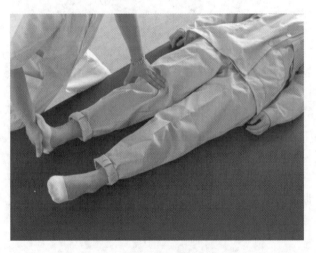

图 6-1-10　伸膝分离运动训练

⑥患侧腿负重训练及负重下小范围屈伸膝关节:未经必要的训练,多数患者在站起时不能选择性伸腿负重,出现膝过伸,足跖屈,足趾强烈屈曲,训练时可在足趾下面放绷带卷,抑制踝关节的跖屈,促进伸肌群的伸展。随着患者能力的增加可选择不同的方法进行患侧腿负重训练,同时也可进行负重下的膝关节小范围屈伸训练。

⑦选择性伸髋(桥式运动)训练。

⑧伸髋时抑制伸膝训练:患者取仰卧位,患侧腿置于床边,治疗师用手提起患者的足趾,使其充分背屈,并用拇指在跖趾关节处给予一定的反向压力,抑制跖屈,膝关节放松于屈曲位,直至所有运动阻力消失,然后患者主动将足抬到床上,必要时治疗师可在患者膝部给予帮助,然后将患侧足再次放到床边外侧,保持膝关节屈曲(图 6-1-11)。

⑨主动足背屈及足趾背屈训练:用冰刺激等促进技术刺激足背外侧、足趾尖或脚背。

⑩足跟着地训练:选择性屈髋伸膝,踝背屈。

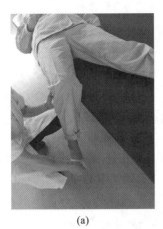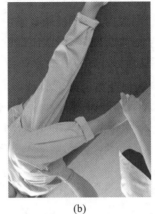

(a)　　　　　　　　　　(b)

图 6-1-11　伸髋时抑制伸膝训练

此外,还应进行坐位平衡训练,膝手位平衡与跪位平衡训练,站起与坐下训练,站立平衡训练,步行、上下楼梯、协调等训练,具体方法参见相关项目任务。

(张巍)

Bobath 技术
操作规范

能力检测

能力检测
答案

选择题

1. 有关 Bobath 技术描述错误的是(　　　)。

A. Bobath 技术是通过抑制不正常的姿势、病理反射或异常运动,尽可能诱发正常运动,提高患者日常生活活动能力的方法

B. Bobath 技术通过关键点的控制及设计的反射抑制模式(RIP)抑制肢体痉挛

C. Bobath 技术通过联合反应和共同运动诱发正常运动

D. 新 Bobath 技术是对由于中枢神经损伤所引起的姿势肌紧张、运动功能障碍进行评价和解决问题的方法

E. 新 Bobath 技术治疗围绕身体图示、前馈、姿势控制、运动控制及运动反馈五个环节展开

2. 有关 Bobath 技术治疗原则描述错误的是(　　　)。

A. 强调患者学习运动的感觉

B. 强调通过皮肤刺激促进肢体活动

C. 强调患者学习基本姿势与基本的运动模式

D. 将患者作为整体进行治疗

E. 按照运动的发育顺序制订训练计划

3. 人体的关键点不包括(　　　)。

A. 头部　　　　　　B. 胸骨中下段　　C. 肩峰　　　　　　D. 胸骨上段　　　E. 髂前上棘

4. 对患者进行肩胛带回缩的操作,通过关键点可抑制(　　　),促进(　　　)。

A. 屈曲;伸展　　　　　　　　　B. 屈曲;内旋　　　　　　　　　C. 伸展;屈曲

D. 伸展;内旋　　　　　　　　　E. 伸展;外展

5. 通过关键点的控制,让患者坐位时骨盆前倾,躯干向前,可促进(　　　)。

A. 全身伸展　　　　　　　　B. 全身屈曲　　　　　　　　　　C. 上半身伸展,下肢屈曲

D. 上半身屈曲,下肢伸展　　　E. 上半身伸展,下肢内收

Note

185

6. Bobath 技术的促进技术是对（　　）的促进。

A. 翻正反应和平衡反应

B. 联合反应和平衡反应

C. 伸展防护反应

D. 翻正反应、平衡反应和上肢伸展防护反应

E. 翻正反应和阳性支持反应

7. Bobath 技术中触觉和本体感觉的刺激不包括（　　）。

A. 轻拍　　　　　　　　B. 肢体负重　　　　　　　　C. 空间定位放置

D. 冰刺激　　　　　　　E. 控住

真 题 精 选

1. Bobath 方法引出平衡反应的必备条件为（　　）。

A. 尽可能早期　　　　　B. 患儿有一定理解力　　　　C. 患儿可翻身时

D. 患儿能抗重力维持体位后　　E. 以上都不对

2. Bobath 技术的主要原理是（　　）。

A. 通过关键点的控制促进肢体活动

B. 主要通过皮肤刺激促进肢体活动

C. 远端大肌群的强力收缩促进近端弱肌群的收缩

D. 延长肌肉收缩初长度促进肌肉收缩力

E. 反复动作训练促进中枢运动功能重塑

任务二　Brunnstrom 技术的使用

　　瑞典治疗师 Signe Brunnstrom 通过对脑卒中偏瘫患者运动机能多年的临床观察和分析,注意到脑卒中偏瘫患者的恢复几乎是一个定型的连续过程,结合大量文献资料,认识到脑损伤后中枢神经系统失去了对正常运动的控制能力,重新出现了发育初期才具有的运动模式。损伤后的恢复过程是运动模式的变化,即偏瘫患者的运动功能恢复过程首先从完全性偏瘫开始,然后出现运动模式异常,继之异常运动模式达到顶点,之后协同运动模式即异常运动模式减弱,开始出现分离运动,最后几乎恢复正常,但并非所有患者都按这个过程恢复到最后,可能会停止在某一阶段。

　　这些异常的运动模式是恢复的必然阶段,没有必要也很难被抑制,Brunnstrom 技术强调在脑损伤后恢复早期可加以利用,以便让患者能观察到偏瘫肢体仍然可以活动,刺激患者康复和主动参与治疗的欲望。

一、场地及仪器设备

1. 场地　病房或治疗室。

2. 仪器设备　PT 床、PT 凳、椅子等。

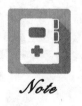

二、知识准备

（一）Brunnstrom 技术的治疗原则

早期应用联合反应、非对称性紧张性颈反射、紧张性迷路反射等原始反射，皮肤及本体刺激引出刻板的共同运动，然后在治疗师的指导下将之与主观努力相结合，产生出一种半随意的共同运动，共同运动逐渐被修正和抑制，最终出现随意的分离运动。

（二）Brunnstrom 偏瘫运动功能恢复阶段的特点

Brunnstrom 将偏瘫等中枢神经系统损伤后运动恢复过程分成 6 个阶段，每个阶段的特点见表 6-2-1。

表 6-2-1　Brunnstrom 运动功能恢复 6 个阶段的特点

阶段	上肢	手	下肢
I	弛缓，无随意运动	弛缓，无随意运动	弛缓，无随意运动
II	出现联合反应，不引起关节运动的随意肌收缩，出现痉挛	出现轻微屈指动作	出现联合反应，不引起关节运动的随意肌收缩，出现痉挛
III	痉挛加剧，可随意引起共同运动或其成分	能全指屈曲，钩状抓握，但不能伸展，有时可由反射引起伸展	痉挛加剧，可随意引起共同运动或其成分
IV	痉挛开始减弱，出现一些脱离共同运动模式的运动：①能置于腰后部；②上肢前屈 90°，肘伸展；③屈肘 90°，前臂能旋前、旋后	能侧方抓握及拇指带动松开，手指能半随意、小范围伸展	痉挛开始减弱，开始脱离共同运动出现分离运动：①坐位，足跟触地，踝背屈；②坐位，足可向后滑动，使屈膝＞90°，踝背屈；③坐位，膝关节可伸展
V	痉挛减弱，共同运动进一步减弱，分离运动增强：①上肢外展 90°，肘伸展，前臂旋前；②上肢前平举及上举过头，肘伸展；③肘呈伸展位，前臂能旋前旋后	①用手掌抓握，能握圆柱状及球状物，但不熟练；②能随意全指伸开，但范围大小不等	痉挛减弱，共同运动进一步减弱，分离运动增强：①坐位，膝关节伸展，踝关节背屈，髋可内旋；②立位，髋伸展位能屈膝；③立位，膝伸直，足稍向前踏出，踝能背屈
VI	痉挛基本消失，协调运动大致正常，V 级动作的运动速度达健侧 2/3 以上	①能进行各种抓握；②可全范围伸指；③可进行单个指活动，但比健侧稍差	协调动作大致正常。以下动作的运动速度达健侧 2/3 以上：①立位，伸膝屈髋能外展；②立位，髋可交替进行内外旋，并伴有踝内、外翻

（三）原始反射

中枢神经系统损伤后，脊髓、脑干等低级中枢失去了高级中枢的调控作用，使得其支配的原始反射又重新并且以夸张的形式表现出来，Brunnstrom 主张早期利用这些原始反射活动来促进肢体的运动及调整肌张力。

1. 紧张性颈反射

1）对称性紧张性颈反射　表现为颈前屈时，双上肢屈曲，双下肢伸展。当颈后伸时，双上肢伸展，双下肢屈曲；颈前屈能增高上肢屈肌张力和握力，降低伸肌张力，并能降低骶棘肌的活动；同时可增高下肢伸肌张力，降低屈肌张力，反之则相反。

2）非对称性紧张性颈反射　当身体不动、头部旋转时，头部转向一侧的上下肢的伸肌张力增高，另一侧上下肢的屈肌张力增高。

2. 紧张性迷路反射　又称前庭反射，是由头部在空间位置的变化所引起，表现为仰卧位时伸肌张力高，四肢容易伸展，俯卧位时屈肌张力高，四肢容易屈曲。

3. 紧张性腰反射　随着骨盆的变化，躯干位置的改变引起肌张力的变化。骨盆固定时，患者躯干上部旋转，转向侧上肢屈肌张力和下肢伸肌张力增高，对侧上肢伸肌张力和下肢屈肌张力增高。

4. 同侧伸屈反射　同侧肢体的单侧性反应，如刺激上肢近端伸肌能引起同侧下肢伸肌收缩，刺激上肢近端屈肌可以引起同侧下肢出现屈曲的倾向。

5. 屈曲回缩反射　远端屈肌的协同收缩，表现为刺激伸趾肌可以引起伸趾肌、踝背肌、屈膝肌，以及髋的屈肌、外展肌和外旋肌出现协同收缩以逃避刺激。在上肢（如刺激屈指肌、屈腕肌时）不仅引起屈腕肌和屈指肌的收缩，也可以使屈肘肌和肩后伸肌反射性收缩。屈肌收缩能牵拉拮抗肌（伸肌），引起对抗性伸肌反射。在病理状态下，正常的抑制作用减弱，这些相互对抗的反射会引起交替的主动肌、拮抗肌张力亢进。

6. 伤害性屈曲反射　当肢体远端受到伤害性刺激时，肢体出现屈肌收缩和伸肌抑制。其反应的强度与刺激强度成正比。随着刺激强度增大，甚至会出现对侧肢体的伸展。

7. 阳性支撑反射　阳性支撑反射是足趾的末端及其内侧趾、小趾的皮肤等部位受到刺激时引起骨间肌伸张，刺激本体感受器，导致下肢伸肌张力增高。

（四）脑卒中后异常的运动模式

1. 联合反应

1）定义　联合反应是指当身体某一部位进行抗阻运动或主动用力时，诱发患侧相关肌群不自主的肌张力增高或出现运动反应。

2）特点　①联合反应是与随意运动不同的一种姿势反射，为肌肉活动失去自我控制，并伴随痉挛的出现而出现，且痉挛的程度越高，联合反应越持久。②联合反应基本按照一种固定的模式出现。③联合反应的出现与健侧运动强度呈正相关。

3）形式　联合反应可分为对侧性联合反应和同侧性联合反应（表 6-2-2）。

表 6-2-2　联合反应

联 合 反 应	部　　位	表　　现
对侧性	上肢（对侧性）	健侧肢体屈曲——患侧肢体屈曲 健侧肢体伸展——患侧肢体伸展
	下肢（对侧性）	健侧肢体内收（内旋）——患侧肢体内收（内旋） 健侧肢体外展（外旋）——患侧肢体外展（外旋）
	下肢（相反性）	健侧肢体屈曲——患侧肢体伸展 健侧肢体伸展——患侧肢体屈曲
同侧性		上肢屈曲——下肢屈曲 下肢伸展——上肢伸展

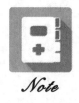

2. 共同运动

1) 定义　当患者活动患侧上肢或下肢的某一个关节时,不能做单关节运动,邻近的关节甚至整个肢体都可能出现一种不可控制的共同运动,并形成特有的活动模式,这种模式称为共同运动。共同运动是脑损伤常见的一种肢体异常活动表现。

2) 运动模式　脑卒中偏瘫患者常见的共同运动模式有屈肌共同运动模式和伸肌共同运动模式,这两种模式在上下肢均可发生,上肢以屈肌共同运动模式为主,下肢以伸肌共同运动模式为主(表6-2-3)。

表 6-2-3　共同运动模式

运 动 模 式	上 肢	下 肢
屈肌共同运动模式	肩胛带:回缩、上提 肩关节:后伸、外展、外旋 肘关节:屈曲 前臂:旋后(旋前) 腕关节:屈曲 指关节:屈曲、内收 拇指:屈曲、内收	髋关节:屈曲、外展、外旋 膝关节:屈曲 踝关节:背屈、外翻 趾关节:伸展
伸肌共同运动模式	肩胛带:前伸 肩关节:屈曲、内收、内旋 肘关节:伸展 腕关节:稍伸展 指关节:屈曲、内收 拇指:屈曲、内收	髋关节:后伸、内收、内旋 膝关节:伸展 踝关节:跖屈、内翻 趾关节:跖屈、内收

三、训练方法

(一) Brunnstrom Ⅰ~Ⅱ阶段的训练

Brunnstrom Ⅰ~Ⅱ阶段相当于发病后数日到2周的时间,Brunnstrom Ⅱ阶段约在发病2周后,肌张力开始增高,开始出现联合反应。此期应以诱发联合反应入手,逐渐利用联合反应引出共同运动,使患者体会伴有随意性的肌肉收缩;强化近端大肌群活动的控制能力。

1. 床上卧位　在弛缓阶段,要注意患者的姿势,采取良好的肢体位置,防止肢体的痉挛。卧床期间,可以根据肌张力的改变情况选择相应的体位,充分利用紧张性腰反射、紧张性迷路反射及紧张性颈反射对肌张力的影响。

2. 上肢训练

1) 屈肌共同运动　嘱患者健侧上肢屈肘,治疗师在屈肘过程中施加阻力,由于联合反应患侧上肢也会出现屈肘动作。如患者面部转向健侧,则由于非对称性紧张性颈反射而进一步加强屈曲运动;通过牵拉患者近端引起上肢屈曲反应;也可以轻叩斜方肌、菱形肌和肱二头肌引起上肢屈肌共同运动(图6-2-1)。

2) 伸肌共同运动　患者健侧上肢伸直,用力抵抗治疗师施加的阻力,通过联合反应引起患侧上肢出现伸展动作。如让患者面部转向患侧,则由于非对称性紧张性颈反射而进一步加强伸展运动;亦可轻叩三角肌、胸大肌、肱三头肌引起上肢伸肌共同运动(图6-2-2)。

3) 屈肌共同运动与伸肌共同运动同时引出　迅速牵拉患侧的肌肉并抚摩其皮肤,先出现屈

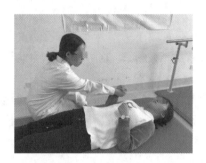

图 6-2-1　屈肌共同运动

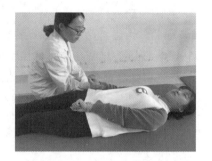

图 6-2-2　伸肌共同运动

肌反应和共同运动,接着引出伸肌反应和共同运动,通过这种被动的屈肌、伸肌共同运动来维持关节的活动范围。

4)双侧抗阻的划船样动作　患者与治疗师面对面,相互交叉前臂再握手,做划船时推拉双桨的动作,向前推时前臂旋前,往后拉时前臂旋后,治疗师对健侧上肢施加阻力,待患侧肢体也有运动动作后,适当地给予阻力(图 6-2-3)。

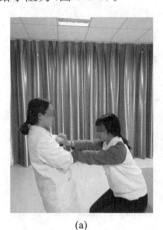

(a)

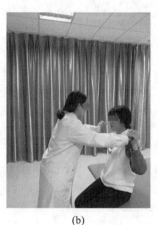

(b)

图 6-2-3　双侧抗阻的划船样动作

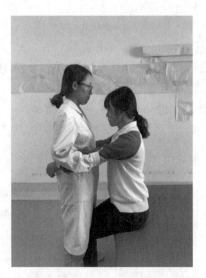

图 6-2-4　胸大肌联合反应

5)患侧胸大肌联合反应并伸肘　患者无伸肘动作时,取坐位,治疗师站在患者前面,用手将患者双上肢托于前平举位,让患者尽量内旋肩关节,在治疗师用手在患者健侧上臂内侧向外施加阻力时嘱患者用力内收健侧上臂,即出现患侧胸大肌收缩,上臂内收。在伸肌的共同运动中,肩和肘的运动紧密相连,当胸大肌收缩时肱三头肌也可收缩,引起伸肘;在肱三头肌有收缩后,指示患者伸肘、前臂旋前至最大,用两手的背腕部挤压治疗师的腰,做这一动作时,应嘱患者以最大能力去做,让患者有能夹住治疗师腰的感觉(图 6-2-4)。

3. 手功能训练　此阶段主要诱发手抓握动作的出现。

1)利用近端牵拉反应诱发抓握动作　当患侧手不能随意进行抓握时,可利用屈曲共同运动的近端因素来控制。在近端关节运动时适当给予抵抗,可引起手指屈曲肌群的反射性收缩,但往往也引起腕关节的屈曲。这种反应是近端性牵拉反应,在痉挛出现后很容易引出。在做这一诱发反应时,治疗师应控制患者腕关节于伸展位,同时让患者用心想着自己的手指在动,通过牵拉反应和随意性冲动的相互作用达到治疗目的。

2)固定腕关节以实现良好的抓握　正常情况下腕关节伸展位的固定肌与手指屈曲肌之间有紧密的联系,患脑血管疾病后这种联系遭到破坏,影响了抓握效果。固定腕关节是通过加强腕关节伸展位的固定肌,避免屈腕的异常模式,诱发出抓握动作。治疗师将患者的肘和腕支托在伸展位,叩击腕关节伸肌近端诱发伸展反射的同时进行手指抓握训练,即一边叩击一边嘱患者"抓握"与"停止抓握"反复进行(图 6-2-5)。

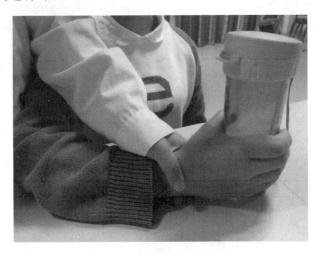

图 6-2-5　固定腕关节手指抓握

4. 下肢训练

1)屈肌共同运动的诱导　患者取仰卧位,伸直健侧下肢。做足跖屈动作,治疗师从足底施加阻力,即可引起患侧下肢屈肌共同运动。让患者面部转向健侧,可利用非对称性紧张性颈反射进一步加强这种屈曲运动(图 6-2-6)。

2)伸肌共同运动的诱导　患者取仰卧位,伸直下肢,健侧做足背屈动作,治疗师对背屈的健侧足施加阻力,通过联合反应可引起患侧下肢的伸肌共同运动。让患者面部转向患侧,可利用非对称性紧张性颈反射进一步加强这种伸肌的运动。

3)患侧下肢内收的诱导　患者取仰卧位,使患侧下肢处于外展位,健侧下肢也处于外展位,嘱患者用力内收健侧下肢,治疗师对其施加相反方向的阻力,通过 Raimiste 现象患侧下肢产生内收动作(图 6-2-7)。

4)患侧下肢外展的诱导　患者取仰卧位,嘱患者用力外展健侧下肢,治疗师对其外展施加阻力,通过 Raimiste 现象(健侧抗阻做某一动作时患侧出现类似运动)患侧下肢也出现外展动作。

5)足背屈的诱导　诱导足背屈运动首先要以训练胫骨前肌为主,同时激发趾长伸肌,然后激发腓骨肌,训练时可利用下肢屈肌共同运动模式及各种刺激。

(1)髋膝关节屈曲诱发踝背屈:患者取仰卧位,令患者屈髋、屈膝,治疗师在患侧膝关节上方施加阻力以增加等长收缩,引发及强化踝关节背屈运动,以后逐渐缩小髋、膝关节屈曲角度,最后在膝关节完全伸展位进行踝关节背屈训练(图 6-2-8)。

(2)利用 Bechterev 屈曲反射:又称 Marrie-Foix 屈曲反射,是远端屈肌的协同收缩。当刺激伸趾肌时,可以使伸趾肌、踝背伸肌、屈膝肌以及髋的屈肌、外展肌和外旋肌出现协同收缩。临床上可利用此反射训练患者,当患者不能完成髋关节屈曲和踝关节不能背屈时,被动屈曲足趾引起包括踝背屈在内的下肢屈曲反应以激发足背屈肌。下肢屈曲反应被诱发出来后保持这种肢位,

Note

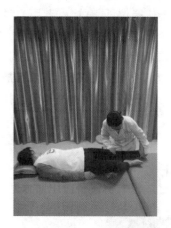

图 6-2-6　下肢屈肌共同运动的诱导

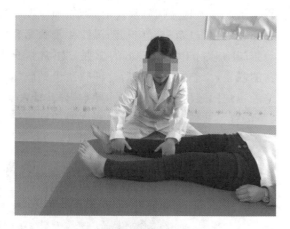

图 6-2-7　下肢内收的诱导

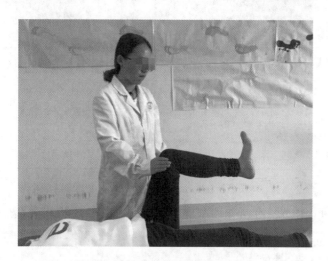

图 6-2-8　髋膝关节屈曲诱发踝背屈

随后可增强患者的随意性反应进行强化。

（3）利用冰刺激诱发足背屈：用冰刺激足趾背侧及足背外侧诱发足背屈，之后通过增强患者的随意性反应进一步强化。这种方法同时能诱发上肢屈曲运动。

（4）刺激足趾背侧及足背外侧的部位，然后被动屈曲踝关节诱发足背屈。

（5）手指叩击：用手指尖快速刺激足背外侧部，可促进足背屈。

（6）缓慢刷擦：用软毛刷缓慢刷擦足背外侧以诱发背屈反应（持续约 30 s）。

（7）用振动器刺激足背外侧。

5. 坐位平衡训练　尽早进行坐位平衡训练有利于改善体位平衡、增强躯干控制能力，有利于医患在较为平等的环境下交流，有利于治疗师操作，有利于诱发上肢运动。

许多偏瘫患者发病后不能保持正确坐位姿势，有倾倒倾向，为了检查和训练躯干平衡，患者应在没有扶手的椅子或 PT 床上，躯干离开椅背、对称坐位，这一动作开始时治疗师给予帮助，患者坐稳后去除帮助，观察患者有无倾斜现象，患者多会出现躯干向患侧倾斜。当躯干发生倾斜时健侧躯干肌群收缩以抵抗进一步倾斜，但这种控制能力往往是有限的，许多患者需健侧手扶持保持平衡。因此，应从整体上提高躯干的控制能力，即在提高躯干患侧肌群的控制能力的同时不要忽略健侧肌群的代偿能力，运用姿势矫正镜通过视觉提醒患者养成自我调整坐位平衡的习惯，发生倾斜时主动向健侧调整。

6. 躯干旋转　治疗师站在患者的身后，双手分别放在两边的肩峰上，让患者目视前方，做相对骨盆的躯干旋转运动，或做相对头、颈部的躯干旋转运动。开始要缓慢、温柔，以后逐渐增大可动范围。当躯干向左侧旋转时,令头向右侧做最大旋转动作(图6-2-9),可使颈部旋转;当躯干向右侧旋转时,令头向左侧做最大旋转动作(图6-2-10),也同样可使颈部旋转。

当患者躯干向一侧旋转时,如果向患者发出头部旋转的命令出现混乱,可让患者看着肩部的同时做躯干旋转的动作,既可以做颈旋转动作又可以做躯干旋转动作。如果动作过程中出现节奏的混乱,让患者注视前方,然后重新调整动作。这一动作产生的躯干-颈-上肢模式,肩部屈肌、伸肌的共同运动交替出现,紧张性颈反射及紧张性腰反射得到强化,共同运动要素增强,对不能随意诱发伸肌共同运动的患者也能利用伸肌共同运动诱发躯干旋转(躯干向健侧旋转,颈部向患侧旋转)。

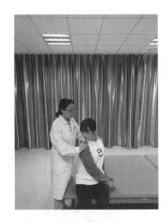

图6-2-9　躯干左旋转训练

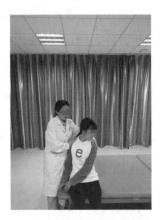

图6-2-10　躯干右旋转训练

(二) BrunnstromⅢ～Ⅳ阶段的训练

BrunnstromⅢ～Ⅳ阶段共同运动随意出现,痉挛达到高峰至出现部分分离运动。在进行分离运动训练时,应先健侧再患侧。此期从学会随意控制屈肌、伸肌共同运动入手,平衡肌张力(抑制痉挛,易化拮抗肌活动),促进分离动作出现,强化对肘、膝关节的控制,并完成较复杂的生活活动能力。

1. 上肢训练

1) 随意控制屈肌、伸肌共同运动训练　先训练肩胛骨的上举,使关节尽量在无痛情况下增加活动范围,颈部向患侧侧屈可诱发肩胛骨的活动。将患侧臂支撑在桌子上,屈肘、肩关节外展,要求头向患侧肩侧屈,对头肩施加分开阻力,可加强屈颈肌群和斜方肌、肩胛提肌的收缩。亦可在头向患侧肩侧屈时对健侧肩上举施加阻力,通过联合反应提高患侧肩的主动上举能力。如患侧肩仍不能主动上举,可将患侧臂上举,通过叩击或按摩斜方肌来促进肌肉收缩。

2) 交替屈肌、伸肌共同运动训练　因伸肌共同运动常在屈肌共同运动之后出现,并在开始时需要帮助,可利用类似下肢的Raimiste现象,将患者健侧上臂外展45°后,使其将臂向中线内收,在健侧臂内侧近端施加阻力,以诱发患侧胸大肌收缩。

3) 伸肘训练　由于上肢伸肌力量较弱,可通过以下方式促进伸肘动作,强化肘关节控制。①在伸肘前主动或被动地使前臂旋前;②头转向患侧,利用非对称性紧张性颈反射的作用促进伸肘;③躯干转向健侧,利用紧张性腰反射促进伸肘;④利用紧张性迷路反射,当坐位伸肘有困难时,可改为仰卧位,在这种体位下通过紧张性迷路反射易于完成伸肘动作;⑤对患侧做推的动作时施加阻力,嘱患者上臂前平举,前臂旋前做推的动作,治疗师将患者的食指、中指撑开,并在掌面腕根部不引起抓握反射的区域内施加阻力或对患者推出的拳的腕部施加阻力,可使肘完全伸展;⑥在动作完成后利用位置控制技术,将患侧肢体引导向充分的协同位置上,直至完全伸直为止,令患者保持住,然后治疗师对患者施加一系列小范围、快速的推回运动,这样引起肱三头肌不断牵张反射,以加强患者的随意伸肘动作;⑦患侧肢体伸肘负重,患者坐在床上,用患侧上肢伸肘

Note

支撑在侧方床面上,然后将体重转移在患侧肢体上。

4)部分分离运动训练

(1)训练患侧手放到后腰部:①通过转动躯干,摆动手臂,抚摸手背及背后;②在坐位上被动移动患侧手触摸骶部,或试用手背推摩同侧肋腹,并逐渐向后移动,也可用患侧手在患侧取一物体,经后背传递给健侧手(图6-2-11)。

(2)训练患侧肩前屈90°:①在患者前中三角肌上轻轻拍打后让其前屈患侧肩;②被动运动上肢到前屈90°,并让患者维持住,同时在前中三角肌上拍打,如能维持住,让患者稍降低患侧肢体后,再慢慢一点一点地前屈,直至达到充分前屈;③在接近前屈90°的位置上小幅度继续前屈和大幅度地下降,然后再前屈;④前臂举起后按摩或刷擦肱三头肌表面以帮助充分伸肘(图6-2-12)。

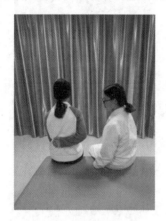

图6-2-11　患侧手放到后腰部

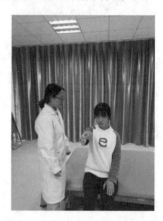

图6-2-12　训练患侧肩前屈90°

(3)训练屈肘90°时前臂的旋前和旋后:①伸肘时先对前臂旋前施加阻力,再逐步屈肘;②屈肘90°时翻转扑克牌,取牌时旋前,翻牌时旋后。

2. 手功能训练　对抗异常的屈腕、屈指,诱发手指的抓握,同时注意利用伸肌共同运动模式促进伸腕。一旦屈肌、伸肌共同运动的随意性增强后就应该尽早应用到功能活动中。

1)解除手指痉挛,改善手指伸展　治疗师与患者相向而坐,握住拇指根部(大鱼际附近),将拇指从手掌拉出,将前臂旋转至外旋位,然后轻柔、交替地做旋内、旋外训练,旋内时拇指的握力减弱,旋外时增强,可在外展位时刺激手腕、手指背侧皮肤,即通过伸肌反射进一步促进伸展动作。对于其他四指的屈曲,治疗师一手握住患者拇指根部,另一手打开屈曲的手指。

2)手指的半随意性伸展　让患者手水平上举,努力地做打开握拳手指的动作,同时嘱患者健侧手也模仿做同样的动作,然后治疗师扶住患者腕和前臂,使前臂完全旋前,以促进手的伸展,尤以第4指和第5指最明显,接着治疗师握住患者前臂,将患者手举过头部。此时前臂外旋的同时再次出现伸展反应,拇指和食指也可得到伸展。

3)拇指分离训练　拇指分离动作是横向抓握所必需的条件,是手功能训练的基础。当手指屈肌张力降低,能达到半随意全指伸展运动后,将患侧手放在膝关节上,尺侧在下方,练习拇指与食指分离。如患者不能独立完成,治疗师可对拇长展肌和拇短伸肌肌腱轻叩和刷擦,或患者双手拇指相对,用健侧手拇指辅助患侧手拇指旋转。通过运动感觉和视觉刺激共同易化拇指的分离运动。

4)横向抓握训练　患者只要拇指能按压、能与食指分离,就可完成横向抓握,此动作是手功能尚未达较好水平前的一种抓握动作。患者从较小的物品开始,用拇指指间关节与食指桡侧面对合。如能熟练地完成横向抓握,就可以完成日常生活中大部分动作,当需双手配合时,可用健侧手做复杂动作,患侧手辅助。如洗餐具时,可用患侧手拇指固定餐具,健侧手刷洗。

3．下肢训练

1）部分分离运动训练　纠正和抑制共同运动、诱发分离动作。

（1）髋、膝、踝同时屈曲，伴髋内收：患者取仰卧位，治疗师帮助患者保持患侧足背屈、外翻，在不伴有髋关节外展、外旋的状态下完成髋膝屈曲，同时也可以练习髋关节内收、内旋。

（2）髋、膝伸展，踝背屈：患者取仰卧位，在髋、膝、踝同时屈曲的状态下，指示患者伸膝伸髋，不伴有髋关节内收、内旋，若伸展过程中出现伸肌共同运动应及时停止，并稍做屈曲动作，在此位置上反复练习。

（3）膝关节屈曲时，髋伸展：可采用双腿搭桥训练，患者取仰卧位，双下肢屈曲，膝关节并拢，双足平放于床面上，令患者 Bobath 握手，指示患者将臀部抬高，尽量伸髋。

2）步行训练　负重和步行是下肢的主要功能。

（1）辅助步行：患者达不到独立步行能力时可借助拐杖、平衡杆、楼道或房间内扶手等步行，步行最好在治疗师的指导下进行。治疗师站在患者患侧，一手与患者手交叉握住，另一手放在患者腋窝，托住患侧肩与患者一起步行，可辅助支撑患者，控制患者的重心转移，调整步幅，控制节奏，便于与患者交流，增强患者信心，提高步行能力。

（2）指导步行：患者步行时，治疗师对其完成的动作给予指正，如提醒患者如何控制重心、起步、控制步幅、调整姿势、掌握节律、纠正膝反张等。但治疗师的指导不要干扰患者步行的正常进行，患者正确的部分要给予肯定。

（3）独立步行：独立步行要建立在负重训练和步行训练的基础上，要能控制整个步行过程，需要较好的步态保证步行的稳定性和实用性。但当患者障碍较重、共同运动不能像期待的那样减少时，要注意提高负重能力，确保安全的步行，同时注意尽量避免障碍的影响，采取代偿的方法。

（三）Brunnstrom Ⅴ～Ⅵ 阶段的训练

Brunnstrom Ⅴ～Ⅵ 阶段痉挛减弱，基本脱离共同运动至正常协调运动或接近正常。此期以脱离共同运动的训练为主，加强对运动能力的控制，提高动作的速度，使动作按正常频率进行。改善步态，增强手部功能，加强上肢协调性、灵活性及耐力训练和手的精细动作训练。

1．上肢训练

1）分离运动训练

（1）在伸肘的情况下前臂旋前、旋后：由于旋前是伸肌共同运动模式的成分，旋后是屈肌共同运动模式的成分，所以伸肘旋前可破坏屈肌共同运动，伸肘旋后可破坏伸肌共同运动。

（2）肩外展 90°肘伸直：此动作结合了伸肘、前臂旋前和肩外展的运动成分，对肢体的功能要求较高，在上述各种共同运动模式脱离后才能较好地完成，否则不能表现出伸展的模式。

（3）肩外展 90°肘伸直、掌心向上下翻转：此阶段最难的动作，在上述动作的基础上前臂旋后。

2）巩固肩部功能的训练

（1）通过上肢外展抗阻来抑制胸大肌和肱三头肌的联合反应。

（2）被动肩前屈 90°～180°，推动肩胛骨的脊柱缘活动肩胛带。

（3）加强前锯肌作用，当肩前屈 90°时让患者抗阻向前推，并逐渐增加肩前屈的活动范围。

2．手功能训练

1）随意性手指伸展　患者在不需要准备的情况下能随意屈伸手指，但绝大部分偏瘫患者很难达到这种随意性伸展手指的程度。因此，对出现半随意手指伸展的患者应注意保护这一功能，并进一步挖掘其潜力。

2）良好的抓握　能随意地打开拳头；拇指能和其他指对指；将手和手掌握的物体放下。患者的手指有一定的灵巧性,可以完成系鞋带、系纽扣,粗的编织及许多家务劳动等,此时要把自己所能掌握的技能应用于日常生活活动中,加强精确性、准确性训练。

3. 下肢训练

1) 分离运动训练

(1) 髋屈曲、膝伸展、踝关节背屈:诱发在髋关节屈曲状态下,膝关节完成伸展的分离运动,可打破下肢屈肌和伸肌共同运动模式。患者取仰卧位,嘱患者在患侧膝伸展、踝背屈时,将患侧腿抬离床面;或站立位时向前迈一小步,足跟着地。

(2) 踝关节主动跖屈训练:此动作是患侧下肢步行时支撑末期的重要基本功,十分重要。患者面向墙壁呈立位姿势,健侧手轻轻扶墙壁,躯干伸展,髋关节伸展,足跟翘起的同时膝关节屈曲,足趾伸展。随着患者能力的增强,让患者独立维持平衡,反复进行抬足跟的运动。如果患者踝关节主动跖屈有困难,治疗师可一手控制患侧足趾使其伸展,另一手扶持足跟协助踝关节进行跖屈运动。

2) 步行功能训练

(1) 上、下台阶训练:上、下台阶应该在具备一定的肢体功能条件下进行,指导方法和注意事项基本同跨越物障碍。上台阶时健侧足先上,下台阶时患侧足先下,目的是合理的负重、正确的重心转移,安全地上、下台阶。

(2) 跨越障碍物:当患者足能抬离地面后可进行跨越障碍物训练,开始时要按着患者的步幅设计一定间隔的、低的障碍物,必要时治疗师要给予帮助。

(付丹丹)

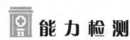

能力检测

选择题

1. 当共同运动开始出现时,应该加强的活动是(　　)。

A. 联合反应　　B. 共同运动　　C. 分离运动　　D. 床上活动　　E. 行走运动

2. 上肢肩胛骨的屈肌共同运动为(　　)。

A. 前伸,下沉　　　　　　　　B. 上提,后缩　　　　　　　　C. 前伸,后缩

D. 上提,下沉　　　　　　　　E. 外旋,下沉

3. 提倡早期应用联合反应、非对称性紧张性颈反射、紧张性迷路反射等原始反射,皮肤及本体刺激引出刻板的共同运动,然后再脱离共同运动,逐渐向正常功能性运动模式过渡的技术是(　　)。

A. Brunnstorm 技术　　　　　B. Bobath 技术　　　　　　C. Rood 技术

D. PNF 技术　　　　　　　　　E. 运动再学习技术

4. 以下哪个成分不是上肢屈曲共同运动的成分?(　　)

A. 肩胛骨内收(回缩)、上提　　　　　　B. 肩关节后伸、外展、外旋

C. 腕和手指屈曲　　　　　　　　　　　D. 肘关节屈曲,前臂旋后

E. 肘关节屈曲,前臂旋前

5. 以下哪个成分不是下肢伸展共同运动的成分?(　　)

A. 髋关节伸展　　　　　　　　B. 髋关节内收、内旋　　　　C. 髋关节外展、外旋

D. 膝关节伸展　　　　　　　　E. 踝跖屈、内翻

6. 下面有关联合反应的描述正确的是(　　)。

A. 健侧下肢抗阻力外展时,患侧下肢出现内收动作

Brunnstrom
技术操作规范

能力检测
答案

Note

B.健侧腕关节抗阻力屈曲时,患侧腕关节可出现伸展动作

C.健侧肘关节抗阻力屈曲时,患侧肘关节可出现屈曲动作

D.健侧下肢抗阻力屈曲时,患侧下肢可出现屈曲动作

E.健侧下肢抗阻力伸展时,患侧下肢可出现伸展动作

7. 脑卒中患者偏瘫侧肢体分级处于 Brunnstrom Ⅱ 期,治疗措施正确的是( )。

A.控制痉挛和异常运动模式,促进分离运动的出现

B.增强患侧肢体肌力、耐力训练

C.增强患侧肢体平衡和协调性训练

D.恢复和提高肌张力,诱发主动运动

E.控制肌痉挛,促进选择性运动和速度运动更好地恢复

真题精选

真题精选
答案

1. Brunnstrom 神经生理学疗法治疗脑卒中偏瘫的重点是( )。

A.增强肌力
B.加大关节活动范围

C.促进神经生理功能恢复
D.按神经生理特点恢复功能

E.利用张力性反射与协同模式改善运动控制

2. Brunnstrom 方法躯干训练初始纠正侧倾的重点为( )。

A.推向患侧以促进患侧躯干肌收缩

B.推向患侧以促进健侧躯干肌收缩

C.推向健侧以促进患侧躯干肌收缩

D.推向健侧以促进健侧躯干肌收缩

E.以上都不对

3. Brunnstrom 分级 Ⅴ 级时,( )。

A.手无任何运动

B.仅有极少的随意运动

C.站位,在伸直膝的情况下可屈踝

D.在坐位上,可屈膝 90°以上,可使足后跟滑到椅子下

E.在坐位和站位上,有髋、膝、踝的协同性屈曲

任务三 Rood 技术的使用

Rood 技术
的使用 PPT

Rood 技术又称多种感觉刺激技术,由美国物理治疗师和作业治疗师 Margaret Rood 创立。Rood 认为感觉刺激可以对运动产生促进或抑制作用,中枢神经系统损伤后运动功能恢复是按运动发育的顺序进行的。其主要方法是按照个体的发育顺序,在皮肤的某些特殊区域施加轻微的机械刺激或表浅的温度刺激,影响该区的皮肤感受器,引发有目的的反应。该方法包括皮肤刺激、负重、运动、按人体发育顺序诱导出的控制四项内容,多用于偏瘫、脑瘫及其他运动控制障碍的脑损伤患者。

一、场地及仪器设备

1. 场地 治疗室或病房床边。

Note

2. 仪器设备 除了需要 PT 床、PT 凳外,还需要下列相应治疗用具。

1) 刷子 各种硬度的刷子。使用电动刷时要注意转速,转速超过 360 r/s 时对神经系统有抑制作用。

2) 振动器 振动频率不要太高,否则神经纤维无反应(Ⅰa 纤维 450 Hz 以下,Ⅱ纤维 250 Hz 以下才有应答)。

3) 冰 诱发时用−17～−12 ℃冰块,抑制时无特殊限制。

4) 橡胶物品 可使用符合肌力的各种弹性的橡胶,如自行车胎、带状生橡胶、可改变负荷的橡胶等以诱发肌肉的共同收缩。

5) 纺锤体筒 纺织工厂使用的卷芯即可。

6) 圆棒 用于抑制手指、足趾屈肌紧张。

7) 手膝位支撑器 抓握棒可以倾斜,对肩胛带有诱发作用。

8) 压舌板 抑制舌紧张。

9) 婴儿舔弄的玩具 用于进食训练的初期。

10) 各种诱发嗅觉的物品。

11) 各种音乐刺激。

12) 沙袋 有利于固定体位、诱发动作的引出。

13) 球 各种重量的球。

二、知识准备

(一) Rood 技术的基本理论

1. 使用适当的感觉刺激使肌张力正常化并诱发出所需要的肌肉反应,反射性的肌肉反应是获得运动控制的最早发育阶段 Rood 认为肌纤维的性质不同,每块肌肉的作用也不同。它们因不同的感觉刺激而产生不同的运动模式,即按照特定的感觉输入获得特定的运动输出的顺序进行。大部分动作的完成需要多块肌肉以协同收缩的形式参与,包括主动肌、拮抗肌和协同肌。但是有些肌肉是在轻负荷的活动中发挥作用,而有些是在重负荷的活动中发挥作用。

感觉刺激一般是通过两种反射来进行。①与 γ 传出有关的皮肤-肌梭反射:刺激覆盖在肌腹、肌腱附着点上的皮肤,冲动传入脊髓,通过 γ 传出到肌梭,根据刺激的性质和方式的不同对被刺激的肌肉产生促进或抑制作用;②与 γ 传出无关的皮肤-肌梭反射:刺激皮肤上的毛发,通过毛发感觉传入神经,经脊髓-丘脑束传入大脑皮质运动区,引起锥体束始端的细胞兴奋,再通过皮质-脊髓束传至脊髓,由纤维传出到肌肉,同样也产生促进或抑制作用。

利用这个理论在进行治疗时需要注意以下问题。①感觉刺激要适当:Rood 认为,正确的感觉输入是产生正确运动反应的先决条件,有控制的感觉输入可以反射性地诱发肌肉反应,而诱发的肌肉反应可以用来强化脊髓以上中枢神经对这些反应的控制能力。因此,感觉刺激的应用要适当,必须根据患者个体的发育水平,逐渐由低级感觉性运动控制向高级感觉性运动控制发展,这样才有可能使肌张力正常化,并诱发所需要的运动反应。②完成的动作要有目的:Rood 认为,在治疗的过程中,患者所要完成的动作要有目的性,通过有目的的感觉运动反应来诱导出皮质下中枢的动作模式,可使主动肌、拮抗肌、协同肌相互之间的作用更加协调。动作中的感觉是掌握这一动作的基础,"有目的"的动作有助于反射性地诱发出大脑对运动的控制。虽然"有目的"的动作对某些主动控制能力很差的患者不太理想,但这种方式的确是一种很有效的治疗方法,特别是对躯干、上肢或下肢近端的控制训练。所以,在给患者做治疗时要注意提醒患者用心想着自己所要完成的动作,即便是肢体主动控制能力很差的患者也需如此。

2. 利用运动控制发育的阶段促进运动控制能力 Rood 认为,在个体发育规律中,从局部考虑,运动控制能力的发育一般为先屈曲、后伸展,先内收、后外展,先尺偏、后桡偏,最后是旋转。在远近端稳定性及运动性的问题上,应为肢体近端固定、远端活动→远端固定、近端活动→近端固定、远端活动技巧的学习。Rood 将个体运动控制的发育水平划分为 4 个阶段。

1)关节的重复运动阶段　任何动作的形成和掌握都需要经过主动肌收缩与拮抗肌抑制的反复练习,这种重复性运动在运动学习的初期往往是一种无目的性的运动。例如,新生儿自由舞动四肢就是这一阶段的典型活动。

2)关节周围肌群的协同收缩阶段　协同收缩提供的是稳定性,是一种张力性(静态性)主动肌与拮抗肌协同收缩的模式,这种模式使个体有能力保持一种体位或较长时间地稳定一个物体。此时表现为肢体近端关节固定,允许远端部分活动。

3)远端固定:近端关节活动阶段　这是一种闭链运动,较容易完成和掌握。例如,婴儿在四肢处于手膝位支撑阶段,但未学会爬行之前,先手脚触地,躯干做前后摆动。

4)技巧性活动阶段　技巧性活动是最高水平的运动控制,是活动性和稳定性的结合。它往往要求近端固定,远端活动。如画家创作时需要肩及身体很高的稳定性及手和腕关节准确的灵活性。

3. 利用个体运动发育顺序促进运动控制能力　Rood 认为,根据个体运动发育的规律,从整体上考虑其顺序是仰卧屈曲→仰卧至侧卧→俯卧伸展→颈肌的协同收缩→俯卧肘支撑→四点/手膝位→站立→行走。下面介绍 Rood 根据人体发育学规律总结出来的 8 种运动模式。

1)仰卧屈曲模式　一种保护性的姿势。仰卧位时,躯干处于屈曲状态,四肢位于双侧对称的位置或在胸前交叉。Rood 将该模式用于治疗屈曲模式缺乏和伸肌张力高的患者(图 6-3-1(a))。

2)仰卧至侧卧模式　同侧上、下肢屈曲→转体。该活动激活躯干侧屈肌,可以用于仰卧时张力性反射占主导的患者(图 6-3-1(b))。

3)俯卧伸展模式　俯卧位时,颈、肩、下肢及躯干较易伸展,身体的中心位于 T_{10} 水平,这种姿势最稳定,但对于伸肌张力高的患者,由于这种姿势可以进一步增高肌张力,因此,应该尽量避免使用(图 6-3-1(c))。

4)颈肌的协同收缩模式　表现为俯卧位时能抗重力抬头并维持稳定,重力的作用刺激了颈部的本体感受器和斜方肌的上部,使颈肌有能力抗重力收缩来保持头的后仰。这是促进头部控制的一个比较理想的模式(图 6-3-1(d))。

5)俯卧肘支撑模式　俯卧时,上肢放在胸前,使得肩前屈,肘屈曲,抬头,上肢负重。这是一种促进脊柱伸展的模式,脑瘫患儿在训练对脊柱的控制能力时常采用此模式,但由于此模式容易加强上肢屈肌痉挛,因此,有上肢屈肌痉挛的患者应慎用(图 6-3-1(e))。

6)四点/手膝位模式　表现为手和膝关节可以同时放置在地上支撑躯体。当颈和上肢保持稳定时,可利用这一体位刺激下肢与躯干的协同收缩。治疗时,应该先在静态下训练,即先训练患者在手膝位支撑的静止状态下保持躯体稳定,然后训练在移动的状态下保持躯体的稳定(图 6-3-1(f))。

7)站立　首先是下肢站立不动,然后单腿站立,再完成重心转移(图 6-3-1(g))。

8)行走　行走是活动性、稳定性和技巧性能力的综合体现。需要有能力支撑体重、保持平衡及一侧持重、另一侧移动的能力。它是一个极其复杂的过程,需要全身各个部分的协调(图 6-3-1(h))。

（二）人体运动发育顺序

按个体发育的规律来说,从整体上考虑是仰卧屈曲→仰卧至侧卧→俯卧伸展→颈肌的协同收缩→俯卧肘支撑→四点/手膝位→站立→行走;从局部考虑,运动控制能力的发育一般是先屈

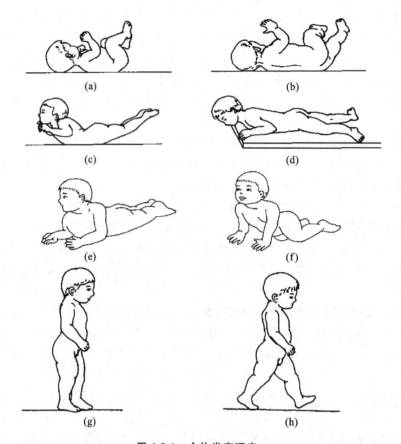

图 6-3-1　个体发育顺序

曲、后伸展；先内收、后外展；先尺侧偏斜、后桡侧偏斜；最后是旋转。在远近端孰先孰后的问题上，应为肢体近端固定、远端活动→远端固定、近端活动→近端固定、远端活动。

（三）感觉训练的顺序

1. 成人的训练顺序　主要是视觉和听觉，其次是触觉、味觉、嗅觉。

2. 儿童的训练顺序　主要是触觉和味觉，接着是视觉、听觉，最后是嗅觉。因为新生儿首先是触觉和味觉的发育，接着是视觉、听觉，最后为嗅觉的发育，特别是口周围感受性很强，需要进行感觉诱发训练时，该部位是最初训练的部位，由于嗅觉的发展需要在出生 6 个月以后完成。所以，嗅觉的诱发需放在最后。

（四）Rood 技术治疗原则

（1）由颈部开始，尾部结束。

（2）由近端开始向远端进行。

（3）由反射运动开始，过渡到随意运动。

（4）先利用外感受器，后利用本体感受器。

（5）先进行两侧运动，后做一侧运动。

（6）颈部和躯干先进行难度较高的运动，后进行难度较低的运动。四肢是先进行难度较低的运动，后做难度较高的运动。

（7）两侧运动之后进行旋转运动。

三、训练方法

（一）诱发肌肉收缩的训练

针对软瘫期患者，应采取促进方法，以快速、较强的刺激诱发肌肉的运动，具体方法有以下几种（图 6-3-2～图 6-3-5）。

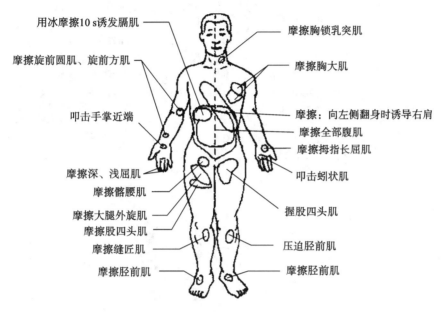

用冰摩擦10 s诱发膈肌
摩擦旋前圆肌、旋前方肌
叩击手掌近端
摩擦深、浅屈肌
摩擦髂腰肌
摩擦大腿外旋肌
摩擦股四头肌
摩擦缝匠肌
摩擦胫前肌

摩擦胸锁乳突肌
摩擦胸大肌
摩擦：向左侧翻身时诱导右肩
摩擦全部腹肌
摩擦拇指长屈肌
叩击蚓状肌
握股四头肌
压迫胫前肌
摩擦胫前肌

图 6-3-2　身体前面诱发刺激部位

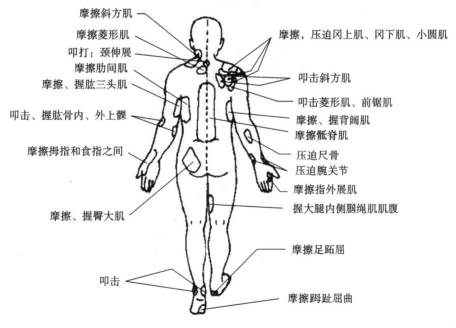

摩擦斜方肌
摩擦菱形肌
叩打：颈伸展
摩擦肋间肌
摩擦、握肱三头肌
叩击、握肱骨内、外上髁
摩擦拇指和食指之间
摩擦、握臀大肌
叩击

摩擦，压迫冈上肌、冈下肌、小圆肌
叩击斜方肌
叩击菱形肌、前锯肌
摩擦、握背阔肌
摩擦骶脊肌
压迫尺骨
压迫腕关节
摩擦指外展肌
握大腿内侧腘绳肌肌腹
摩擦足跖屈
摩擦蹞趾屈曲

图 6-3-3　身体背面诱发刺激部位

1. 快速刷擦皮肤　使用毛刷快速刷擦主动肌群或关键肌肉的皮肤区域，刺激 C 神经纤维，活化 γ2 神经纤维末梢，诱发主动肌，抑制拮抗肌，15～30 s 显效，30～40 min 疗效最大。一般有以下两种方法。

1）一次刷擦　在相应肌群的脊髓节段皮区刺激，如 30 s 后无反应，可以重复 3～5 次，这种

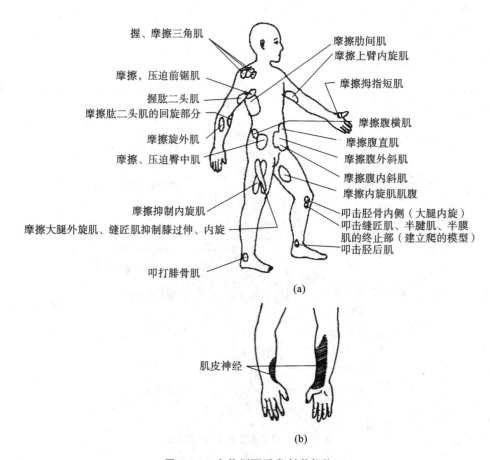

图 6-3-4 身体侧面诱发刺激部位

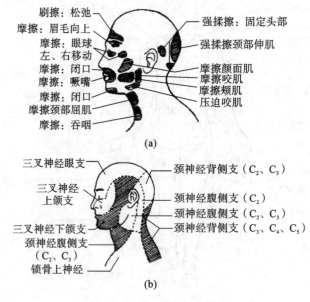

图 6-3-5 头部诱发刺激部位

方法适用于意识水平较低而需要运动的患者。

2）连续刷擦 在治疗部位的皮肤上做 3～5 s 的来回刷动。诱发小肌肉时每次要少于 3 s，休息 2～3 s 后再进行下一次，每块肌肉刺激 1 min，诱发大肌肉时则不必休息 3 s。

刷擦刺激一般由远端向近端进行，使用电动刷时要注意频率，超过 360 r/s 对神经系统有抑

202

制作用。

2. 轻触摸皮肤　轻触摸是指用轻手法触摸手指、足背面、手掌或足底部,引起受刺激肢体的回缩反应,对这些部位的反复刺激可引起交叉性反射性伸肌反应。常用毛刷、棉棒、手指进行接触刺激,每次治疗 3～5 组,每组来回 10 下,频率为每秒 2 下。

3. 冰刺激皮肤　冰刺激具有与快速刷擦和触摸相同的作用,所用的冰是刚从冰箱里取出带白雾的冰(温度−17～−12℃)。具体方法有以下两种。

1)一次刺激法　用冰一次快速地擦过皮肤。

2)连续刺激法　将冰按每 3～5 秒 5 次放在局部,然后用毛巾轻轻沾干,以防止冰化成水,不可用毛巾擦皮肤,直到皮肤变红,一般 30～40 min 疗效达到高峰。由于冰可以引起交感神经的保护反应(血管收缩),因此应避免在背部脊神经后支分布区刺激。用冰快速刺激手掌与足底或手指与足趾之间背侧皮肤时,可以引起与轻触摸相同的反射性回缩效应,当出现回缩反应时应对运动的肢体适当加阻力,以提高刺激效果。

4. 轻叩皮肤　轻叩皮肤可刺激低阈值的 A 纤维,从而引起皮肤表层运动肌的交替收缩,低阈值的纤维易于兴奋,通过易化梭外肌运动系统引出快速、短暂的应答。轻叩手背指间或足背趾间皮肤及轻叩掌心、足底均可引起相应肢体的回缩反应。重复刺激这些部位还可引起交叉性伸肌反应。轻叩肌腱或肌腹可以产生与快速牵拉相同的效应。

5. 牵拉肌肉　快速、轻微地牵拉肌肉,可以立即引起肌肉收缩反应,利用这种反应以达到治疗目的。牵拉内收肌群或屈肌群,可以促进该肌群肌肉抑制其拮抗肌群。牵拉手或足的内部肌肉可引起邻近固定肌的协同收缩,用力握拳或用力使足底收紧可对手和足的小肌群产生牵拉,可使近端肌群易化,若此时这一动作在负重体位下进行,近端关节肌群成为固定肌,可以促进这些肌群的收缩,进一步得到易化。

6. 挤压　挤压肌腹可引起与牵拉肌相同的牵张反应;用力挤压关节可使关节间隙变窄,可刺激高阈值感受器,引起关节周围的肌肉收缩。挤压时,一般由近端向远端进行。当患者处于仰卧桥式体位、屈肘俯卧位、手膝四点跪位、站立位时抬起一个或两个肢体而使患侧肢体负重等支撑位时均可以产生类似的反应。对骨突处加压具有促进与抑制的双向作用,如在跟骨内侧加压,可促进小腿三头肌收缩,产生足跖屈动作;相反在跟骨外侧加压,可促进足背屈肌收缩,抑制小腿三头肌收缩,产生足背屈动作。

7. 特殊感觉刺激　视觉和听觉刺激可用来促进或抑制中枢神经系统;光线明亮、色彩鲜艳的环境可以产生促进效应,而光线暗淡、色彩单调的环境则有抑制作用;节奏性强的音乐具有易化作用,轻音乐或催眠曲则具有抑制作用;治疗师说话的音调和语气也可以影响患者的动作、行为。

8. 整体运动　当某一肌群瘫痪时通过正常肌群带动肢体的整体运动来促进肌肉无力部位的运动。当一侧肢体完全瘫痪时可利用健侧肢体带动患侧肢体运动,同样达到整体运动的目的。

9. 施加压力　固定肢体远端,对肢体近端施加压力或增加阻力以诱发肌肉收缩,提高肌肉的活动能力。

10. 刺激骨端　选择适当的手法刺激骨端引起肌肉收缩,其方法有叩击、快速冰刺激和振动刺激。

（二）抑制肌紧张的训练

根据痉挛期患者肌张力增高的特点,以放松的手法为主,利用缓慢、较轻的刺激以抑制肌肉的紧张状态,具体方法如下。

1. 轻微挤压关节　由此法可使偏瘫患者因痉挛引起的肩痛得以缓解,在治疗偏瘫患者肩痛时,治疗师可以托起肘部,使上肢外展,然后将上臂向肩胛盂方向轻轻地推,使肱骨头进入关节窝,保持片刻,可以使肌肉放松,缓解疼痛。

2. 轻按压肌腱附着点 在痉挛的肌肉肌腱附着点持续加压可使痉挛肌肉放松。

3. 按压脊柱部 用有效的、轻的压力从头部开始沿脊柱直到尾骶部反复对后背脊神经支配区域进行刺激,可反射性抑制全身肌紧张,达到全身放松的目的。

4. 持续牵张肌肉 此法可以是短时间牵拉,也可以将延长的肌肉通过系列夹板或石膏托固定进行持续牵拉,必要时更换新的夹板或石膏托使肌腱保持延长状态。

5. 侧卧位翻身 缓慢地将患者从仰卧位或俯卧位翻到侧卧位,缓解痉挛。

6. 温热刺激 通过中温刺激、不感温局部浴、热湿敷等使痉挛肌肉松弛。如采用温水浴,温度一般稳定控制在 30～35 ℃。

7. 关节负重 一般认为肢体负重位是缓解痉挛的较理想体位,通过负重对关节挤压和加压刺激增强姿势的稳定性。关节必须在正确位置,如上肢肩关节没有内收和内旋、下肢髋关节没有内收和屈曲,才能缓解相应上肢或下肢的痉挛。

8. 反复运动 利用肌肉的非抗阻重复收缩缓解肌肉痉挛,如坐位时双手支持床面,做肩部或臀部上下反复运动可缓解肩部、臀部肌群的痉挛。

9. 抗痉挛模式运动 对患者进行治疗时应该根据个体运动发育规律,选择适合每个个体的运动模式。如屈肌张力高时不要采取屈曲运动模式,伸肌张力增高时应避免使用伸展的运动模式。

(三)诱发吞咽和发音肌肉收缩的训练

脑血管疾病患者常常因为延髓性麻痹引起吞咽和发音障碍,对其治疗,局部方法主要是诱发或增强肌肉活动,而增强肌肉活动的方法主要是通过一些刺激达到治疗目的,这种刺激强度要适当,具体如下。

1. 刷擦法 可用毛刷轻刷上唇、面部、软腭和咽后壁,避免刺激下颌、口腔下部。

2. 冰刺激 用冰刺激嘴唇、面部、软腭和咽后壁,用冰擦下颌部的前面。

3. 抗阻吸吮 做吸吮动作时增加适当阻力以加强口周围肌肉运动。

(四)诱发膈肌收缩的训练

用于膈肌运动减弱时,通过吸气模式扩张胸廓下部改善呼吸功能。具体诱发方法如下。

1. 刷擦的方法 ①连续刷擦胸锁乳突肌可以使胸上部获得稳定性。②按图示箭头的方向连续刷擦腹外斜肌、腹内斜肌、腹横肌(图 6-3-6)。须避免刺激腹直肌,理由是腹直肌收缩后可以引起胸廓下降,而限制其扩张。③由锁骨中线向背部连续刷擦肋间肌。④连续刷擦脊髓神经后侧第一支支配区域(图 6-3-7),可以使躯干获得稳定性。

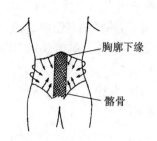
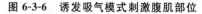

图 6-3-6 诱发吸气模式刺激腹肌部位

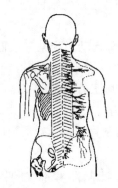

图 6-3-7 诱发吸气模式刺激背脊部位

2. 冰刺激的方法 ①一次冰刺激方法(膈肌的诱发在 T_7 区域,冰刺激要沿扩张方向进行)。②在腹直肌以外的部位连续冰刺激。

3. 压迫的方法 ①压迫两侧胸锁乳突肌起始部。②将手指放在肋间,在吸气之前压迫肋间肌。俯卧位时手指持续压在背部各肋间,在吸气之前抬起。③沿胸廓下缘伸张压迫诱发腹外斜肌、沿髂骨边缘伸张压迫诱发腹内斜肌收缩,俯卧位时手指从第12肋缘向下持续压迫,吸气前抬手,诱发腹横肌收缩。

4. 叩击的方法　①叩击 L_1、L_2 内缘诱发膈肌收缩。②患者膝关节伸展,用足跟沿下肢长轴方法叩击,可诱发肩胛上举肌、胸锁乳头肌锁骨支等脊柱附近肌肉的收缩。

四、注意事项

(1) 因为刷擦对 C 纤维刺激有蓄积作用,较难柔和进行,有时会产生不良的影响,需合理使用。

(2) 刷擦有时可引起紧张性肌纤维退化或者幼小儿童触觉消失,耳后部刷擦可使血压急剧下降。

(3) 在耳部皮肤、前额外 1/3 刷擦时可引起不良反应发生,应避免使用。比如,会抑制体力明显低下患者,会加重脑外伤特别是脑干损伤患者的意识障碍。

(4) 在脊神经后侧第一支支配区域内刷擦可使交感神经作用加强,冰刺激对内脏作用强、恢复慢时应引起注意。

(5) 诱发觉醒和语言时,要避免用冰刺激痉挛手。

(6) 在左肩部周围进行冰刺激时,要检查心脏功能。

(7) 在 C_4 支配进行区域冰刺激时有可能引起一过性呼吸停止。

(8) 持续低头位可抑制心脏呼吸功能。

(9) 对帕金森病患者可利用嗅觉刺激激活全身运动。

(王小兵)

拓展阅读:
整体伸展
模式的诱发

能力检测

能力检测
答案

一、选择题

1. Rood 技术又被称为(　　　)。

A. 神经发育疗法　　　　　　B. 多感觉刺激方法　　　　　　C. 抑制与促进方法

D. 挤压方法　　　　　　　　E. 冰刺激方法

2. 感觉输入与运动输出直接相关,某些持续的感觉输入可以引起持续的感觉反应,可以随时利用的持续的感觉输入是(　　　)。

A. 冰刺激　　B. 温水浴　　C. 重力　　　D. 体位　　　E. 拍打

3. 远端固定,近端活动并同时可以在稳定的基础上增加活动性的体位是(　　　)。

A. 仰卧位　　B. 俯卧位　　C. 四点位　　D. 站位　　　E. 坐位

4. 下列不属于弛缓性瘫痪促进手法的是(　　　)。

A. 挤压　　　B. 快速刷擦　　C. 持续牵拉　　D. 拍打　　　E. 冰刺激

5. 下列不属于痉挛性瘫痪抑制方法的是(　　　)。

A. 持续挤压肌腱　　　　　　B. 缓慢牵拉肌肉　　　　　　　C. 轻刷擦拮抗肌

D. 轻叩肌腹　　　　　　　　E. 肢体负重

6. 下列均可用于弛缓性瘫痪及痉挛性瘫痪的方法是(　　　)。

A. 关节挤压　　B. 持续牵拉　　C. 快速刷擦　　D. 轻叩肌腹　　E. 缓慢牵拉肌肉

7. 下列说法正确的是(　　　)。

A. 冰刺激所用冰块温度为 $-2 \sim -1$ ℃

Note

B. 刷擦一般由近端向远端进行,挤压刺激由远端向近端进行

C. 挤压肌腹、挤压关节均可诱发肌肉反应

D. 温水浴,温度一般稳定控制在 10～15 ℃

E. 持续牵拉可提高肌张力

8. 下列说法错误是(　　　)。

A. 轻触摸、轻叩皮肤均可诱发肌肉反应

B. 光线明亮、色彩鲜艳的环境可以产生促进效应

C. 可以利用振动刺激降低肌张力

D. 为降低肌肉肌张力,轻刷擦时,应选择该肌肉拮抗肌

E. 利用轻压力刺激来抑制肌肉反应时,一般由尾部开始颈部结束

二、简答题

1. 促进肌肉收缩的 Rood 技术有哪些?

2. 抑制肌肉痉挛的 Rood 技术有哪些?

真 题 精 选

1. 以下关于 Rood 方法的基本理论描述中,哪一项是错误的?(　　　)

A. 反射性地通过应用合适的感觉刺激可引起正常运动和使肌张力正常化

B. 感觉运动的控制是在发育中的

C. 运动的最终目标是运动模式

D. 感觉运动反应的大量重复对学习而言是重要的

E. 促进和控制的技术是按个体运动发育的顺序进行的

2. Rood 技术中具有促进作用的感觉刺激方法为(　　　)。

A. 轻微的关节挤压　　　　　B. 中度的温热刺激　　　　　C. 快速刷擦

D. 对肌腱止点处加压　　　　E. 持续牵伸

3. 应用多种皮肤刺激以引起运动反应的技术是(　　　)。

A. Bobath 技术　　　　　B. PNF 技术　　　　　C. Brunnstrom 技术

D. Rood 技术　　　　　E. 运动再学习技术

任务四　PNF 技术的使用

PNF 技术即本体感觉神经肌肉促进(proprioceptive neuromuscular facilitation)技术,该技术是利用牵张、关节挤压和牵引、施加阻力等本体刺激,以及应用螺旋和对角线型运动模式来促进运动功能恢复的一种康复治疗方法。20 世纪 40 年代由美国神经生理学家 Herman Kabat 首创,50 年代由其同事 Margaret Knott 和 Dorothy Voss 撰写了第一部 PNF 著作。PNF 技术首先应用于脊髓灰质炎及骨科疾病的康复治疗,后来其应用逐步扩大到中枢神经系统的疾病,如脑外伤和脑血管意外等。

一、场地及仪器设备

1. 场地　病床旁或在治疗室。

2. 仪器设备　体位治疗床、PT 凳、软垫等。

PNF 技术
的使用 PPT

Note

真题精选
答案

二、知识准备

（一）技术特征及相关理论

PNF技术以发育和神经生理学原理为理论基础，强调整体运动和本体感觉刺激，其独特之处是利用了具有日常生活活动特征的螺旋和对角线型运动模式，并主张通过语言和视觉刺激以及一些特殊的治疗技术来引导运动模式，促进神经肌肉的反应。

1. PNF技术是一种综合的治疗方法　它要求每个治疗都是对人整体功能的指导，而不是仅仅针对某个具体的问题或身体的某一部分，强调的是整体运动而不是单一肌肉的活动。

2. PNF技术治疗时遵循发育和神经生理学的相关理论　①每个人都有发育和再发育的潜力；②正常的运动是由头向足或由近端向远端发展的；③早期的运动由反射活动所控制，成熟的运动可由姿势反射增强或维持；④运动功能的发育具有周期性倾向，屈肌优势和伸肌优势可以变换，并且二者之间可以相互影响；⑤功能活动是由一些方向相反的运动组成；⑥运动取决于主动肌和拮抗肌之间的协同作用；⑦正常运动功能的发育有一定的顺序；⑧在整体运动模式发育过程中，先是双侧对称性的功能，然后是双侧非对称性功能、双侧交叉性功能，最后是单侧运动模式的发育；⑨运动功能的改善取决于运动的学习；⑩不断的刺激和重复活动可促进运动的学习和巩固所学的技能；⑪通过有目的的活动促进自理活动和行走功能的学习。

（二）运动模式

1. 运动模式的特征

（1）PNF运动模式是在三个平面发生的组合运动：在矢状面肢体进行的屈曲和伸展；在冠状面肢体进行的外展和内收或脊柱侧屈；在横断面肢体进行的旋转。

（2）PNF运动模式具有螺旋和对角线的特征。

（3）PNF运动模式是根据肢体近端关节的运动来命名的。

（4）PNF运动模式对肢体近端和远端关节的位置有严格要求，而对中间的关节则无特别的规定。

（5）PNF运动模式的运动轨迹：在四肢是由四肢运动时远端的手或足所形成的；在头颈是由鼻、下颌和头顶所形成；在躯干上部是由肩运动形成；在躯干下部是由髋运动形成。

（6）PNF运动模式可以通过改变体位或中间关节予以变化。

2. 运动模式的命名　PNF运动模式的命名是以近端关节的运动为基准，注重远端关节的运动轨迹，而中间关节则不作要求，可以在屈曲、伸直或中立位。头、颈、躯干和四肢均有两个对角线模式，简称D1模式和D2模式，每个对角线又由两个互为拮抗的运动模式所组成，分别称为屈曲模式和伸展模式。一个运动模式一般由6个字母、数字进行标示：①第一位代表双侧或单侧，单侧用"U"（unilateral）标示，不用"U"时一般理解为双侧；②第二位代表对角线模式，常用"D"（diagonal）标示；③第三位使用阿拉伯数字，"1"代表Ⅰ型，"2"代表Ⅱ型；④第四位常用"E"（extension）表示伸展，用"F"（flexion）表示屈曲；⑤第五位和第六位代表的是上肢或下肢，上肢用"UE"（upper extremity）表示，下肢用"LE"（lower extremity）表示。例如，"UD1FUE"就是表示上肢单侧D1屈曲模式。另外，躯干运动模式一般使用3个字母进行标示：①第一位和第二位代表的是上躯干或下躯干，上躯干用"UT"（upper trunk）表示，下躯干用"LT"（lower trunk）表示；②第三位表示伸展或屈曲，分别用"E"和"F"标示。例如，"UTF"表示上躯干的屈曲模式。

3. 常见运动模式

1）上肢常见的运动模式（图6-4-1）

（1）D1F：肩关节屈曲、内收、外旋；前臂旋后；腕掌屈；桡侧偏。

（2）D1E：肩关节伸展、外展、内旋；前臂旋前；腕背屈；尺侧偏。

（3）D2F:肩关节屈曲、外展、外旋；前臂旋后；腕背屈、桡侧偏。

（4）D2E:肩关节伸展、内收、内旋；前臂旋前；腕掌屈、尺侧偏。

2）下肢常见的运动模式（图 6-4-2）

（1）D1F:髋关节屈曲、内收、外旋；足背屈，内翻。

（2）D1E:髋关节伸展、外展、内旋；足跖屈，外翻。

（3）D2F:髋关节屈曲、外展、内旋；足背屈，外翻。

（4）D2E:髋关节伸展、内收、外旋；足跖屈，内翻。

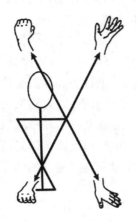
图 6-4-1　上肢运动模式示意图

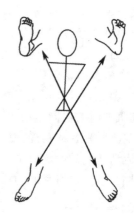
图 6-4-2　下肢运动模式示意图

4. 运动模式的类型　根据运动模式的发生部位可分为上肢运动模式、下肢运动模式、颈部运动模式等；根据肢体的相互运动可分为单侧运动模式和双侧运动模式，其中双侧运动模式又分为对称性运动模式和非对称性运动模式等（图 6-4-3）。

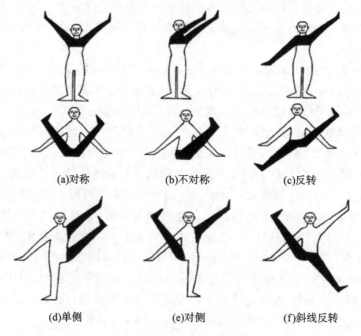

(a)对称　　　　　(b)不对称　　　　　(c)反转

(d)单侧　　　　　(e)对侧　　　　　(f)斜线反转

图 6-4-3　运动模式示意图

（三）常用基本操作技术

基本操作技术是易化技术的基本方法之一,它能使治疗师帮助患者获得有效的运动功能。如有利于增加患者的运动能力或保持稳定的能力,有利于对患者运动的引导,有利于增加患者的

Note

耐力等。

1. 体位　治疗师一般取"弓箭步"站立位,身体朝向与运动方向保持一致。治疗师的前脚指向运动方向,可进行下肢灵活的屈伸动作;当治疗师重心后移时,后脚的主要能起到稳定身体的作用。双脚的位置要随着运动方向的改变而转换,在尽可能接近患者的同时,给予患者足够的活动空间,不能由于自身肢体位置不当而阻碍患者运动完成。

2. 手法接触　治疗师的手通过恰当的抓握方式,可有效刺激患者相关感受器,有助于诱导出患者正确的运动方向。在实际操作中,治疗师的手要尽可能地使用蚓状肌抓握方式,即"夹状手"。治疗师手的抓握所形成的压力应来自掌指关节的屈曲,在很好地控制运动的同时又可避免因挤压太大而引起患者不适或疼痛。

3. 阻力　阻力的应用有利于增加对大脑皮质的刺激。在抗阻运动中,主动收缩产生的肌肉紧张是最有效的本体感觉刺激,刺激的大小直接与阻力的大小有关,而且还可以通过本体反射影响同一关节和相邻关节协同肌的反应。在实际操作中,给予的阻力必须根据患者的状况和活动目标进行调整,即最佳阻力。例如,治疗师对向心性或离心性收缩所施加的阻力,其大小应调整到能让运动平稳和协调地进行;给予稳定收缩的阻力,必须受到控制以便保持稳定的体位;当维持一个等长抗阻收缩时,阻力应逐渐增高或降低,使之不产生运动。总之,阻力的施加不是越大越好,而是在保证完成活动目标的前提下,尽量引起所治疗的肌群的最强收缩,同时又不引起疼痛和不必要的疲劳。治疗师要依据患者所产生的反应,及时调节阻力的方向和大小,从而达到真正发挥扩散和强化作用的目的。

4. 扩散和强化　扩散是指肌肉组织将受到刺激后所产生的反应传播至其他肌肉组织的现象。此种反应可以诱发或抑制肌肉的收缩和动作模式的出现,并随刺激强度的增大和时间的延长而增加。强化是指通过对较强壮肌肉的活动施加阻力,使产生反应的强度增加或影响范围扩大到较弱的肌肉。

5. 言语指令　言语指令是要告诉患者动作该如何做以及何时做。适当的言语指令有助于训练的实施和效果的提高,在康复治疗中被广泛应用。指令一般分为三部分:①预备指令,目的是要做好活动的准备;②活动指令,告诉患者开始活动以及如何活动;③纠正指令,告诉患者如何纠正自己的动作。

6. 视觉反馈　当患者训练过程中注视其运动肢体时,能产生更强收缩,协助患者控制或改正其姿势和动作。同时,眼球的活动将影响头和身体的运动,在实际操作中,当患者朝其将要运动的方向看时,眼球的活动使头部产生相应的运动,头部的运动又会促进躯干做更大、更强的运动。

7. 牵引和挤压　牵引拉长肌肉形成牵张刺激,同时增大了关节间隙,激活关节感受器,促进了关节周围肌肉(特别是屈肌)的收缩。通常,牵引主要用于促进运动,尤其是关节的屈曲及抗重力的运动。应注意,牵引力必须逐渐增加,保持运动的始终并与阻力适时地结合运用。挤压是对躯干或四肢关节的压缩,使关节间隙变窄,从而激活关节感受器,促进关节稳定和负重能力,提高了抗重力肌肉的收缩,促进直立反应。挤压可分为快速和慢速两种方式:快速挤压可诱发反射性反应;慢速挤压是缓慢地施加压力,直到患者的承受极限。

8. 牵张　当肌肉被拉长时会自动产生牵张刺激,该刺激又反过来促进被拉长的肌肉、同一关节的协同肌和其他有关的肌肉收缩。牵张反射既可以从被拉长的肌肉中引出,也可以出自正在收缩的肌肉。牵张反射可用于激发自主运动,增强较弱肌肉收缩的力量和反应速度,同时,也有利于姿势的控制。在实际操作中,治疗师要充分调动患者的主动性,给予适时的指令或言语刺激,并对牵拉后肌肉产生的收缩给予一定的阻力,这样可进一步提高疗效。

9. 节律　节律是指运动的顺序。正常的动作需要一个平衡的顺序,协调的动作需要该顺序具有精确的节律,功能性活动在任务完成之前需要持续、协调地运动,即具有正常节律的运动。

正常节律是产生协调动作的运动顺序或过程,对运动功能障碍患者而言,恢复运动的正常节律是治疗的重要目标之一。

三、训练方法

(一)易化上肢对角线运动模式

每组对角线运动模式中的两个运动模式互为起始位和终末位。例如:易化 D1F 模式,D1E 模式为起始位,D1F 模式为终末位;易化 D1E 模式,则 D1F 模式为起始位,D1E 模式为终末位。

1. 易化单侧上肢 I 型屈曲(UD1FUE)运动模式

1)治疗师手的抓握方法 ①远端手:以蚓状肌手型与患者手心相对,注意治疗师的手不要接触患者的手背,不要影响患者的掌指关节屈曲。②近端手:以蚓状肌手型在靠近患者腕关节处抓握前臂下面,给予近端屈曲、内收、外旋三个方向的阻力(图 6-4-4(a))。

2)操作步骤 ①治疗师从中间位置开始,给患者一个持续的牵引,带动患者上肢到起始位,即上肢 D1E 模式(图 6-4-4(b));②近端手持续牵引,远端手给患者一个牵张刺激,同时使用口令"握拳,翻腕,与我对抗,向上拉我的手,转,用力,再用力,转……"(图 6-4-4(c));③引导患侧肢体运动到终末位,即上肢 D1F 模式(图 6-4-4(d))。

3)注意事项 ①治疗师立于患者患侧肢体侧,采用弓箭步,治疗师的重心随患者的运动而转移,重心方向与运动方向平行;②治疗师施加的阻力要适当,保证患者的动作能平滑地进行;③患者的动作以由远端开始逐渐到近端的顺序进行;④运动过程中始终让患者注视自己的上肢运动。以下操作注意事项相同,不再赘述。

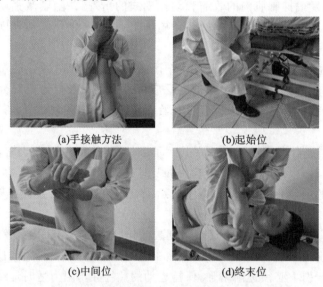

(a)手接触方法 (b)起始位

(c)中间位 (d)终末位

图 6-4-4 易化单侧上肢 I 型屈曲运动模式

2. 易化单侧上肢 I 型伸展(UD1EUE)运动模式

1)治疗师手的抓握方法 ①远端手:以蚓状肌手型抓握患者的手背,注意治疗师的手不要接触患者的手掌面,不要影响患者的腕关节伸展。②近端手:以蚓状肌手型在靠近患者腕关节处抓握前臂下面,给予近端伸展、外展、内旋三个方向的阻力(图 6-4-5(a))。

2)操作步骤 ①治疗师从中间位置开始,给患者一个持续的牵引,带动患者上肢到起始位,即上肢 D1F 模式(图 6-4-5(b));②近端手持续牵引,远端手给患者一个牵张刺激,同时使用口令"伸手掌,翻腕,与我对抗向上拉我的手,转,用力,再用力,转……"(图 6-4-5(c));③引导患侧肢运动到终末位,即上肢 D1E 模式(肩关节伸展、外展、内旋,前臂旋前,腕关节背屈尺偏)(图 6-4-5(d))。

Note

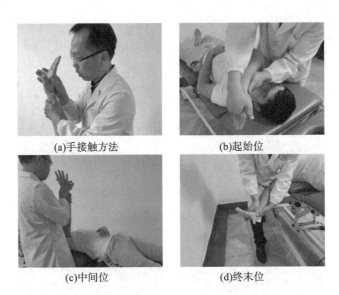

(a)手接触方法　　　　　　　　(b)起始位

(c)中间位　　　　　　　　　　(d)终末位

图 6-4-5　易化单侧上肢Ⅰ型伸展运动模式

3. 易化单侧上肢Ⅱ型屈曲(UD2FUE)运动模式

1) 治疗师手的抓握方法　①远端手：以蚓状肌手型抓握患者的手背,注意治疗师的手不要接触患者的手掌面,不要影响患者的腕关节伸展。②近端手：以蚓状肌手型在靠近患者腕关节处抓握前臂下面,给予近端屈曲、外展、外旋三个方向的阻力(图 6-4-6(a))。

2) 操作步骤　①治疗师从中间位置开始,给患者一个持续的牵引,带动患者上肢到起始位,即上肢 D2E 模式；②近端手持续牵引,远端手给患者一个牵张刺激,同时使用口令"伸掌,翻腕,与我对抗,向上推我的手,转,用力,再用力,转……"(图 6-4-6(c))；③引导患侧肢体运动到终末位,即上肢 D2F 模式(图 6-4-6(d))。

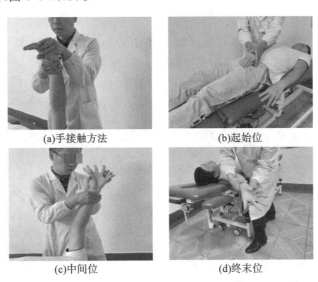

(a)手接触方法　　　　　　　　(b)起始位

(c)中间位　　　　　　　　　　(d)终末位

图 6-4-6　易化单侧上肢Ⅱ型屈曲运动模式

4. 易化单侧上肢Ⅱ型伸展(UD2EUE)运动模式

1) 治疗师手的抓握方法　①远端手：以蚓状肌手型与患者手心相对,注意治疗师的手不要接触患者的手背,不要影响患者的掌指关节屈曲。②近端手：以蚓状肌手型在靠近患者腕关节处抓握前臂下面,给予近端伸展、内收、内旋三个方向的阻力(图 6-4-7(a))。

2) 操作步骤　①治疗师从中间位置开始,给患者一个持续的牵引,带动患者上肢到起始位,

Note

即上肢 D2F 模式(图 6-4-7(b));②近端手持续牵引,远端手给患者一个牵张刺激,同时使用口令"握拳,翻腕,与我对抗,向下拉我的手,转,用力,再用力,转……"(图 6-4-7(c));③引导患侧肢体运动到终末位,即上肢 D2E 模式(图 6-4-7(d))。

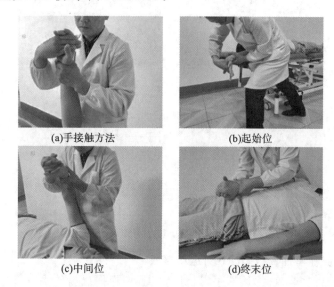

(a)手接触方法　　　　　　　　(b)起始位

(c)中间位　　　　　　　　(d)终末位

图 6-4-7　易化单侧上肢Ⅱ型伸展运动模式

(二)易化下肢对角线运动模式

1. 易化单侧下肢Ⅰ型屈曲(UD1FLE)运动模式

1) 治疗师手的抓握方法　①远端手:以蚓状肌手型抓握患者足背部,给予足背屈与内翻动作的阻力。注意,治疗师的手不要接触患者的足底,不要影响患者的足趾运动。②近端手:以蚓状肌手型置于患者膝关节上方大腿的前内侧面,手的虎口朝向膝关节,给予近端屈曲、内收、外旋三个方向的阻力(图 6-4-8(a))。

2) 操作步骤　①治疗师从中间位置开始,给患者一个持续的牵引,带动患者下肢到起始位,即下肢 D1E 模式(图 6-4-8(b));②近端手持续牵引,远端手给患者一个牵张刺激,同时使用口令"向上勾脚背,腿向上弯,与我对抗,向上、向内拉我的手,转,用力,再用力……"(图 6-4-8(c));③引导患侧肢体运动到终末位,即下肢 D1F 模式(图 6-4-8(d))。

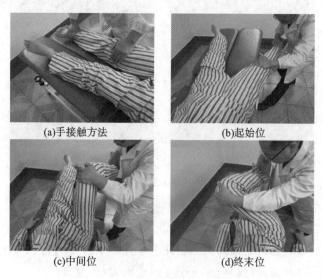

(a)手接触方法　　　　　　　　(b)起始位

(c)中间位　　　　　　　　(d)终末位

图 6-4-8　易化单侧下肢Ⅰ型屈曲运动模式

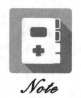

3)注意事项　①治疗师立于患者患侧肢体一侧,采用弓箭步,治疗师的重心随患者的运动而转移,重心方向与运动方向平行;②治疗师施加的阻力要适当,保证患者的动作能平滑地进行;③患者的动作以由远端开始逐渐到近端的顺序进行;④运动过程中可借助姿势镜,始终让患者注视自己的下肢运动。以下操作注意事项相同,不再赘述。

2. 易化单侧下肢Ⅰ型伸展(UD1ELE)运动模式

1)治疗师手的抓握方法　①远端手:以蚓状肌手型抓握患者的足底,拇指在患者足的外侧缘,其余四指在内侧缘,给予足跖屈与外翻动作的适度阻力。注意,治疗师的手不要接触患者的足背部,也不要影响患者的足趾运动。②近端手:以蚓状肌手型在靠近患者膝关节处,握住大腿的后外侧,给予近端伸展、外展、内旋三个方向的阻力(图6-4-9(a))。

2)操作步骤　①治疗师从中间位置开始,给患者一个持续的牵引,带动患者下肢到起始位,即下肢D1F模式(图6-4-9(b));②近端手持续牵引,远端手给患者一个牵张刺激,同时使用口令"伸脚,伸膝,与我对抗,向下、向外推我的手,转,用力,再用力,转……"(图6-4-9(c));③引导患侧肢体运动到终末位,即下肢D1E模式(图6-4-9(d))。

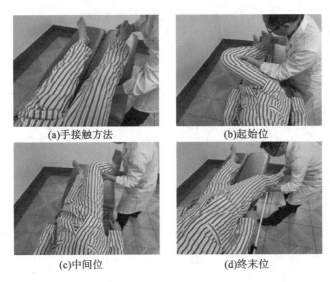

(a)手接触方法　　　　　(b)起始位

(c)中间位　　　　　(d)终末位

图6-4-9　易化单侧下肢Ⅰ型伸展运动模式

3. 易化单侧下肢Ⅱ型屈曲(UD2FLE)运动模式

1)治疗师手的抓握方法　①远端手:以蚓状肌手型抓握患者的足背,拇指在患者足背的内侧缘,其余四指在外侧缘,给予足背屈与外翻动作的适度阻力。注意治疗师的手不要接触患者的足底,也不要影响患者的足趾运动。②近端手:以蚓状肌手型置于患者膝关节上方大腿的前面,手的虎口朝向膝关节,拇指在膝外侧,其余四指在膝内侧,给予近端屈曲、外展、内旋三个方向的阻力(图6-4-10(a))。

2)操作步骤　①治疗师从中间位置开始,给患者一个持续的牵引,带动患者下肢到起始位,即下肢D2E模式(图6-4-10(b));②近端手持续牵引,远端手给患者一个牵张刺激,同时使用口令"向上抬脚,勾脚背,向上、向外拉我的手,转动,用力,再用力,转动……"(图6-4-10(c));③引导患侧肢体运动到终末位,即下肢D2F模式(图6-4-10(d))。

4. 易化单侧下肢Ⅱ型伸展(UD2ELE)运动模式

1)治疗师手的抓握方法　①远端手:以蚓状肌手型抓握患者的足底,给予足跖屈与内翻动作的适度阻力。注意治疗师的手不要接触患者的足背部,也不要影响患者的足趾运动。②近端手:由患者大腿外侧面伸入握住大腿后方,给予近端伸展、内收、外旋三个方向的阻力(图6-4-11(a))。

Note

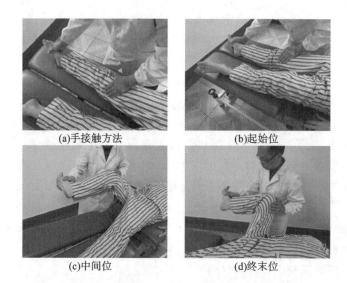

(a)手接触方法　　　　(b)起始位

(c)中间位　　　　(d)终末位

图 6-4-10　易化单侧下肢Ⅱ型屈曲运动模式

2）操作步骤　①治疗师从中间位置开始，给患者一个持续的牵引，带动患者下肢到起始位，即下肢 D2F 模式（图 6-4-11(b)）；②近端手持续牵引，远端手给患者一个牵张刺激，同时使用口令"足趾用力，伸膝，与我对抗，向下、向内推我的手，转，用力，再用力，转……"（图 6-4-11(c)）；③引导患侧肢体运动到终末位，即下肢 D2E 模式（图 6-4-11(d)）。

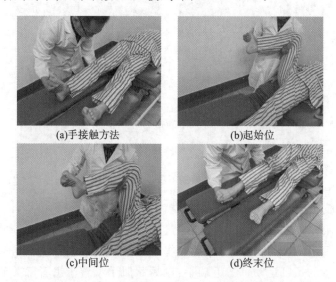

(a)手接触方法　　　　(b)起始位

(c)中间位　　　　(d)终末位

图 6-4-11　易化单侧下肢Ⅱ型伸展运动模式

（三）易化肩胛运动模式

1. 易化肩胛前方上提

1）体位　①患者取健侧卧位，髋关节和膝关节均屈曲 90°，脊柱维持正常位，头颈居中，肩胛骨居中立位，无旋转。②治疗师站在患者的身后，面部朝着患者肩顶与鼻尖连线的方向。

2）治疗师手的接触方法　双手叠加在一起，外形呈"夹状手"，放在肩关节和喙突的前面（图 6-4-12(a)）。治疗师的上肢应放松，尽可能利用身体的重量充当阻力。

3）操作方法　①治疗师从中间位置开始，给患者一个持续的牵引，将整个肩胛向后下方牵拉至起始位，给患者一个刺激（图 6-4-12(b)）；②告知患者肩胛骨尽量朝鼻尖方向向上、向前移动，同时使用口令"用力与我对抗，肩胛骨向上、向前拉，一、二、三，用力，拉，再用力，再拉……"（图 6-4-12(c)）；③引导肩胛运动到终末位，直到认为所有的协同肌都已充分收缩为止（图 6-4-12(d)）。

Note

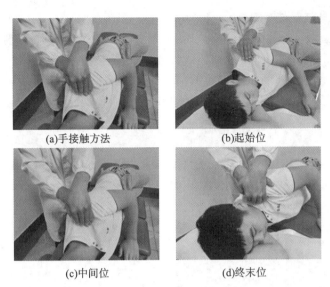

(a)手接触方法　　　　　　　(b)起始位

(c)中间位　　　　　　　　　(d)终末位

图 6-4-12　易化肩胛前方上提

2. 易化肩胛后方下降

1) 体位　与易化肩胛前方上提相同。

2) 治疗师手的接触方法　治疗师一手掌根部放在肩胛骨的脊柱缘，另一手叠放在前一手上，手指放在肩胛上指向肩峰(图 6-4-13(a))。

3) 操作方法　①治疗师从中间位置开始，给患者一个持续的推力，将整个肩胛向前上方推至起始位，给患者一个刺激(图 6-4-13(b))；②告知患者肩胛骨朝向下段胸椎运动，并尽量向后、向下移动，同时使用口令"肩胛骨向后、向下推我的手，一、二、三，用力推，再用力，再推……"(图 6-4-13(c))；③引导肩胛运动到终末位，直到认为所有的协同肌都已充分收缩为止(图 6-4-13(d))。

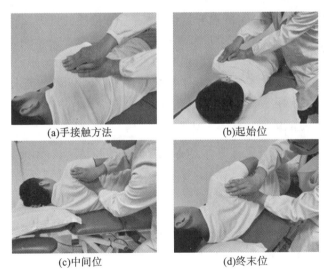

(a)手接触方法　　　　　　　(b)起始位

(c)中间位　　　　　　　　　(d)终末位

图 6-4-13　易化肩胛后方下降

3. 易化肩胛前方下降

1) 体位　①患者取健侧卧位，髋关节和膝关节均屈曲90°，脊柱维持正常位，头颈居中，肩胛骨居中立位，无旋转。②治疗师站在患者头的后面，面部朝着髋关节，在肩顶与对侧髂峰的连线上。

2) 治疗师手的接触方法　治疗师一手从后面握住肩胛骨的外侧缘，另一手从前面握住喙

Note

突,手与前臂的方向要对着对侧的髂嵴(图 6-4-14(a))。

3)操作方法　①治疗师从中间位置开始,给患者一个持续的牵引,将整个肩胛向后上方拉至起始位,给患者一个刺激(图 6-4-14(b));②告知患者将肩胛骨朝着对侧的髂嵴做向下、向前的运动,同时使用口令"肩胛骨向肚脐方向推我的手,一、二、三,用力推,再用力,再推……"(图 6-4-14(c));③引导肩胛运动到终末位,直到认为所有的协同肌都已充分收缩为止(图 6-4-14(d))。

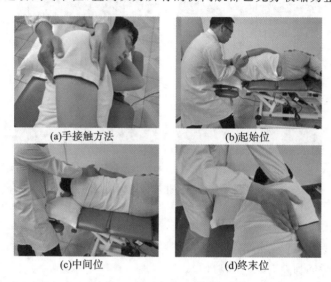

(a)手接触方法　　　　(b)起始位

(c)中间位　　　　(d)终末位

图 6-4-14　易化肩胛前方下降

4. 易化肩胛后方上提

1)体位　与易化肩胛前方下降相同。

2)治疗师手的接触方法　双手叠加在一起放在斜方肌的体表,掌根部放在肩胛骨上缘上,施加阻力的方向朝着对侧髂嵴(图 6-4-15(a))。

3)操作方法　①治疗师从中间位置开始,给患者一个持续的推力,将整个肩胛向前下方朝对侧髂嵴方向推至起始位,给患者一个刺激(图 6-4-15(b));②告知患者将肩胛骨向上、向后做耸肩的动作,同时使用口令"肩胛骨向上、向后推我的手,一、二、三,用力推,再用力,再推……"(图 6-4-15(c));③引导肩胛运动到终末位,直到认为所有的协同肌都已充分收缩为止(图 6-4-15(d))。

(四)易化骨盆运动模式

下部躯干和下肢功能的行使需要骨盆具有正常的活动和稳定性,因此,要改善下部躯干和下肢的功能必须首先对骨盆进行训练。此外,对骨盆的训练也可以通过扩散效应间接地治疗颈部和上部躯干的功能障碍。

1. 易化骨盆前方上提

1)体位　①患者常取健侧卧位,髋关节和膝关节均屈曲 90°,脊柱呈中立位。②治疗师站在患者的身后,面部对着对侧肩关节。

2)治疗师手的接触方法　双手叠加在一起呈"夹状手",放在髂嵴上,手指在髂嵴的前方,施加阻力的方向为向后、向下拉(图 6-4-16(a))。

3)操作方法　①治疗师从中间位置开始,给患者一个持续的牵引,将骨盆的髂嵴向后下方牵拉至起始位,给患者一个刺激(图 6-4-16(b));②告知患者将骨盆向上、向前移动,同侧的躯干缩短,同时使用口令"骨盆向上、向前推我的手,一、二、三,用力推,再用力,再推……"(图 6-4-16(c));③引导骨盆运动到终末位,直到认为所有的协同肌都已充分收缩为止(图 6-4-16(d))。

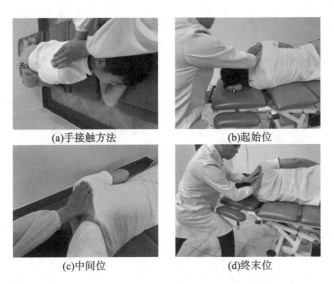

图 6-4-15　易化肩胛后方上提

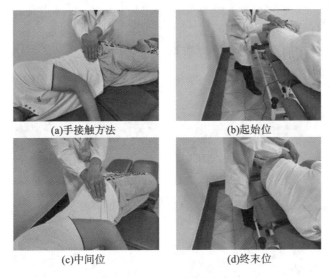

图 6-4-16　易化骨盆前方上提

2. 易化骨盆后方下降

1）体位　与易化骨盆前方上提相同。

2）治疗师手的接触方法　双手叠加在一起,掌根部放在坐骨结节上,手指朝着对侧的肩关节,施加阻力的方向是向前、向上推(图 6-4-17(a))。

3）操作方法　①治疗师从中间位置开始,给患者一个持续的推力,将骨盆向前上方推至起始位,给患者一个刺激(图 6-4-17(b));②告知患者将骨盆向后、向下运动,同侧的躯干伸长,同时使用口令"骨盆向后、向下推我的手,一、二、三,用力推,再用力,再推……"(图 6-4-17(c));③引导骨盆运动到终末位,直到认为所有的协同肌都已充分收缩为止(图 6-4-17(d))。

3. 易化骨盆前方下降

1）体位　①患者取健侧卧位,屈膝 90°,屈髋 20°～30°。②治疗师站在患者的身后,方向与股骨的纵轴在一条直线上。

2）治疗师手的接触方法　治疗师一手放在髂骨上,手指位于髂嵴前,另一手放在坐骨结节处,双手控制骨盆向后上方施加阻力(图 6-4-18(a))。

3）操作方法　①治疗师从中间位置开始,给患者一个持续的牵引,将骨盆向后上方拉至起

Note

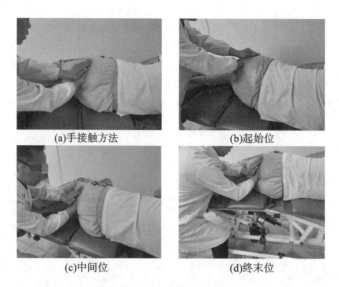

(a)手接触方法   (b)起始位

(c)中间位   (d)终末位

图 6-4-17　易化骨盆后方下降

始位,给患者一个刺激(图 6-4-18(b));②告知患者将骨盆向前、向下运动,同侧的躯干伸长,同时使用口令"骨盆向下、向前推我的手,一、二、三,用力推,再用力,再推……"(图 6-4-18(c));③引导骨盆运动到终末位,直到认为所有的协同肌都已充分收缩为止(图 6-4-18(d))。

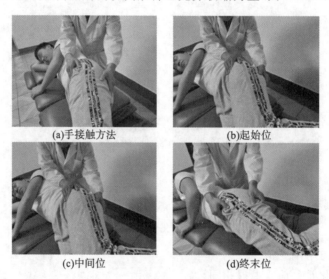

(a)手接触方法   (b)起始位

(c)中间位   (d)终末位

图 6-4-18　易化骨盆前方下降

4. 易化骨盆后方上提

1) 体位　与易化骨盆前方下降相同。

2) 治疗师手的接触方法　双手叠加在一起,掌根部放在髂嵴上,施加阻力方向为向下、向前(图 6-4-19(a))。

3) 操作方法　①治疗师从中间位置开始,给患者一个持续的推力,将骨盆向前下方推至起始位,给患者一个刺激(图 6-4-19(b));②告知患者将骨盆向上、向后运动,同侧的躯干缩短,同时使用口令"骨盆向上、向后推我的手,一、二、三,用力推,再用力,再推……"(图 6-4-19(c));③引导骨盆运动到终末位,直到认为所有的协同肌都已充分收缩为止(图 6-4-19(d))。

(五) 特殊技术

PNF 技术除了基本的易化运动模式训练之外,还有一系列特殊技术。这些特殊技术是利用

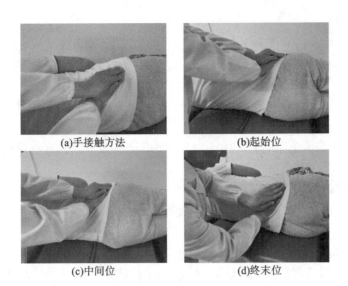

(a)手接触方法　　　　　　　　(b)起始位

(c)中间位　　　　　　　　　　(d)终末位

图 6-4-19　易化骨盆后方上提

肌肉的向心性收缩、离心性收缩和等长收缩,结合适宜的阻力和恰当的操作来促进患者的康复。

1. 节律性启动

1) 作用　①帮助运动的启动;②改善协调能力和运动的感觉;③使运动的节律正常化;④指导运动;⑤帮助患者放松。

2) 操作方法　①让患者肢体尽可能放松,先由治疗师给患侧肢体做数次缓慢、有节律的被动运动,同时提示患者体会运动的感觉;②若情况有所改善,让患者向要求的方向做主动运动,返回动作由治疗师完成;③最后让患者主动或在稍微抵抗治疗师给予的阻力的情况下完成相同的动作。

3) 适用范围　①启动运动困难;②动作太快或太慢;③运动不协调或节律性紊乱;④全身性紧张等。

2. 节律性稳定

1) 作用　①增加关节的主动和被动运动度;②增加肌肉收缩力量;③增加稳定和平衡能力;④减轻疼痛。

2) 操作方法　让患者保持某一姿势不动,治疗师交替对主动肌和拮抗肌施加阻力,使患者产生相应的对抗性反应(肌肉的等长收缩)。通常在促进或易化运动模式的训练前、训练中以及训练后采用,以预防或矫正运动中出现的肌力不平衡。注意:阻力方向的变换要尽可能快速、准确,不能造成患者的感觉混淆。

3) 适用范围　①肌力不平衡;②关节不稳定;③平衡能力降低;④随意运动伴有疼痛。

3. 重复牵张(反复牵伸)

1) 作用　①促进运动的启动;②增加主动关节活动度;③增加肌肉收缩力量;④在预期的方向上引导运动;⑤防止或减轻疲劳、疼痛。

2) 操作方法　此技术是一种强化主动肌肌力的技术,通过在运动的起始端或全活动范围内对肌肉反复进行牵拉刺激,使肌肉在被拉长(起始位)或收缩紧张状态下(全运动范围内)引出牵拉反射,以达到提高主动肌收缩能力、扩大关节主动运动范围的目的。需注意,在实际操作中,只让肌肉处于紧张状态,不要牵拉关节结构。

(1) 当肌力为 1、2 级时,随意发起运动较为困难,可用快速牵张激起肌肉收缩。如刺激肱二头肌,治疗师在做快速牵拉手法的同时下达口令:"开始!"随之指示:"屈!"反复进行。注意:肌力为 1、2 级时,往往对牵张不敏感,因而要进行数次的牵张,同时加上较强的口令。反复重复上述

Note

过程。

(2) 当肌力为 3 级及在整个 ROM 内力量均弱的情况下(或强度不均时):采用运动中等张收缩与等长收缩相互转换的方法。以刺激肱三头肌为例,治疗师在做快速牵拉手法的同时下达口令:"开始!"随之指示:"伸!"当治疗师用手感到肌力开始减弱时,迅速下达"保持"的口令,进行等长收缩。此时治疗师在患者保持现有姿势的前提下,施以最大阻力,促使其产生最大收缩反应。反复重复上述过程。

3) 适用范围 ①肌无力(肌力仅为 1、2 级);②由于肌无力或强直所致运动启动困难;③运动疲劳、疼痛;④运动感觉降低。

4. 缓慢逆转(动态反转)

1) 作用 ①增加关节主动运动;②增加肌肉收缩力量;③发展协调能力;④防止或减轻疲劳。

2) 操作方法 在主动肌模式与拮抗肌模式运动中交替进行主动肌和拮抗肌的等张收缩。通过强肌群的收缩使弱肌群兴奋,进而扩大 PNF 运动模式的活动范围。先做较弱的主动肌模式的运动,采用手接触法对肢体施加最大阻力,运动到受限位置,然后让患者做拮抗肌模式的运动(对抗最大阻力),当治疗师的手感达到最强点时,立即转换为主动肌模式的运动(对抗最大阻力)。此时可见主动肌模式的活动范围或力量增大。采用该法时应进行反复练习。

3) 适用范围 ①主动肌无力;②被训练肌肉出现疲劳。

5. 慢逆转→保持

1) 作用 ①增加稳定和平衡功能;②增加肌肉的力量。

2) 方法 其过程与缓慢逆转运动相同,不同之处是拮抗肌模式的等张收缩后,接着进行 2~3 s 的等长收缩,然后转为主动肌模式的运动,完成主动肌模式的等张收缩后接着再进行等长收缩。

3) 适用范围 ①稳定性下降;②肌无力;③不能进行等张收缩。

6. 收缩→放松

1) 作用 放松痉挛的肌肉,增加关节被动运动度。

2) 操作方法 以被动手法将肢体活动到主动肌模式受限的部位,令患者做拮抗肌的等张收缩,治疗师尽力抵抗并予以旋转,令患者放松,治疗师再次用被动手法做最大限度的主动肌模式的运动,寻找活动受限的点,以上过程反复数次。

3) 适用范围 适用于因痉挛使主动运动受限而关节被动运动度降低的患者。

7. 保持→放松

1) 作用 ①放松痉挛的肌肉,增加关节被动运动度;②减轻疼痛。

2) 操作方法 与收缩→放松手法顺序相同,区别之点是这种方法对等长收缩施加阻力,然后放松。如因肱二头肌痉挛而伸肘受限的患者,首先运动到伸肘受限的位置,施加最大阻力进行肱二头肌的等长收缩,保持 2~3 s,然后肱二头肌放松,与此同时刺激肱三头肌的收缩,完成肘关节的伸展。

3) 适用范围 多用于因疼痛引起的关节活动范围受限的患者。

(陈红平)

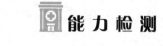

能 力 检 测

选择题

1. 强调螺旋对角线训练和加强正常的运动模式方法是( )。

A. Bobath 技术   B. Brunnstrom 技术   C. PNF 技术

PNF 技术
操作规范

D. Rood 技术　　　　　　　　　　E. 运动再学习技术

2. 下列哪项属于 PNF 技术基本手法？（　　）

A. 节律性启动　B. 慢逆转　　　C. 保持放松　　　D. 蚓状肌手法　E. 节律性发动

3. 增加关节稳定性的本体感受神经肌肉促进（PNF）技术为（　　）。

A. 节律性启动　B. 节律性稳定　C. 反复收缩　　　D. 收缩放松　　　E. 慢逆转

4. 应用 PNF 技术帮助帕金森病患者发起运动的手法技术为（　　）。

A. 节律性稳定　B. 节律性启动　C. 反复收缩　　　D. 控住-松弛　　　E. 收缩-放松

5. 对 PNF 技术最大阻力描述错误的是（　　）。

A. 强化肌肉产生收缩　　　　　　　　　　B. 患者所能抵抗的最大阻力

C. 治疗师给予的最大阻力　　　　　　　　D. 不能引起患者的疼痛

E. 阻力的大小应不能阻碍完成整个关节运动范围

能力检测
答案

真题精选

1. PNF 技术中运动行为的发育最早表现为（　　）。

A. 双侧不对称模式　　　　　B. 双侧对称模式　　　　　C. 双侧反转模式

D. 单侧分离模式　　　　　　E. 单侧联合模式

2. 在中枢神经系统疾病引起的障碍中，早期就可采用 PNF 技术中的节律性发动手法技术的为（　　）。

A. 脑卒中后偏瘫　　　　　　B. 颅脑损伤后　　　　　　C. 小儿脑瘫

D. 多发性硬化　　　　　　　E. 帕金森病

3. 强调应用本体刺激以促进运动的技术是（　　）。

A. Bobath 技术　　　　　　B. PNF 技术　　　　　　　C. Brunnstrom 技术

D. Rood 技术　　　　　　　E. 运动再学习技术

真题精选
答案

4. PNF 技术中慢逆转是（　　）。

A. 相互拮抗的肌肉交替的等张收缩　　　　B. 接着做主动肌的等张收缩

C. 拮抗肌与主动肌同时的等张收缩　　　　D. 拮抗肌的等张收缩、松弛

E. 增加运动模式中无力成分的活动范围与耐力

5. PNF 技术认为运动行为的发育具有一定的模式，不包括（　　）。

A. 单侧无序模式　　　　　　B. 单侧分离模式　　　　　C. 双侧不对称模式

D. 双侧反转模式　　　　　　E. 双侧对称模式

6. PNF 技术的基本理论中，姿势和运动发展的最高形式为（　　）。

A. 双侧对称　　　　　　　　B. 双侧不对称　　　　　　C. 双侧交互

D. 对角螺旋线型　　　　　　E. 平衡交互

任务五　运动再学习技术的使用

运动再学习技术是 20 世纪 80 年代初澳大利亚学者 J. Carr 提出的一套主要应用于成人脑卒中后运动功能恢复的康复治疗方法，它视脑卒中后运动功能的恢复训练为一种再学习过程，主要以生物力学、运动学、神经学、行为学等为基础，在强调患者主动参与的前提下，以任务或功能为导向，按照科学的运动技能获得方法对患者进行再教育，以恢复其运动功能。

Note

脑卒中及时、有效的康复治疗可以减少患者因误用和失用导致的适应性改变,促进运动功能恢复,康复治疗应包括尽早诱发肌肉主动运动、维持软组织长度、使患者离床和站立。尤其在异常运动模式出现之前早期开始康复治疗和合理的康复计划对脑卒中预后至关重要。

一、场地及仪器设备

1. 场地 病房病床旁或在治疗室内。

2. 仪器设备 需要 PT 床、PT 凳、桌子、台阶等。

二、知识准备

(一) 基本理论

1. 运动控制机制 人类的习得运动是在发育过程中,反复实践,通过成功与失败的经验,在中枢神经系统逐渐形成优化的神经网络,对运动进行程序化控制。这种程序化控制包括在某项运动中对参与运动的肌肉进行选择和分工,并设定肌肉收缩的顺序、速度和力量等。程序化使得复杂的运动控制变得简单和具有自发性,反复的实践促使运动控制程序不断优化。

2. 功能重建机制 脑损伤后功能恢复主要依靠脑的可塑性和脑的功能重组,但重组的主要条件是需要练习特定的活动,练习得越多,重组就越自动和容易。Carr 等的临床经验认为,脑卒中患者在患病后最初的几天应用特定的运动学习方案,会比用传统的物理疗法得到更明显的功能恢复,过度的反射活动出现较少。

(二) 基本原则

1. 早期开展有效的康复治疗 脑卒中早期有效的康复治疗可以减少患者因误用和失用导致的适应性改变,促进运动功能恢复,治疗应包括尽早诱发肌肉主动运动、维持软组织长度、强化肌力训练、使患者离床和站立。尤其在异常运动模式出现之前,早期开始康复治疗和合理的康复计划对脑卒中预后至关重要。

2. 诱发正确的肌肉活动,抑制不必要的肌肉活动 脑卒中患者缺乏运动控制和运动技能,常用不正确的肌肉去完成运动;或过强地收缩肌肉,代偿控制不良;或可能活动正确的肌肉,但肌肉间的空间和时间的动态关系紊乱。因此,运动的学习过程应包括诱发正确的肌肉活动及抑制不必要的肌肉活动。运动学习过程应保持低水平用力,避免兴奋在中枢神经系统中扩散,同时拮抗肌要能正常地放松。

3. 适时地应用反馈 反馈应贯穿在运动再学习方案的实施中:①鼓励患者应用视觉的信息了解运动的表现及结果;②治疗师应用非常具体和准确的语言反馈,让脑卒中患者能够学会认识、分离和产生精细程度的神经肌肉活动;③当肌肉活动用触觉和视觉不能感知时,生物反馈的应用可以给患者提供肌肉活动的视觉和听觉反馈,并监测患者的练习是否正确。

4. 保证正确对线,调整体位重心 当身体各部位处于正确对线关系时,仅需极小的神经肌肉能量便能维持姿势的稳定。因此,体位调整的重心应在正常的支撑面中以纠正身体各部位的对线。

5. 创造学习和促进恢复的环境 闭合性环境与开放性训练环境相结合有利于患者的运动学习。闭合性环境是指训练在一种固定不变的条件下进行,这种环境有助于患者早期对动作要领的尽快掌握,通常是在治疗室内进行。而开放性环境是指训练在不断变化的环境条件下进行,如病房、家庭等,可训练患者灵活性。

6. 给予最少帮助,发挥最大潜力 在保证患者正常运动的情况下,给予患者最少的帮助,充分发挥患者最大的潜力。

（三）运动再学习方案的设计

根据对正常人习得运动技能过程的充分认识，通过分析与运动功能障碍相关的各种异常表现或丧失的成分，有针对性地设计并引导患者主动练习丧失的运动成分和功能性活动，获得尽可能接近正常的运动技能。运动再学习方案的设计可分为 4 个步骤（表 6-5-1）。

步骤1：对患者功能的观察、与正常功能的比较和丧失运动成分的分析，尤其注意选择那些对功能的应用起最基本作用的肌肉活动或运动成分，鼓励患者用心去分析自己的表现，使其能清楚自己需要练习什么和达到什么目的。

步骤 2 和步骤 3：虽然两者是分开的，但事实上它们是重叠的，只有当患者不能收缩和控制所需的肌肉，而需要把这些成分组合成复杂作业之前花时间练习这些成分时，才在步骤 3 前加上步骤 2。分析的过程应该贯穿步骤 2 和步骤 3，在步骤 3 阶段，由于技巧的进步，患者将从学习的认识阶段转变到学习的自主阶段。

步骤 4：此步骤是重要的，患者虽然在治疗师的指导下能正确地完成特定的运动或活动，但其还需在其他时间进行练习，除了有机会进行身体上的练习外，还应该花时间进行精神上的练习。

表 6-5-1　运动再学习方案设计的步骤

步　　骤	方 案 设 计
步骤 1	分析作业；观察；比较；分析
步骤 2	练习丧失的成分；解释、认清目的；指示；练习＋语言和视觉反馈＋手法指导
步骤 3	练习作业；解释、认清目的；指示；练习＋语言和视觉反馈＋手法指导；再评定；鼓励灵活性
步骤 4	训练的转移；衔接性练习的机会；坚持练习；安排自我监测的练习；创造学习的环境；亲属和工作人员的参与

（四）各部位基本功能及基本成分

1. 上肢的基本功能及基本成分

1）基本功能　①使手在操作时放在适当的位置；②为了一定的目的单手或双手同时抓握、放开及操作物体；③手转动物体。

2）基本成分　①肩关节外展、前屈、后伸；②伴随着适当的肩带运动和盂肱关节的旋转；③肘关节屈曲和伸展；④桡偏伸腕；⑤握住物体伸腕和屈腕；⑥拇指腕掌关节外展和旋转（对掌）；⑦各指向拇指的屈曲结合旋转（对指）；⑧在指间关节微屈时各掌指关节屈伸手握物体时前臂旋前旋后。

2. 口面部的基本功能和基本成分

1）基本功能　吞咽；面部表情；通气；形成语言的发声运动。

2）基本成分　①闭颌，闭唇；②抬高舌后 1/3 以关闭口腔后部；③抬高舌的侧缘；④有效吞咽的前提：坐位、控制与吞咽有关的呼吸、正常的反射活动。

3. 床边坐起的基本功能和基本成分

1）基本功能　①翻身转向一侧；②侧卧位坐到床边。

2）基本成分　①头屈曲及转向翻身侧；②非翻身侧臂屈曲、肩带牵伸；③非翻身侧髋及膝屈曲，脚蹬床；④躯干旋转；⑤颈侧屈；⑥躯干侧屈；⑦提起双腿并向床边放下。

4. 坐位平衡的基本功能和基本成分

1）基本功能　①坐时没有用过度的肌肉活动；②在坐位移动、进行各种运动作业时能够不断做出姿势调整。

2）基本成分　①双肩水平，头中立位；②体重平均分配；③躯干伸展，双髋屈曲，双肩在双髋的正上方;④双脚双膝靠拢。

5. 站起坐下的基本功能和基本成分

1)基本功能 ①站起;②坐下。

2)基本成分

(1)站起成分:①足的放置;②通过髋部屈曲伴颈和脊柱的伸展式躯干前倾;③双膝向前移动;④伸展髋部和膝部。

(2)坐下成分:①通过髋部屈曲伴颈和脊柱的伸展式躯干前倾;②双膝向前移动;③膝屈曲。

6. 站立平衡的基本功能和基本成分

1)基本功能 ①预备姿势的调整;②不断进行的姿势调整。

2)基本成分 ①双足分开与肩同宽;②双髋位于双踝前方;③双肩位于双髋正上方;④头平衡于水平的双肩上。

7. 行走的基本功能和基本成分

1)基本功能 ①向前走;②向后走;③上下楼梯。

2)基本成分

(1)向前走:①站立期:足跟触地时,开始屈膝(约15°),紧接着伸直,伴髋关节开始伸展;髋关节保持伸展;躯干和骨盆水平侧移,正常为4~5 cm;足趾离地前屈膝。②摆动期:足趾离地时,骨盆在水平面上向下倾斜(约5°);屈髋;摆动腿骨盆前转,围绕纵轴转动约4°,足跟触地前瞬间伸膝,同时踝背屈。

(2)向后走:在摆动期,髋和膝屈曲,然后在保持屈膝时髋稍外展一个短距离直至足趾触地,进一步伸展支撑的髋关节和伸膝关节时,重心后移。

(3)上下楼梯:①上楼梯:重心移至前腿,前腿伸肌向心性收缩,将身体垂直上提。②下楼梯:重心保持在后面支撑腿上,后腿伸肌离心性收缩以对抗重力。

三、训练方法

(一)上肢功能训练

1. 步骤1:分析上肢功能 脑卒中后不久,许多患者的上肢不容易观察到运动或活动,但如果对肌肉的功能足够了解,当肌肉活动发生时能主动寻找和察觉到小量的肌肉活动的话,也可发现其正在恢复的运动功能。脑卒中后可能出现的特殊问题是缺失基本的成分加上一些功能错误,它们表现为在特定的协同运动中对各成分的关系缺乏控制,一些肌肉活动低下而其他一些肌肉表现为过多的或不需要的活动。脑卒中上肢常见问题见表6-5-2。

表6-5-2 脑卒中上肢常见的问题

部 位	常 见 问 题	代 偿 动 作
肩	肩胛运动差(外旋和前伸)及持续的肩带压低; 肩关节外展、前屈差或不能维持; 肩关节内旋; 肩关节疼痛和僵硬	提高肩带、躯干侧屈
肘	肘伸展差及前臂旋前	抓握物体时前臂有过度旋前倾向和屈腕倾向; 放开物体时只有屈腕才能放开,且过度伸展拇指及其他手指
腕	伸腕抓握困难	
手	在指间关节微屈下屈伸掌指关节困难; 外展和旋转拇指以抓握和放开物体困难; 对指困难; 移动手臂时不能抓握不同的物体	

2. 步骤 2 和步骤 3：练习上肢功能

1）引发前伸的肌肉活动和运动控制

（1）肩带前伸的训练：患者取仰卧位,治疗师举起并支持患者的上肢在前屈位,患者尝试伸向天花板,也可在侧卧位下训练（图 6-5-1）。指令"向上朝天花板伸""想着用你的肩关节""现在让你的肩关节回到床上,慢些"。

注意：头几次尝试中,可能要被动移动肩胛骨到位;不要让患者肩关节内旋、前臂旋前;返回运动时利用肌肉的离心活动。

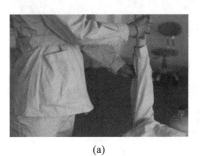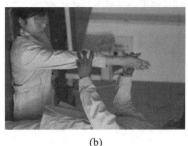

(a)　　　　　　　　　　　　　　　(b)

图 6-5-1　肩带前伸的训练

（2）肌肉活动引出训练：这是个探索的过程,患者试图在某些主要肌肉中引出肌肉活动,特别是三角肌和肱三头肌。

①手向头部移动训练：患者取仰卧位,治疗师举起并支持患者的上肢在前屈位,让患者将手向头部移动（图 6-5-2）。指令"看看能否将你的手落到前额,慢一些,不要让你的手掉下来,现在将手提起一点"。注意不要让患者的前臂旋前,手掌应触及前额。

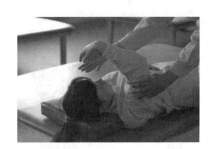

图 6-5-2　手向头部移动训练

②手经头上到枕头训练：患者取仰卧位,治疗师举起并支持患者的上肢在前屈位,让患者将手向头部移动（图 6-5-3）。指令"看看能否将你的手越过头触及枕头,我会帮助你的""上肢靠近你的头""现在让你的上肢越过你的头"。注意不要让患者前臂旋前、肩关节外展;检查肩胛骨是否有活动。

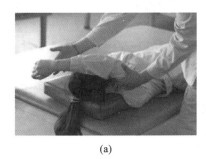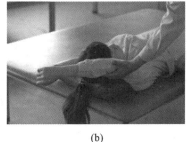

(a)　　　　　　　　　　　　　　　(b)

图 6-5-3　手经头上到枕头训练

（3）运动控制的训练：三角肌、肱三头肌活动一旦引出,并能进行一些控制,患者应进行以下训练。

①患者仰卧位下练习保持其臂在前屈位（图 6-5-4（a））：指令"看你能否随我的手活动",引导患者在不同方向控制,并不断扩大活动范围。注意不要让患者的肩关节内旋、前臂旋前及肘关节屈曲。

②患者坐位,练习臂向前伸和向上伸(图 6-5-4(b)):指令"向前伸触及这个(物体),不要让你的手臂掉下来",应在患者所能控制的范围内活动,并逐渐扩大活动范围。注意不要让患者提高肩带以代替肩外展或前屈,不要让患者的肩关节内旋及肘关节屈曲。

当患者能控制肩关节前屈大于 90°时,应于 90°以下在较小地活动范围内练习前伸,直到患者的手臂能在坐位和站立位时能主动屈曲前伸和外展。

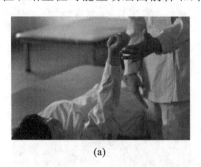 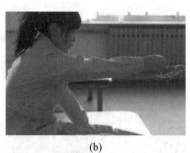

(a)   (b)

图 6-5-4 运动控制的训练

2) 维持肌肉长度训练　帮助预防屈指长肌、肩关节屈肌群和内旋肌群的挛缩。

(1) 患者取坐位,用双手或只用患侧手平放在其身后床上,需协助。注意患侧手负重,不允许肘关节屈曲(图 6-5-5)。

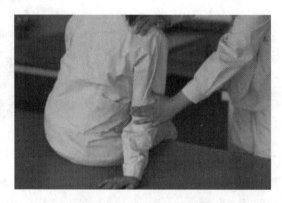

图 6-5-5 坐位患侧手负重

(2) 患者取坐位或站位,治疗师帮助患者肩前屈或外展 90°维持其手压在墙上,并对患者上肢施加一些水平压力,防止其手从墙上滑落(图 6-5-6)。①先练习肘关节伸展维持姿势;②再练习弯曲和伸直肘关节,以改善对肘关节的控制;③当患者重新获得对肩关节和肘关节的一些控制后,让患者练习转动躯干和头。指令"让你的肘关节稍微弯曲,轻轻向墙上推你的手掌以伸直肘关节",进一步做"保持你的手在墙上并转动你的身体面向前方或侧方,保证你的手不下滑"。注意:不要让患者的手从墙上滑下来;保证患者体重放在双脚和双肩水平位。

3) 引发肌肉活动及训练操作的运动控制训练

(1) 训练伸腕:

①腕关节桡侧偏移诱发伸腕训练:患者取坐位,手臂放桌上,前臂中位,拇指和其余手指环握一个杯子,试着将其抬起(图 6-5-7)。指令"将杯子抬起,再慢慢放下"。

②握物伸腕屈腕的训练:一旦患者出现一些伸肌活动,可以做以下训练:患者取坐位,手臂放桌上,前臂中立位,练习抬起物体、伸腕、再放下、屈腕、再放下,患者应始终抓住物体。指令"移动瓶子到桌上这个点上"。

③伸腕的训练:患者取坐位,手臂放桌上,前臂中立位,练习向后移动手以碰触一个物体,沿着桌面推动,并尽可能地增加其移动的距离。注意伸腕时纠正屈腕的倾向,不鼓励任何前臂旋前

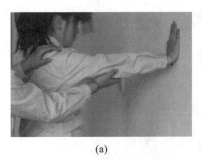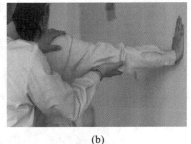

(a)　　　　　　　　　　　　　　(b)

图 6-5-6　肩前屈或外展 90°维持手压在墙上

的倾向。

（2）训练旋后：患者用手指环握筒形物体，试着前臂旋后以使该物体的末端接触桌面。指令"让瓶颈接触桌面，如果你不能将它握紧，我会帮你的"。

也可让患者用手背压胶泥或手掌向上以接纳落下的小物体，如米粒。注意除非作业需要，否则不要让患者前臂抬起离开桌面。

（3）训练拇指外展和旋转（对掌）：

①利用掌指关节外展拇指和其余手指伸展抓握物体：治疗师握患者的臂使其处于中立位及伸腕，指导患者试着抓住和放开杯子，鼓励患者利用掌指关节外展拇指和其余手指伸展（图 6-5-8）。指令"张开你的手去拿这个杯子，我会帮你的"。注意：不能让患者屈腕或前臂旋前；放开物体时，应是外展拇指而不是伸展腕掌关节使拇指在物体上方滑动；拇指抓握应用指腹而不是内侧指边缘。

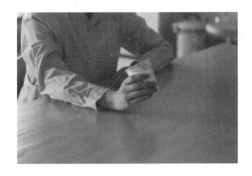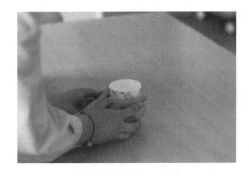

图 6-5-7　腕关节桡侧偏移诱发伸腕训练　　　图 6-5-8　外展拇指和其余手指伸展抓握物体

②外展掌指关节轻推物体：让患者尝试外展掌指关节轻推物体。指令"看看，你能不能用拇指轻轻推开这个东西""你能不能推得远一点"。

（4）训练手的桡侧和尺侧相对（对指）：患者前臂旋后，练习拇指和其他手指相碰，特别是第四、五指（图 6-5-9）。指令"用你的小指尖碰拇指，保证你的拇指和小指都在动""让你的手成杯状"。

（5）训练操作物体：

①拾物训练：练习用拇指和其他手指捡起各种小物体，然后将手旋后放入一个容器中（图 6-5-10）。指令"捡起这个物体，把它放在这里"。注意让患者用拇指指腹抓握物体。

②抓杯口捡起塑料杯训练：此作业是患者运动控制和动态感觉的训练。让患者抓杯口捡起塑料杯而不让其变形，握住杯子移动手臂及放下杯子。指令"拿起这个杯子，不要让它变形"。也可以使杯子靠近身体、离开身体，并和另一只手协同操作，如将一个杯子的水倒到另一个杯子里。

3. 步骤 4：将训练转移到日常生活中

（1）避免患者继发性的软组织损伤：一定不要强拉患者的手臂来转移，应考虑正常盂肱关节

227

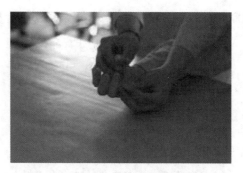

图 6-5-9　手的桡侧和尺侧相对训练

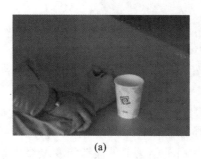　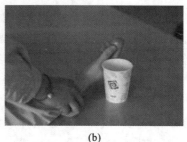

(a)　　　　　　　　(b)

图 6-5-10　拾物训练

的节律性,避免肩关节区软组织的损伤,出现疼痛肩。

（2）不允许或不鼓励患者用健侧肢来运动患侧肢活动或仅用健侧肢作业,这会容易发展成习惯性弃用患侧肢。

（3）患者应集中精力练习特定的成分或运动,一些难以自己进行练习的运动可以从思想上进行练习。患者应有一个记录本,详细记录应练习的内容,可能的话,最好附图解及照片。

（4）如果必须使用夹板,所使用的夹板必须通过将关节放在一个有利于再学习某种运动成分可作业的位置而实现使肌肉重获功能的目标。例如,用胶手托使拇指处于轻度掌外展位,同时这个夹板很小不至于影响其练习手的运动,那么,它在帮助患者重新控制拇指外展、抓握和放开物体方面有很好的效果。

（二）口面部功能训练

1. 步骤 1:口面部功能的分析　观察唇、颌和舌的序列及其运动;观察舌和进行双侧颊的口内指检;观察吃饭和喝水。脑卒中后口面部常见的问题见表 6-5-3。

表 6-5-3　脑卒中后口面部常见的问题

常见问题	问题分解
吞咽困难	张颌、闭唇差,舌固定不动,会导致以下问题:①流口水;②食物存于面颊与牙床之间;③过度敏感
面部运动和表情不协调	患侧面部的下部缺乏运动控制;健侧面部肌肉过度的和无对抗活动
缺乏感情控制	爆发性的、无法控制的哭泣
呼吸控制差	深呼吸、屏息;控制延长呼吸困难

2. 步骤 2 和步骤 3:练习口面部功能

1）训练吞咽

（1）训练闭颌:治疗师帮助患者闭颌并使其在中立位靠近寰枕关节,舌必须在口内。指令

"闭上你的嘴和颌骨""将牙轻轻合上""现在张开嘴,再合上""放松你健侧的嘴"。注意:帮助患者时,不要向后推他的头,确保牙齿咬合;要确保嘴对称地张开。

（2）训练唇闭合:治疗师帮助患者闭合唇,并指出患者没有功能的唇的区域。指令"将唇轻轻闭上""放松你的健侧面部"。注意:不要让患者吸吮下唇、噘嘴;颌必须闭上;保证鼻子通畅。

（3）训练舌运动:

①下压舌前 1/3:治疗师用食指用力下压舌前 1/3 并做水平指颤,此过程不超过 5 s,然后帮助患者闭颌。指令"张开你的嘴,我告诉你吞咽时你舌头的位置就在这""现在闭上嘴"。

②抬高舌后 1/3:治疗师用食指用力下压舌前 1/3 以关闭口腔,然后闭颌闭唇。指令"张你的嘴,我要向下压你的舌头来帮你吞咽""现在闭嘴""当你吞咽时能感到嗓子后面关闭了吗?"

（4）训练吃和喝:应从黏稠的食物（如土豆泥）开始,逐渐过渡到其他固体和液体食物。如果咀嚼困难,可将患者的下颌轻轻合上,这样比较容易咀嚼。

2）训练面部运动　患者张口和闭口时,练习降低健侧面部的过度活动。指令"张开你的嘴,放松面部的这一侧""现在闭上你的嘴"。

3）改善呼吸控制　脑卒中后一些患者出现呼吸控制困难,如呼吸太浅或不能屏住呼吸。浅呼吸易引起患者呼吸道感染,屏息不良会影响发声。

患者躯干前倾,上肢放在桌子上,练习深吸气后尽量长时间呼气,治疗师在患者呼气时,在其胸廓的下 1/3 给以加压和震颤。患者也可在呼气时配合发"啊""母"的声音。指令"深吸气,慢慢呼气,我来数数""现在当你呼吸时,说啊……"

4）改善控制情感爆发

（1）患者要哭时的控制训练:让患者深吸一口气,然后用鼻子平静地呼吸。

（2）患者真正哭起来的控制训练:当患者失去情感控制真正要哭起来时,治疗师帮助他轻轻闭颌。指令"深吸一口气并停止哭泣"。当患者得到控制时,说"好"。

3. 步骤 4:将训练转移到日常生活中去

（1）利用吞咽技术帮助患者进餐:治疗师要运用上述吞咽训练技术来帮助患者进餐,必要时每天至少在一餐前进行吞咽训练。患者应坐到桌子旁进餐并安排好进餐的时间。

（2）面部姿势检测:在所有的训练时间里,治疗师要监测患者的面部姿势,当他张嘴时,向他指出并提醒他闭嘴。

（3）向患者家属、护士解释控制情感爆发的方法:坚持这样做就会阻止情感爆发成为习惯。

（4）改善的口面部控制和外观会帮助患者重新树立自尊和与人交往的信心,并改善其营养状况。

（三）从仰卧位到床边坐起

从仰卧位到床边坐起的训练可以帮助患者学会用省力的方式尽早从卧位坐起,避免过度使用健侧。这部分训练不需用时太多,但应给予足够重视。

1. 步骤 1:床边坐起的分析　患者翻身转向健侧卧位时常见的问题及代偿动作见表 6-5-4。床边坐起时常见的问题及代偿动作见表 6-5-5。

表 6-5-4　患者翻身转向健侧卧位时常见的问题及代偿动作

常 见 问 题	代 偿 动 作
患侧屈髋屈膝困难 肩屈曲、肩带前伸困难	患者可能通过使用健侧手试着移动或拉自己起来

表 6-5-5　患者床边坐起时常见的问题及代偿动作

常 见 问 题	代 偿 动 作
躯干侧屈运动差	旋转并前屈颈部
颈和躯干侧屈差	患者用健侧手拉自己(拉床单或床边)
移动双腿至床边困难	健侧腿成钩状置于患侧腿下移动双腿至床边,坐起时重心常后移

2. 步骤 2:训练丧失的成分　治疗师帮助患者转向健侧时,鼓励患者转头,帮助其将肩和臂向前,并屈髋屈膝(图 6-5-11)。一旦患者转向一侧时,治疗师可能要调整患者的骨盆和腿以提供稳定的支持。

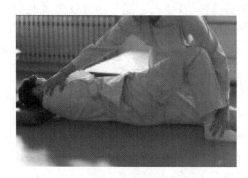

图 6-5-11　翻身丧失成分的训练

训练颈侧屈:治疗师帮助患者从枕头上抬起头,再让患者将头缓慢放下,以此训练颈侧屈肌群的离心性收缩(图 6-5-12)。然后训练患者独立的颈侧屈。指令"把头放在枕头上""把头从枕头上抬起""在我帮你坐起时,你要这样做"。注意避免颈部旋转或前屈。

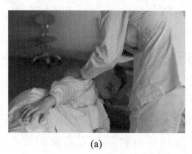
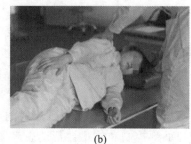

(a)　　　　　　　　　　　　　　　(b)

图 6-5-12　颈侧屈训练

3. 步骤 3:练习从侧卧位坐起

1) 床边坐起训练　治疗师帮助患者床边坐起时,患者侧屈头,治疗师一手放在患者肩下,另一手推其骨盆,用健侧上肢撑床做杠杆,可能需要先帮助患者将腿移过床边(图 6-5-13)。指令"向侧方抬起你的头""现在坐起来,我会帮你的"。注意:不要拉患者的手臂;提醒患者侧抬头;不要让患者重心后移。

2) 从床边坐躺下　患者躺下时,让其将身体移向支撑的健侧手臂上,然后向手臂处缓慢低下身体,将头慢落到枕头上躺下(图 6-5-14)。必要时治疗师给予辅助,并帮助患者提起双腿放在床上。指令"将你身体向你的手臂处下移""不要突然将头放下"。注意:不要拉患者的手臂;提醒患者控制头的位置;不要让患者重心后移。

4. 步骤 4:将训练转移到日常生活中去　患者除了在医疗、睡眠或治疗时训练上肢功能的需要外,尽量缩短卧床时间,早期采取直立位(坐或站)有助于减少失用性改变、预防及消除抑郁、增加视觉输入、鼓励进行交流,而且能使患者重新控制膀胱和口的功能。

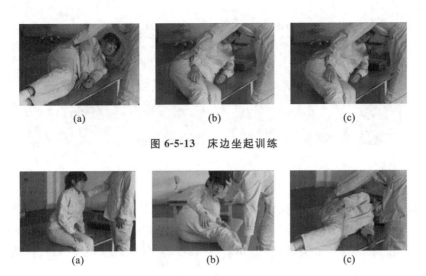

(a)　　　　　　　(b)　　　　　　　(c)

图 6-5-13　床边坐起训练

(a)　　　　　　　(b)　　　　　　　(c)

图 6-5-14　从床边坐躺下

（四）坐位平衡

1. 步骤1:坐位平衡的分析　观察患者静坐时的对线,分析调整自身肢体、躯干、头部运动的能力。坐位平衡常见的问题及代偿动作见表6-5-6。

表 6-5-6　坐位平衡的常见问题及代偿动作

常见问题	代偿动作
支撑面增宽	双脚和(或)双膝分开
随意运动受限	动作发僵和屏住呼吸
平衡遭到破坏后调整能力差	患者通过移动脚或用手支撑增加稳定性
患者躯干侧屈控制差	当作业需要重心侧移时,患者向前或向后靠

2. 步骤2和步骤3:练习坐位平衡　训练重心转移的姿势调整。

(1)患者取坐位,双手放在大腿上,患者转头和躯干从肩上方看,回到中立位,再重复从另一侧做(图6-5-15)。指令"转头向向后看""转动你的身体和头""不要向后靠"。注意:不要让患者不必要地向一侧移动双腿;确保双手放在大腿上,健侧肩部放松。

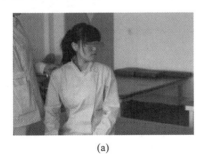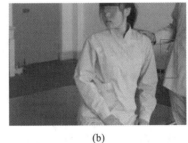

(a)　　　　　　　　　　(b)

图 6-5-15　重心转移训练

(2)患者取坐位,患侧前臂支撑在一个或两个枕头上,治疗师帮助患者练习从这个位置坐直(图6-5-16)。指令"将身体向枕头方向降低""现在坐直"。注意:不要让患者向后靠;确保患者的肩在肘的正上方,并且头侧屈。

(3)患者取坐位,患侧上肢分别向前、向下、两侧触碰一个物体,每次都回到直立位。必要

Note

231

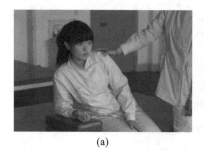
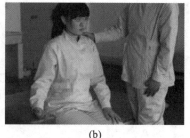

(a)　　　　　　　　　　　　　(b)

图 6-5-16　重心转移训练

时,治疗师支持患者患侧臂。指令"向前伸手及触摸……""看这个物体""现在,再坐直……""让我们再做一次……来吧……看你能否再伸得远一些""停在那儿多待一会儿……现在,慢慢回来。"注意:应指出患者要做的必要调整;指导患者双眼朝向目标;使患者注意其患侧,适当时确保患侧负重。

（4）增加复杂性训练:患者取坐位,伸向侧方和下方从地板上拿起一个物体,或向后伸手拿起物体等。

3. 步骤 4:将训练转移到日常生活中去　经常将重心从臀部一侧移到另一侧。

（五）站起与坐下

站起与坐下都包括用最小的能量消耗,使身体从一个支撑面移动到另一个支撑面。

1. 步骤 1:站起和坐下的分析　常见问题及代偿动作见表 6-5-7。

表 6-5-7　站起与坐下的常见问题及代偿动作

常 见 问 题	代 偿 动 作
患侧腿负重能力差	通过健侧腿负重站起和坐下
重心不能充分前移(不能前移双肩过足和前移膝)	屈曲躯干及头部代替屈髋
	向前移动到椅子边缘

2. 步骤 2:练习丧失的成分　训练躯干在髋部前倾(伴随膝向前运动):患者取坐位,双足平放于地面,患者通过屈髋伴颈和躯干伸展练习躯干前倾,通过双足向下、向后推,用足够的力量使双膝前移(图 6-5-17)。指令"将双肩移到脚前并通过双脚向下和向后推""通过患侧足用力向下推""向前看"。注意:不要站得离患者太近,以免妨碍患者肩和膝的运动路线和重心前移;不要站在妨碍患者患侧负重的位置。

3. 步骤 3:练习站起和坐下

1）站起训练　患者双肩和双膝向前,练习站起。当他的膝前移时,治疗师通过从膝部沿着胫骨下推给患者一个通过患侧足向下推的概念(图 6-5-18)。指令"通过你的患侧足下压和站起来",当患者站起时"使你的双髋向前"。注意:确保患侧足承担一定的体重;患者站起时不要用膝顶住其膝部,这样会妨碍患者膝的前移;当膝前移时,不要让膝部被动后伸;当椅子的高度正常和足后移时,不要让患者移到椅子的边缘代偿躯干前倾不足。

也可采用以下方法帮助患者站起:治疗师在患者肩部用手法引导,患者将双上肢放在治疗师腰部,这样治疗师能给患者一点支持(图 6-5-19)。注意让患者用其双腿而不是拉治疗师的腰站起。如果患者虚弱、过重或无足够力量站起,则需要两个人帮助站起。

2）坐下训练　练习坐下(伸肌的离心性收缩)会更容易改善站起活动的控制。开始可能需要帮助患者前移双肩和双膝,当患者通过膝部下推坐下时,使其患侧腿负重。指令"向下、向后移动臀部坐下""将你的双膝向前移"。注意:不要太靠近患者或握其双上肢太近,以免阻碍患者双

Note

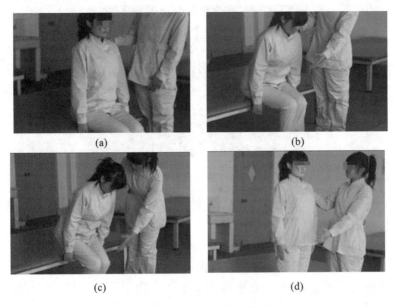

(a)   (b)

(c)   (d)

图 6-5-17　由坐位到站位

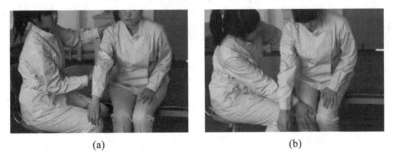

(a)   (b)

图 6-5-18　站起训练

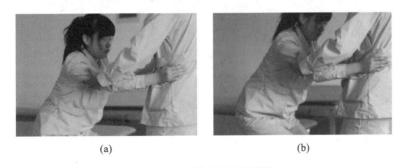

(a)   (b)

图 6-5-19　辅助下站起训练

肩和双膝前移;确保患侧足承担一定的体重。

　　3)增加难度的训练　在不同环境条件下进行站起和坐下的训练,如从不同的平面站起、从一侧站起、持物站起、交谈中站起等。

　　4. 步骤4:将训练转移到日常生活中　当患者不需他人帮助能从椅子上站起时,对患者而言这是在精神和生活方式方面一个很大的改善,将大大鼓舞患者训练的信心。为了这项作业有好的效果,患者需要有自己练习的机会,教会患者在桌旁练习躯干前倾和通过足跟下推给其一个使大腿抬高离开椅子的概念(图 6-5-20)。另外,提供一个较高的椅子可以使站起更容易。

　　(六) 站立平衡

　　站立平衡可增强患者双侧和空间位置意识及身体各部位的感知,尤其对有单侧空间忽略或

Note

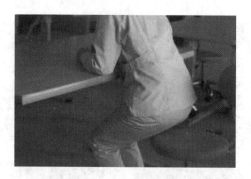

图 6-5-20 患者自己练习站起

运动觉降低的患者更为重要。站立可以预防挛缩(尤其是腓肠肌和屈髋肌),提高警觉水平。随着平衡的改善,可增强动力、勇气和自信心。

1. 步骤 1:站立平衡的分析 站立平衡的分析包括观察患者静止站立时的对线;分析患者进行不同程度的运动作业时(看天花板、向后看、向前方及侧方触摸或抓握物体、单足站立等),肢体、躯干和头主动运动的调整能力;注意患者的动作及代偿方式,并分析每个问题的原因。站立平衡常见的问题及代偿动作见表 6-5-8。

表 6-5-8 站立平衡的常见问题及代偿动作

常 见 问 题	代 偿 动 作
支撑面增宽	双足分开太大;单侧或双侧髋关节外旋
患侧腿负重差	通过健侧腿负重
随意运动受限	动作发僵和屏住呼吸
平衡遭到破坏后身体调整能力差	双足在原地胡乱踏步,而不是调整身体相应部位; 重心稍有偏移,马上跨步; 患者向前伸时,屈髋而不是背屈踝关节; 患者向侧方伸时,移动躯干而不是髋关节和踝关节

2. 步骤 2 和步骤 3:练习站立平衡

1)髋关节对线训练 患侧肢体正确对线的负重站立可能是最大地减少腿部痉挛形成的一个因素。

(1)仰卧位:患者取仰卧位,患侧腿放在床边,患者练习小范围的伸展髋关节(图 6-5-21)。指令"足跟慢慢踩地,同时将髋关节稍稍抬起""不要将髋关节抬得很高"。注意确保下肢对线正确,即髋关节没有过分外展或内旋;膝关节应该呈直角或略小于直角;劝阻足跖屈;确保健侧不动或不要绷紧。

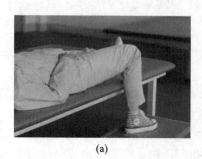
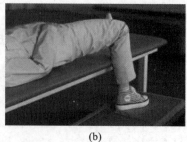

(a)   (b)

图 6-5-21 仰卧位髋关节对线训练

(2)患者双足负重站立伸展髋关节:指令"双足向下踩,同时站起来""将你的两个髋关节移向我或前移到你的双足""让你的患侧腿负重"。

2）预防膝关节屈曲　早期控制膝关节困难常常是推迟站立活动的一个主要因素。如果患者因膝关节屈曲而不能站立，应使用白布夹板（由两层80％的帆布、两根铝制支撑条及搭扣带制成）以使患侧腿负重站立。夹板的优点是可使站立困难的患者进行早期站立训练；使用夹板站立可使患者获得一些伸膝的肌肉控制，夹板可能只需要戴1～2次治疗时间。

3）诱发股四头肌收缩　如果患者不能引起股四头肌收缩，就需要进行以下训练。

（1）股四头肌等长收缩训练：患者取坐位，支持膝关节伸直，练习"活动其膝盖骨"尽可能长时间地坚持（图6-5-22）；或取坐位，治疗师扶住患者伸直的膝关节，患者尽可能避免足落在地上。

（2）股四头肌离心性和向心性收缩训练：患者取坐位（如腘绳肌张力高，可以取侧卧位），伸直膝关节，练习膝关节小范围内的屈伸（15°范围）。指令"将你的膝关节弯一点，不要弯得太多，现在伸直""保持你的膝关节伸直"。注意：对患者来说，首先让其膝关节处于15°或20°范围可能较易激活其膝部肌群（防止其膝关节进一步屈曲），然后伸直几度，再次弯曲直至所要求的0°～15°。一旦患者有些控制能力，要练习膝关节在0°～15°间的不同位置上保持。

（3）沿患侧足对膝部施加压力训练：患者取坐位，治疗师从患侧足向膝部施加压力，通过足部的压力必须尽可能大，以使股四头肌必须收缩来防止屈膝。

4）重心偏移时姿势调整训练　训练时治疗师不要说"不要让我推你""与我对抗"或"我准能打破你的平衡"。治疗师不要扶患者太多，不要让患者感到不需要活动，但也不能让患者失去平衡，告诉患者用双腿来平衡而不是用上肢或手。

（1）患者站立看天花板训练：患者双足分开，与肩同宽，抬头看天花板（图6-2-23）。指令"请看天花板，不要只移动眼睛，你不会跌倒的""将你的髋关节向前移""当你向上看时，踝关节向前移"。注意：通过提醒移动髋关节来纠正患者有向后倒的倾向；不要让患者抓扶治疗师；不要移动双足。

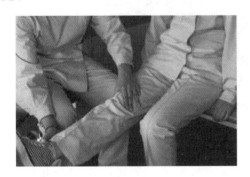
图 6-5-22　股四头肌等长收缩训练

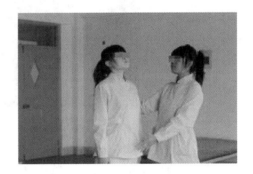
图 6-5-23　患者站立看天花板训练

（2）患者站立转动头和躯干训练：患者双足分开与肩同宽站立，向后看，回到起始位，再从另一侧向后看。如果患者能做到以上动作，可改为双足前后分开，重复以上动作。指令"转身向后看，转动你的身体和头部""不要移动双足"。注意：确保站立时对线正确；不要让患者移动双足。

（3）不同方向取物及不同程度的手伸出、指向训练：患者双足分开与肩同宽站立，向前方、侧方、后方伸手从桌子上拿取物体及做不同程度的手伸出、指向的作业（图6-5-24）。如患者能做上述动作，再将双足前后分开训练。指令"看你能否碰到这个物体，再向前一点，加油""不要移动你的足""当你向左伸时，右足向下踩"。确保患者能在踝关节水平移动身体。注意：不要让患者在正常距离伸手时跨步；确保患者能在踝关节水平移动身体。

（4）健侧下肢迈步训练：用健侧下肢向前迈一步，然后向后迈一步。必要时，患者可以将双上肢置于治疗师的双肩或腰上，治疗师鼓励患者保持双肩水平。指令："保持重心在患侧脚上""用你的另一只脚向前迈一步""你的髋关节应移到脚前""现在向后迈步"。注意：迈步时患侧髋

Note

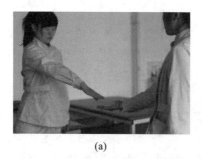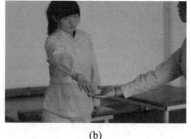

(a)   (b)

图 6-5-24　不同方向取物及不同程度的手伸出、指向训练

应保持伸展,骨盆不过分侧移。

（5）主动足背屈训练:脑卒中患者常不能用足背屈来控制重心后移,常以髋关节的过度前倾来代偿。

　　患者背靠墙而立,双足离墙 10 cm,治疗师握患者双手使其肘伸展并予以阻力或助力,指导患者将髋移离墙面,寻找激发足背屈的位置,诱发主动运动(图 6-5-25)。指令"将你的臀部离开墙""看,你的足趾正在抬起一点,再尽可能多抬一点"。注意:患者应用腿的力量离开墙面,确保患者用双足负重,双膝无屈曲。

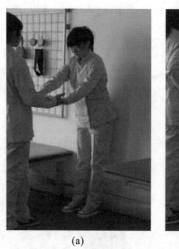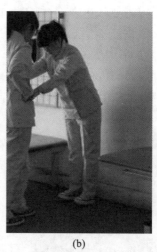

(a)   (b)

图 6-5-25　主动足背屈训练

　　5）增加复杂性训练　如接球、抛球、拍球等活动。利用步行训练通过急停、跨越物体、改变方向步行来增加站立平衡能力。

　　3. 步骤 4:将训练转移到日常生活中　如果患者临床状况良好,从第一次治疗就应帮助患者站起并开始在站立位训练,同时使患者在日常生活中有机会练习,练习中患者应知道以身体各部分正确对线及患侧腿负重来站立,患者应了解训练的关键点,使其能监督自己的练习。

　　（七）行走

　　正常成人的行走是用尽可能少的能量消耗使重心在空间移动。这种运动需要很少的肌肉活动并且呈节奏性和对称性。此处为描述方便,忽略步行中短暂的双足支撑阶段,将步行分为站立期和摆动期。

　　1. 步骤 1:行走的分析　行走常见问题见表 6-5-9。

表 6-5-9　行走(站立期和摆动期)常见的问题

行 走 分 期	常 见 问 题
患侧腿站立期	髋关节伸展和踝关节背屈不够; 膝关节屈曲-伸展 0°～15°范围内控制障碍; 骨盆过度水平侧移; 骨盆向患侧过度侧移,导致骨盆朝健侧下降; 足跟着地时,伸膝不够及踝背屈不够
患侧腿摆动期	足趾离地时,屈膝不够; 屈髋不够

2. 步骤:练习丧失的成分

1) 站立期

(1) 整个站立期伸髋训练:

①床边髋伸展,膝屈曲训练:同髋关节对线训练。

②健侧腿迈步训练:患者站立,髋对线正确,练习健侧腿向前迈步,然后向后迈步。当患者向前迈步时要确保患侧髋关节伸展。指令"将你的体重放在患侧腿上""用你的健侧腿向前迈"。

(2) 站立期膝控制训练:站立期膝控制训练同站立平衡的诱发股四头肌收缩训练,紧跟着可进行以下训练。

①健侧腿迈步训练:患者取站立位,重心转移至患侧腿,健侧腿向前迈一小步,当患者能维持患侧膝伸展时,练习重心在健侧腿与患侧腿间的转移。进一步可练习重心转移至健侧腿,患侧腿膝关节稍屈曲几度,然后伸展。指令"将你的双髋向前移到你的健侧足""保持你的患侧膝关节伸直""练习弯曲及伸直你的患侧膝几度,当你这样做时保持髋关节前移"。

②迈上、迈下台阶的膝关节控制训练:迈台阶训练是加强股四头肌力量的有效方法,但要重复做,台阶的高度可以变化。

a. 健侧足迈上、迈下一个 8 cm 的台阶训练:指令"将你的健侧足放在台阶上""保持你患侧髋关节伸直""将你的健侧足放下"。

b. 患侧足迈上、迈下台阶训练:指令"将你的患侧足放在台阶上""前移你的患侧膝""用健侧腿迈上去""保持你的膝关节屈曲直至你的重心前移""现在伸直你的膝关节""慢慢放下健侧足"。注意:确保膝关节位于踝关节前才能伸展;确保患者用患侧腿提起自己的重心而不是用健侧腿推自己上去;确保健侧腿迈上台阶时,患者必须完全伸展其患侧膝于中间站立位。

(3) 骨盆水平侧移的训练:

①重心左右转移训练:患者取站立位,髋在踝前,练习将重心从一脚移动到另一脚,治疗师用手指指示其骨盆移动的距离约 2.5 cm。指令"移动你的重心到你的右足""现移回到左足"。注意确保髋关节和膝关节保持伸展和骨盆不能侧移过远。

②健侧腿向前迈步训练:患者取站立位,重心转移到患侧腿,健侧腿向前迈步。

③侧行训练:双足并拢,练习患侧腿向侧方迈步,再迈健侧腿使双足并拢。注意肩部保持水平,骨盆不能侧移过远。必要时患者可以扶升高的床栏或墙自行练习。

2) 摆动期

(1) 摆动期开始时屈膝训练:

①俯卧位离心和向心的膝关节屈曲控制训练:患者取俯卧位,治疗师屈曲患者的患侧膝在90°以下,通过在小范围的运动,练习屈膝肌群的向心、离心性收缩(图 6-5-26)。指令"把你的膝关节放在这,弯一点,再让它慢慢低一点""再弯起来,不要太快,要慢慢地圆滑运动""保持你的髋

关节在下面";然后练习膝在不同范围处维持。指令"保持你的腿在这,现在来数数……""这次坚持时间长一些"。

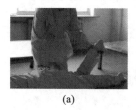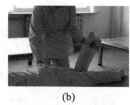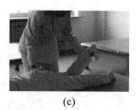

(a)   (b)   (c)

图 6-5-26 俯卧位离心和向心的膝关节屈曲控制训练

②站立位离心和向心的膝关节屈曲控制训练:患者取站立位,治疗师帮助患者屈膝,先让足趾落到地面(腘绳肌的离心性收缩),然后从地面抬起(腘绳肌的向心性收缩)。指令"把腿屈曲给我,不要屈曲髋关节""让你的足趾向下碰地面""现在提起你的足趾离开地面"。

③患侧腿向前迈步开始时的屈膝训练:患侧腿向前迈步,治疗师帮助患者控制开始时的屈膝。指令"把你的膝屈起来""向前迈,足跟先着地"。注意确保患者向前迈步时健侧腿的髋关节伸展。

④患侧腿向后迈步屈膝训练:患侧腿向后迈步,治疗师指导患者屈膝及足背屈。指令"向后走""屈膝,向后迈步,将足趾放在地上"。进一步练习两腿交互有节奏地向后走。

(2)摆动期足跟着地训练:患者健侧腿站立,治疗师将患者患侧足置于伸膝和足背屈位,患者前移其重心于跟部。指令"把你的足伸向我,身体不要发僵""向前移动重心,将足跟放下"。注意不要让患者屈曲健侧膝关节。

3. 步骤3:训练行走 在步骤2的成分训练之后应马上训练行走,行走训练初期的目的在于使患者学会行走的节奏,这一点可能使患者改善对行走的控制和成分的循序安排,可以用指令"右-左""迈步-迈步"等来帮助患者掌握运动的时间节奏。

1)行走训练 训练时要首先用健侧腿迈步,必要时可以扶着患者前臂或者利用减重悬吊带,但不能将患者抓得太紧,或遮挡其视野,影响平衡调整和前行。指令"现在你准备行走,先用健侧腿迈步""开始走得不好,没关系,重要的是领会走路的意识"。

2)增加复杂性训练 练习跨过不同高度的物体,边说话边走,拿着东西走,加快速度走,在有行人的地方行走,出入电梯等。

4. 步骤4:将训练转移到日常生活中去

(1)治疗结束时,治疗师安排时间陪伴患者去下一个预约治疗的地方,至少要陪患者走一段路。可用图表标出患者行走进步的情况。

(2)患者需要有单独或(和)其家属一起练习的机会,可以给患者一个书面指导以便其知道注意事项,包括具体目标、重复次数和要走的距离等。

(马金)

能力检测

选择题

1. 运动再学习技术的基础不包括(   )。

A. 生物力学   B. 神经学   C. 运动学   D. 遗传学   E. 行为学

2. 对运动再学习技术原则描述错误的是(   )。

A. 早期的康复治疗   B. 诱发正确的肌肉活动,抑制不必要的肌肉活动

C.适时诱发反射出现　　　　　　　D.保证正确对线

E.给予患者最少帮助,发挥其最大潜能

3. 以下哪种情况不是脑卒中患者上肢功能常见的问题?(　　　)

A.在指间关节微屈下屈伸掌指关节困难　　　B.桡侧伸腕抓握困难

C.肩关节外旋　　　　　　　　　　　　　　D.肩胛运动差及持续的肩带压低

E.外展和旋转拇指以抓握和放开物体困难

4. 患者坐位时将患侧手平放在其身后床上训练可以预防(　　　)。

A.屈指短肌、肩关节屈肌群和内旋肌群的挛缩

B.屈指长肌、肩关节屈肌群和内旋肌群的挛缩

C.屈指短肌、肩关节屈肌群和外旋肌群的挛缩

D.屈指长肌、肩关节屈肌群和外旋肌群的挛缩

E.屈指长肌、肩关节伸肌群和内旋肌群的挛缩

5. 以下哪种情况不是造成疼痛肩的原因?(　　　)

A.被动肩关节外展训练时加上外旋的动作　　　B.地心引力加软瘫臂重量的作用

C.拉患者上肢去变换患者的体位　　　　　　　D.肩关节长时间受压迫

E.被动从内旋和屈曲位到外展、外旋和伸展位的运动训练

6. 脑卒中患者从卧位坐起常见的问题不包括(　　　)。

A.患侧屈髋屈膝困难　　　　　　　　　　B.患侧肩带前伸困难

C.患侧颈和躯干侧屈力弱　　　　　　　　D.患侧伸髋伸膝困难

E.坐起时常用健侧腿勾拉患侧腿

7. 关于脑卒中患者站立伸手够侧方物体的训练正确的是(　　　)。

A.屈髋移动躯干　　　　B.重心移到所够物体侧的腿上,移动髋和踝

C.旋转躯干　　　　　　D.重心移到所够物体对侧的腿上,移动髋和踝

E.屈髋移动并旋转躯干

8. 以下哪种情况不是站立平衡遭到破坏后出现的代偿动作?(　　　)

A.双足在原地胡乱踏步

B.重心稍有偏移,马上跨步

C.踝关节的主动背屈

D.患者向侧方伸时,移动躯干而不是髋关节和踝关节

E.患者向前伸时,屈髋而不是背屈踝关节

9. 有关行走摆动期的基本成分描述错误的是(　　　)。

A.屈膝伴髋关节开始伸展　　　　　　B.足趾离地时,骨盆在水平面上向下倾斜

C.屈髋　　　　　　　　　　　　　　D.摆动腿骨盆前转,围绕纵轴转动大约4°

E.足跟触地前瞬间屈膝,同时踝背屈

10. 有关整个站立期对膝关节控制不够的原因描述错误的是(　　　)。

A.不能收缩股四头肌　　　　　　　　B.不能收缩腘绳肌

C.不能在0°～15°内控制膝关节　　　　D.伸髋不能

E.腓肠肌变短而阻碍了伸髋和在踝关节处将重心前移

🏛 真题精选

1. 运动再学习技术与神经生理疗法相同的观点为(　　　)。

A.早期的被动运动　　　　B.痉挛的预防　　　　C.步行训练中支具

D.避免健侧代偿　　　　　E.失认症是预后不良的症状

能力检测
答案

真题精选
答案

Note

2. 运动再学习技术的特点不包括（　　）。
A.被动性　　　B.科学性　　　C.针对性　　　D.实用性　　　E.系统性

项目小结与框架

本案例是脑梗死软瘫期的患者，随着病情的发展，患者必将出现抗重力肌痉挛、异常运动模式，进而影响姿势控制和正常的运动模式。治疗师可主要采用 Bobath 技术、Brunnstrom 技术或运动再学习技术对患者进行治疗，通常在治疗过程中会综合应用本项目所介绍的神经肌肉促通技术，调整患者异常的肌张力，按照人体的运动发育顺序，促进正常运动模式、姿势控制及平衡反应的形成。如针对肌张力过低的情况，可利用 Brunnstrom 技术，通过各种发射、联合反应，促进瘫痪肌群收缩，或利用 Rood 技术中的促进技术提高瘫痪肌的张力。针对患者肌张力异常增高的情况，可利用 Bobath 技术的关键点控制、反射性抑制降低肌张力，抑制痉挛，或利用 Rood 抑制手法降低肌张力。针对正常运动模式受限、运动协调控制能力差等情况可采用 PNF 易化骨盆、肩胛带、对角线运动模式，或采用节律性启动、反复牵张、慢逆转、放松等特殊技术提高肢体的运动协调控制力。

本项目的主要内容框架见下图。

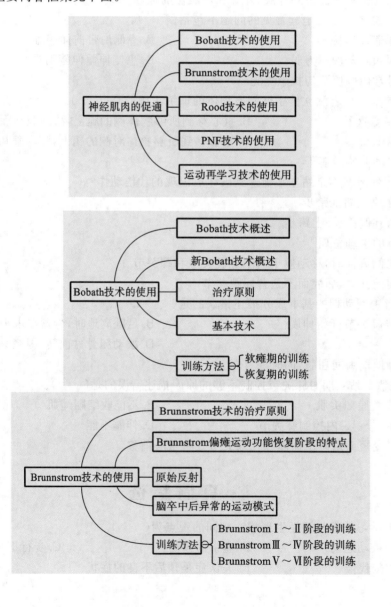

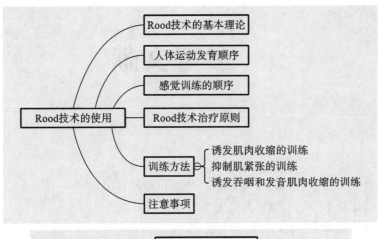

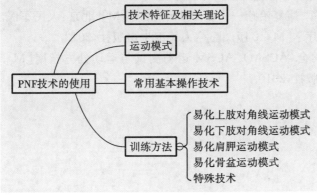

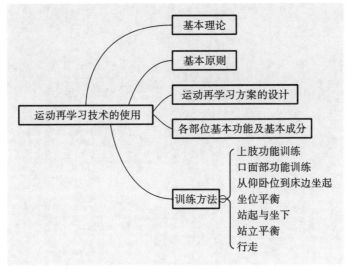

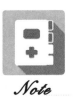

参考文献

［1］　纪树荣.运动疗法技术学［M］.2版.北京:华夏出版社,2011.

［2］　章稼.运动治疗技术［M］.北京:人民卫生出版社,2010.

［3］　齐素萍.康复治疗技术［M］.北京:中国中医药出版社,2006.

［4］　古泽正道,李建军.康复治疗——新 Bobath 治疗［M］.北京:人民军医出版社,2013.

［5］　燕铁斌.物理治疗学［M］.2版.北京:人民卫生出版社,2013.

［6］　美国运动医学学会(ACSM).ACSM 运动测试与运动处方指南［M］.王正珍,译.8 版.北京:人民卫生出版社,2010.